# 치매작업치료

# DEMENTIA OCCUPATIONAL THERAPY

# 치매작업치료

Dementia Occupational Therapy

2020년 6월 10일 1판 1쇄 인쇄
2020년 6월 17일 1판 1쇄 발행

**지은이** | 양영애 외 고령자치매작업치료학회
**펴낸이** | 김진환
**펴낸곳** | 학지사메디컬 HAKJISA MEDICAL
04031 서울특별시 마포구 양화로 15길 20 마인드월드빌딩
대표전화_ 02-330-5188 팩스_ 02-326-0338
**등 록** | 2010년 2월 8일 제313-2010-36호
**메 일** | hakjisamd@hakjisamd.co.kr
**홈페이지** | http://www.hakjisamd.co.kr

ISBN 978-89-6069-876-5 93510

**가 격** | 28,000원



이 도서의 국립중앙도서관 출판예정도서목록(CIP)은 서지정보유통지원시스템 홈페이지(http://seoji.nl.go.kr)와 국가자료종합목록 구축시스템(http://kolis-net.nl.go.kr)에서 이용하실 수 있습니다. (CIP제어번호 : CIP2020025263)

# 치매작업치료

양영애 외

고령자 치매작업치료학회

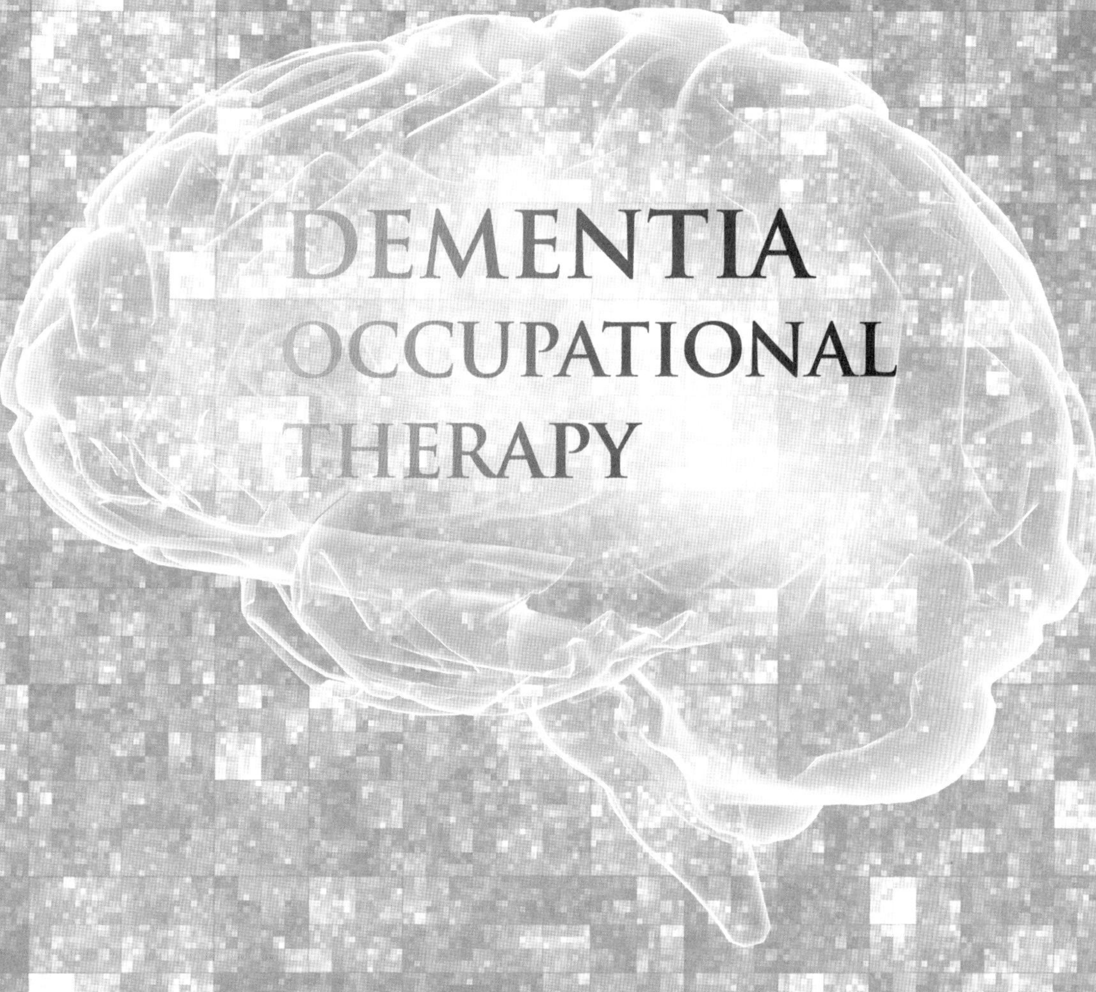

# DEMENTIA OCCUPATIONAL THERAPY

학지사메디컬
HAKJISA MEDICAL

# 저자 소개


양영애 인제대학교
감경윤 인제대학교
김덕주 청주대학교
김미점 충남도립대학교
김영아 인제대학교
김훈주 동주대학교
박보라 우석대학교
박성현 서울성동구치매안심센터
박수정 대구보건대학교
박수희 호남대학교
박윤희 춘해보건대학교
성윤정 인제대학교 라이프리디자인연구소
신중일 호남대학교
오혜원 우석대학교
유찬욱 우송대학교
윤정애 대전보건대학교
이보민 경운대학교
이선명 마산대학교
이혜진 춘해보건대학교
장 철 경남정보대학교
장태용 강동성심병원
정복희 호원대학교
조미림 호남대학교
조승현 우석대학교
차수민 춘해보건대학교
최현세 분당서울대학교병원

# 머리말

현재 우리나라의 인구고령화는 사회적 이슈로 대두되고 있으며, 인구고령화에 따라 2050년 노인 치매환자는 4.3배 증가할 것으로 전망된다. 2017년부터 '치매 국가책임제'를 실시하여 치매 케어를 국가 돌봄 차원으로 보완하였으며, 지역사회가 함께하는 커뮤니티케어가 시작 단계에 들어선 상황이다.

치매환자는 인지적인 저하뿐만 아니라 시간이 지날수록 신체적인 저하도 동반하는 경우가 많으며, 이후 일상생활을 어렵게 할 정도로 신체적 · 정신적 부분 모두에서 케어가 필요한 질환이다. 작업치료는 치매환자의 일상생활활동을 최대한 독립적으로 유지하고 지켜나갈 수 있도록 하며, 나아가 신체적 · 정신적 활동을 병행함으로써 인간의 가치를 일깨워 줄 수 있다. 치매의 작업치료 접근을 통해 보건, 병원, 지역사회에서의 역할을 다함으로써 개인의 생활, 가정, 사회 더 나아가 국가의 경제적 부담을 줄이고 인간으로서의 삶을 유지해 나아가는 데 이바지할 수 있을 것이다.

치매환자의 작업치료를 전반적으로 이해하기 위해서는 치매에 대한 이해뿐만 아니라 보호자 및 주변 환경과의 적절한 상호작용을 이해할 필요가 있다. 이 책은 1부 치매의 이해, 2부 치매의 지식, 3부 치매작업치료의 실제, 4부 사회적 제도 및 지원, 5부 외국 제도 및 현황, 6부 치매작업치료의 전망으로 구성되었다. 치매작업치료 전반에 대한 이론과 실제적인 내용을 알기 쉽게 소개하였고, 치매환자에 중점을 둔 작업치료에 대해 체계적이고 상세하게 다루었다는 점에 의의를 가지며, 치매작업치료를 이해하고 공부하는 학생들과 임상에 있는 작업치료사에게도 도움이 되고, 작업치료의 발전과 국민 건강에 기여하기를 바라는 바이다.

책이 완성되도록 함께 하신 김경윤 교수님 외에 여러 교수님들과 편집위원님들께 진심으로 감사의 마음을 전한다. 아울러 『치매작업치료』 책이 출판되기까지 아낌없는 지원을 해주신 학지사메디컬 김진환 사장님과 책 마무리까지 세밀하게 검토해주신 편집부 여러분께도 감사의 마음을 전한다. 앞으로도 이 책의 부족한 부분에 대해서는 지속적인 개정 작업을 통해 보완할 예정이며, 치매작업치료 발전에 필요한 책을 만들기 위해 더욱 노력할 것을 약속드린다.

2020년 6월

저자 대표 양영애 드림

# 차례

## UNIT 01 치매의 이해



## UNIT 02 치매의 지식

## UNIT 03 치매작업치료의 실제

UNIT 04

# 사회적 제도 및 지원

## UNIT 05 외국 제도 및 현황



## UNIT 06 치매작업치료의 전망

UNIT
# 01
# 치매의 이해

CHAPTER

# 01

# 인구구조의 변화와 고령화의 추세

## 학습목표

1. 인구학적 인구구조의 변화에 대해 이해한다.
2. 고령화의 특징과 추세를 이해한다.

## 핵심용어

- 고령화
- 고령사회
- 노화
- 인구구조
- 노령화지수

국제연합(UN)은 65세 이상의 노인인구 비율이 전체 인구에서 7% 이상인 사회를 고령화사회라고 하였다. 또한, 65세 이상의 노인인구 비율이 전체 인구의 14% 이상이면 고령사회, 20% 이상이면 초고령사회로 분류하였다. 의학발달로 인한 수명의 연장과 고령화는 세계적인 현상으로 선진 7개국(G7: 미국, 캐나다, 프랑스, 독일, 이탈리아, 영국, 일본)에서도 동일하게 나타나고 있다. 한국은 2000년 7월을 기준으로 65세 이상의 인구 비율이 전체 인구에서 7.1%를 차지하여 고령화사회로 진입하였다. 주민등록인구를 기준으로 65세 이상의 인구 비율이 2008년 10.2%, 2013년 12.2%, 2016년 13.5%, 2017년 14.02%로 꾸준히 증가하고 있다. 이는 통계청이 예측한 2018년보다 1년 앞서 2017년에 '고령사회'에 진입한 것으로, 일본보다 25년 빠른 결과이며, 세계에서 가장 빠른 속도이다.

우리나라 인구는 2017년 5,136만 명에서 2028년 5,194만 명을 정점으로 감소하기 시작하여 2067년에는 1982년대 수준인 3,929만 명으로 예측되고 있다(그림 1-1). 1960년 42.3%였던 유소년인구(0~14세) 비중은 2000년 20.9%, 2017년 13.1%까지 감소했으며, 2067년에는 중위추계 8.1%로 감소할 전망인 반면, 65세 이상 고령인구 비중은 계속 증가하여 2067년에는 전체 인구의 46.5% 수준이 될 것으로 전망하고 있다. 이러한 현상에 가장 큰 영향을 미치는 것이 고령화이다.

인구 고령화는 오늘날 한국 사회의 특징을 묘사하기 위해 가장 빈번히 사용되는 용어이다. 최근 10년 동안 가장 심각하게 고민할 문제는 저출산과 초고령화로 예측된다. 급속하게 고령화가 이루어진 우리나라는 65세 이상인 노인인구 비율이 2025년에는 20.3%로 예측되어 초고령사회 진입을 앞두고 있다. 앞서 설명한 것처럼 초고령사회가 되면 단순히 노인인

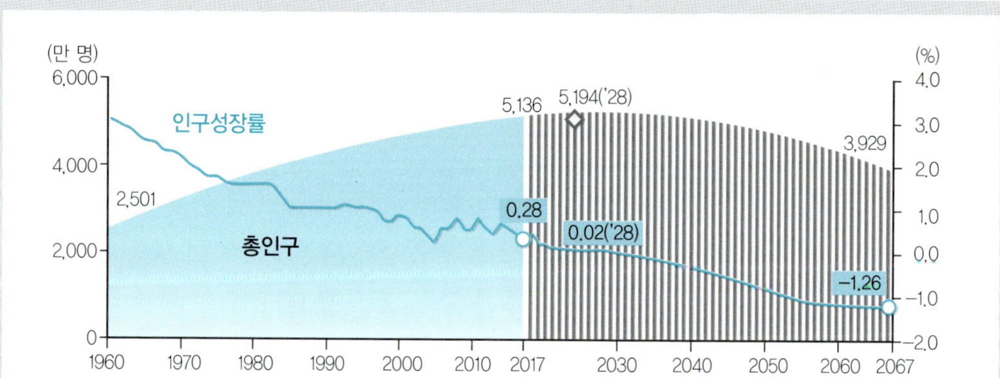


**그림 1-1 총인구 및 인구성장률 추이(1960~2067)**

출처: 통계청(2019). 장래인구추계.

구 증가뿐만 아니라 사회경제적 문제와 함께 정신사회적인 다양한 문제가 발생할 수 있다. 우리나라의 노인에 대한 부양 부담 및 인구 비중은 현재를 기준으로 하면 선진국보다 낮은 수치이지만, 2030년이 되면 선진국 수준에 근접하고, 2060년에는 일본 다음으로 가장 높은 부담이 발생할 것으로 예상된다. 이처럼 향후 문제를 해결하고 노인복지 분야의 질 높은 제공을 위해서는 안정적인 재정 확보와 운용이 필요하다.

우리 사회의 압축적인 사회경제적 변화로 인하여 노인의 특성은 급속히 변해가고 있어 변화하는 노인의 특성을 꾸준히 파악할 필요성이 있다. 노인의 사회경제적 위상의 변화도 지속될 것이며, 그 변화의 속도 또한 가파를 것으로 전망된다.

인구 고령화 현상이 갖는 의미는 국가별로 매우 상이한데, 선진국으로 분류되는 국가들의 경우, 인구 고령화 현상을 경험하기 이전에 충실한 경제적 발전을 이룩하였지만, 경제적 발전 과정에 있는 국가들은 경제적으로 충분한 부를 축적하기 이전에 인구 고령화라는 인구구조 변화를 경험하고 있다. 사회경제적으로 준비되지 못한 상황에서 경험하는 인구구조의 급격한 고령화 현상은 소득보장이나 의료보장처럼 인구 고령화의 영향을 크게 받는 분야를 중심으로 심각한 사회적 우려와 갈등의 원인이 되기도 한다. 우리나라의 경우도 인구 고령화로 인한 사회보장제도의 재정적 지속 가능성과 관련된 사회적 우려가 높다. 이렇게 인구 고령화에 대한 관심과 사회적 우려가 매우 큼에도 불구하고, 현재까지 사회 구성원들은 인구 고령화에 대한 이해 정도가 높지 않은 것으로 보인다.

노인인구의 급격한 증가로 인하여 노인이 한국 사회에서 갖는 영향력이 커지고 있으며 이러한 영향력은 지속적으로 증대할 것으로 전망된다. 통계청의 장래인구추계에 의한 총인구의 수를 살펴보면 2017년 5,136만 명, 2020년 5,178만 명, 2030년 5,193만 명으로 최고점에 이르고, 2040년 5,086만 명에서 2050년에는 4,774만 명으로 감소할 것으로 전망된

**표 1-1 인구고령화 추이**

| 구분 | 2017 | 2020 | 2030 | 2040 | 2050 |
|---|---|---|---|---|---|
| 총인구(만 명) | 5,136 | 5,178 | 5,193 | 5,086 | 4,774 |
| 65세 이상 노인(만 명) | 707 | 813 | 1,298 | 1,722 | 1,901 |
| 노인인구 구성비(%) | 13.8 | 15.7 | 25.0 | 33.9 | 39.8 |
| 노년 부양비(%) | 18.8 | 21.7 | 38.2 | 60.1 | 77.6 |
| 노령화지수(%) | 105.1 | 129.0 | 259.6 | 345.7 | 447.2 |

출처: 통계청(2019). 장래인구추계.

다. 노년 부양비를 살펴보면 2017년 18.8%, 2020년 21.7%, 2030년 38.2%, 2040년 60.1%, 2050년 77.6%로 지속적으로 증가될 것으로 전망된다(표 1-1). 20년 전만 해도 노인의 약 2/3가 공식적인 교육을 받은 경험이 없었던 것에 비하여, 2014년에는 노인의 약 1/3이 중·고등학교 이상의 학력을 갖고 있었으며, 2025년에는 약 절반의 노인이 고등학교 이상의 학력을 소지하고 있을 것으로 전망된다. 이렇게 높아지는 교육수준과 다양화로 인하여 미래의 노인은 다양한 서비스·재화를 요구할 것이며, 무엇이 적절한 서비스 수준인가에 대한 생각 또한 변화할 것이다.

## 1 인구학적 특성

### 1) 노인인구의 증가

20세기의 가장 큰 변화 중 하나로 인구의 고령화를 들 수 있다. 우리나라 고령화 수준은 아직까지는 OECD 평균보다 낮은 상태이다. 합계출산율이 OECD 회원국 중에서 가장 낮은 가운데, 기대수명은 OECD 평균을 상회하고 있어 고령화가 여타 회원국보다 빠른 속도로 진행되고 있다. 평균수명의 연장과 노인인구의 증가 현상이 세계 각국에서 현저하게 나타나고 있으며, 우리나라도 공중위생의 향상, 의학기술의 발전, 영양의 증진에 따른 평균수명의 증가 및 영·유아의 사망률 감소와 같은 이유로 노인인구 비율이 급속한 속도로 늘어나고 있다(그림 1-2).

### 2) 고령화의 특징

우리나라 고령화의 특징은 역사적·사회문화적·인구적 특수성으로 나누어 살펴볼 수 있다. 일반적으로 산업화가 성숙 단계에 이르면 인구구조도 고령화되기 시작하는데, 우리나라는 산업화의 진행속도가 빨라 고령화도 매우 빠르게 진행되었다. 또 다른 역사적 특수성으로 과거 오랫동안 시행된 출산억제정책도 출산율 하락에 영향을 주었다. 한편 높은 결혼 및 양육 비용, 일과 가정의 양립이 어려운 환경, 남녀 간의 불균등한 가사분담 여건 등 사회문화적 특수성도 출산율 저하의 원인으로 지목되고 있다. 이에 따라 그림 1-3과 같이 연령계층별 인구구조를 살펴보면 생산연령인구는 2017년에 최고점에 도달하였다. 이후에는 지속적으로 감소할 것으로 예상되며, 2067년에는 고령인구의 비율이

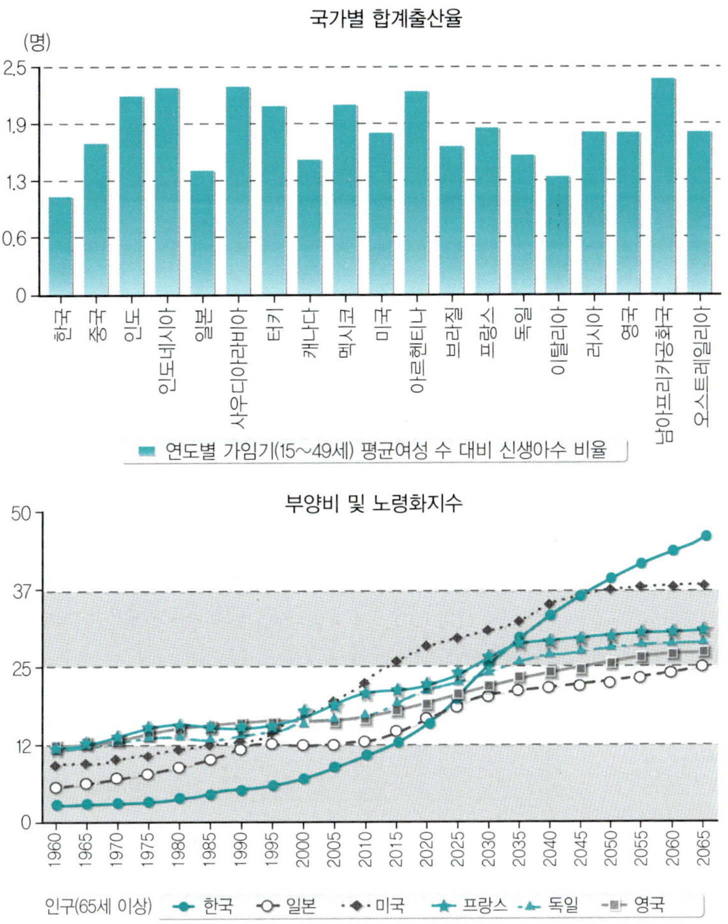


**그림 1-2** OECD 국가별 합계출산율과 고령인구비중

출처: UN(2019). world population prospects.
통계청(2019). 부양비 및 노령화지수.

생산연령의 인구보다 많아지게 될 것으로 전망된다. 연령계층별 인구구성비 중 65세 이상의 인구의 비율을 50년 단위로 살펴보면, 1960년에는 2.9%였으나 2010년에는 10.8%로 증가하고, 2060년에는 43.9%로 증가할 것으로 전망된다. 인구적 특수성으로는 베이비붐 세대가 고령층에 진입하고 있어 고령인구 비중이 급격히 증가하고 있다는 점인데, 이것이 출산율 저하 시기와 맞물리면서 고령화 속도를 급속도로 증가시키고 있다(**그림 1-3, 1-4**).

노인인구는 707만 명에서 2040년 1,722만 명으로 증가하고, 2067년에는 1,827만 명

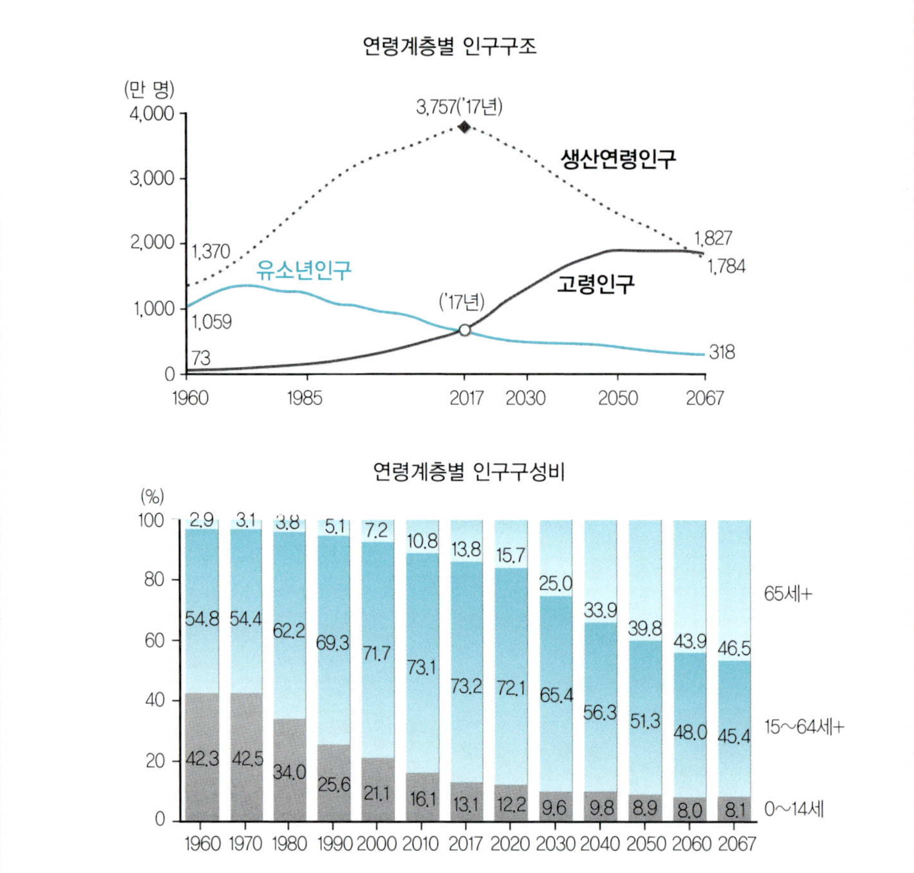


**그림 1-3 연령별 인구 규모 및 구성비 추이(1960~2067, 중위)**

출처: 통계청(2019). 장래인구추계.

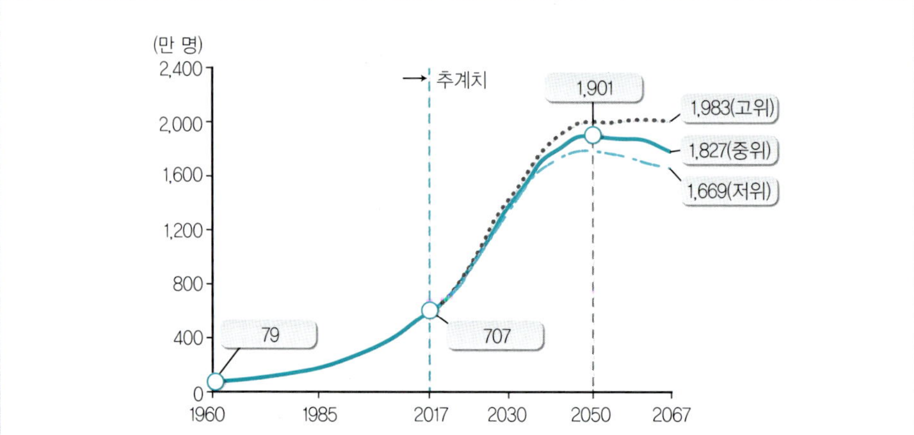


**그림 1-4 고령인구 변동 추이(1960~2067)**

출처: 통계청(2019). 장래인구추계.

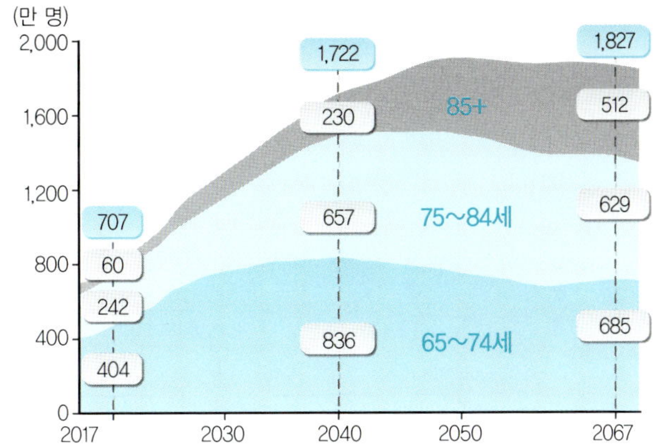


**그림 1-5 고령인구 연령구조 추이(2017~2067)**

출처: 통계청(2019). 장래인구추계.

이 될 것으로 전망된다. 특히 85세 이상의 초고령인구도 2017년 60만 명에서 2040년 230만 명으로, 2067년에는 512만 명으로 증가할 것으로 전망된다(그림 1–5).

## 3) 인구구조의 변화

1970~2060년까지를 4단계로 구분하여 인구 변화의 추이분석과 미래예측을 시도해보면 첫째, 1970~1999년까지는 노인인구 비중이 7% 미만의 고령화사회 이전 시기로, 노년인구 비율과 노년부양비가 매우 낮은 것이 특징이다. 둘째, 2000~2012년까지는 고령화사회로 진입한 시기로, 노인인구 비중이 7~12% 미만이며, 생산가능인구(15~64세)가 최고에 달한 후 점차적으로 감소할 것으로 예측된다. 마지막으로 2017년 이후의 시기는 고령사회에 진입하면 2025년에는 노인인구 비중이 초고령사회에 해당하는 20.3%에 이르게 될 것으로 예측되고 있다. 이에 더하여 2019년부터 사망자가 출생아보다 많아져 인구 자연감소가 시작될 전망이다(그림 1–6).

노인인구의 증가 추세와 더불어 인식해야 할 사항은 노인인구의 증가율은 전체 인구의 평균 증가율을 앞서고 있다는 점으로, 이것은 인구 전체가 노령화됨을 의미한다. 연령집단별 구성 비율에 있어서, 특히 14세 이하의 연소인구의 증가율을 앞서고 있음은 연소인구, 생산인구, 노인인구의 상대적 구성비를 변화시키는 결과를 가져오고, 결국 가까운 미래에 현재의 인구동태 유형과는 다른 형태로 변모할 것으로 예상된다.

우리나라의 인구동태 유형은 합계출산율(가임여성 한 명이 평생 동안 낳을 평균 자

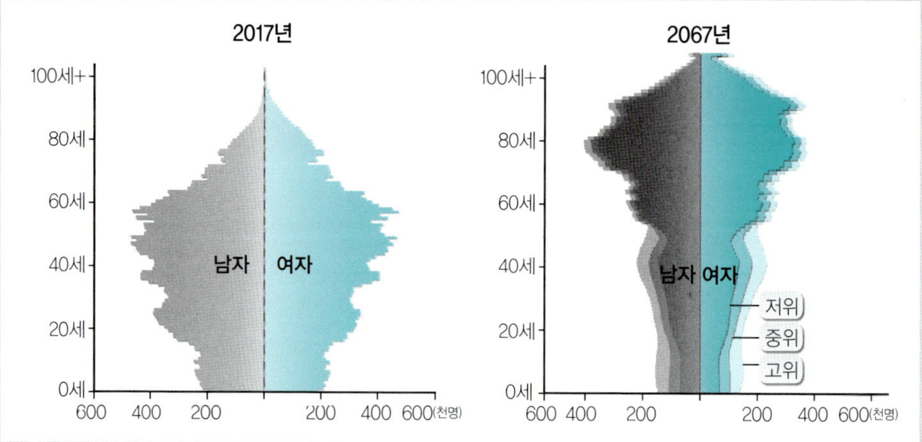


**그림 1-6 우리나라 인구의 피라미드**

출처: 통계청(2019). 장래인구추계.

녀 수)이 1970년 4.53명의 높은 수준에서, 1983년 대체출산력(장기적으로 현재 인구를 유지하는데 필요한 출산력 수준) 수준인 2.08명으로 낮아졌고, 2002년부터 초저출산율 수준(1.3명 미만)이 지속되다가 2018년에는 0.98명으로 역대 최초로 1명 미만 수준의 출산율을 보이고 있다.

## 2 고령화 추세

고령화 분류체계의 경우, 국제연합(UN)이 정한 분류체계에 따르면 65세 이상의 인구가 7~14% 미만이면 고령화사회, 65세 이상 인구가 14~20% 미만이면 고령사회, 65세 이상 인구가 20% 이상이면 초고령사회라고 구분한다. 우리나라의 노령화를 보면 1960년에는 65세 이상 노인인구가 전 인구의 2.9%였으나, 2000년에는 7.1%를 넘어 고령화사회에 진입하고, 2018년에는 14%를 넘고, 2026년에는 20%를 넘어 완전한 고령사회가 될 것으로 전망된다.

한국인의 인구 모형은 1960년대 출생률과 사망률이 모두 높은 전형적인 피라미드형으로, 노인층은 적고 아동층이 많은(전체 인구의 40% 이상) 인구구조의 성격을 띤다. 1970년대 이후 산업화와 더불어 1990년 후반에 들어서면서 모든 연령층에 인구가 고르게 분포되어 있는 종형 구조로 변화되었다. 현재는 점점 방추형으로 가까워지는 구조를 가지

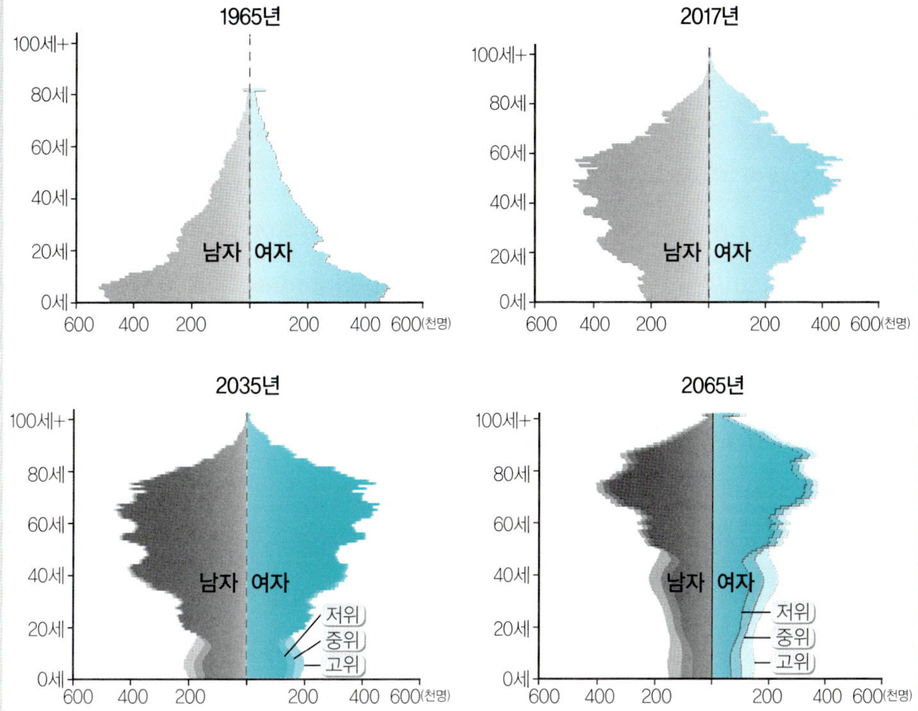


**그림 1-7 인구피라미드**

출처: 통계청(2019). 장래인구추계.

며, 평균수명의 연장과 출생률 감소에 따라 2060년경에는 출생은 적고 노년층과 중년층이 많아지는 선진국형 표주박 형태로 변화될 것으로 예상된다(그림 1-7).

즉, 1960년대의 피라미드형 인구구조에서 점차 고령층이 두터운 모습을 보이는 역피라미드형으로 전환될 것이다. 개발도상국을 포함한 인구 고령화 현상이 상당수 국가에서 공통적으로 진행되고 있는 상황이지만, 모든 국가들이 동일한 인구 고령화 문제에 직면하고 있는 것은 아님에 유의할 필요가 있다. 인구 고령화에 대응한 정책도 인구 고령화의 특징을 고려할 필요가 있는 것이다. 대부분의 선진국들이 저출산 문제를 경험하고 있지만, 한국의 저출산 현상은 매우 가파르고도 지속적으로 진행된 특징을 보인다. 한국의 저출산 패턴이 보인 이러한 특징은 결과적으로 인구 고령화 측면에서 본다면 인구 고령화가 단순히 노인인구의 증가에 기초하고 있는 것이 아니라, 생산가능인구의 급격한 감소를 동반하는 특징을 보인다. 한국 사회가 경험하는 인구 고령화의 패턴은 출생코호트를 가로질러 인구 규모의 감소폭이 상대적으로 크지 않은 국가에 비해 정책적으로 대응이 쉽지 않을 것임을 시사하고 있다.

## 1) 고령인구 비율

고령화사회에서 증가하는 노인의 인구를 보다 정확하게 살펴보기 위해서는 65세 이상의 고령인구 비율이 중요하다. 통계청의 자료에 따르면 2009년 10.5%, 2010년 10.8%, 2011년 11.0%, 2012년 11.5%, 2013년 11.9%, 2014년 12.4%, 2015년 12.8%, 2016년 13.2%, 2017년 13.8%, 2018년 14.3%, 2019년 14.9%, 2020년 15.7%이다(그림 1-8). 평균수명의 증가로 인하여 노인인구가 증가함에 따라 우리나라의 고령인구 비율은 2009년부터 지속직으로 증가추세를 보인다. 시·도별로 보면 경기도가 전체 인구의 25%에 해당하는 169만 명으로 가장 많으며, 이어서 서울 151만 명, 부산 63만 명, 경남 56만 명 순서로 나타났다. 전국에서 고령인구 비율이 가장 높은 지역은 전라남도(23%), 경상북도(21%), 전라북도(20.8%), 강원도(20%)의 순서였다. 반대로 고령인구의 비율이 낮은 지역은 경기도(12.7%), 울산(11.9%), 세종(9.5%)의 순서였다. 전국에서 고령인구의 비율이 가장 낮은 세종은 정부의 세종청사 이전 완료 후, 젊은층의 인구유입이 높아졌기 때문으로 나타났다(표 1-2).

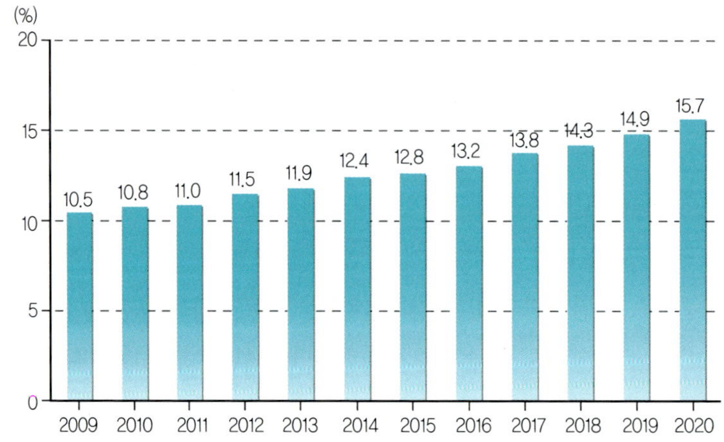


**그림 1-8 65세 이상 고령인구 비율 추이(2009~2020)**

출처: 통계청(2019). 장래인구추계.

**표 1-2 시·도별 고령인구 및 비율**

| 행정구역 | 고령인구비율(%) | 65세 이상 인구(A) (명) | 전체 인구(B) (명) |
|---|---|---|---|
| 전국 | 15.8 | 8,193,267 | 51,843,195 |
| 서울특별시 | 15.5 | 1,510,460 | 9,733,655 |
| 부산광역시 | 18.6 | 633,548 | 3,409,932 |
| 대구광역시 | 15.9 | 387,318 | 2,433,568 |
| 인천광역시 | 13.3 | 394,001 | 2,952,689 |
| 광주광역시 | 13.7 | 199,047 | 1,455,705 |
| 대전광역시 | 13.8 | 203,029 | 1,471,858 |
| 울산광역시 | 11.9 | 136,319 | 1,144,563 |
| 세종특별자치시 | 9.5 | 32,859 | 344,792 |
| 경기도 | 12.7 | 1,693,501 | 13,288,975 |
| 강원도 | 20.1 | 308,835 | 1,538,577 |
| 충청북도 | 17.4 | 278,556 | 1,597,639 |
| 충청남도 | 18.5 | 392,998 | 2,119,749 |
| 전라북도 | 20.8 | 376,228 | 1,812,936 |
| 전라남도 | 23.0 | 426,963 | 1,859,290 |
| 경상북도 | 21.0 | 558,201 | 2,653,418 |
| 경상남도 | 16.7 | 559,251 | 3,355,341 |
| 제주특별자치도 | 15.2 | 102,153 | 670,508 |

*고령인구비율 = (A ÷B ×100)
출처: 통계청(2020). 시·도별 고령인구비율(2020.3월 기준).

## 2) 노령화지수

0~14세까지의 인구인 유소년인구에 대한 65세 이상의 노령인구의 비율을 노령화지수라고 한다. 이 지수가 증가할 때를 노령화라고 하는데, 이와 반대되는 개념은 연소화라 할 수 있다. 예전에 비해 노인인구의 증가와 더불어 유소년인구의 저하 그리고 생산가능인구의 감소는 노령화지수를 급속하게 상승시키는 요인으로 작용하고 있다. 2009년 62.9%, 2010년 67.2%, 2011년 71.0%, 2012년 76.1%, 2013년 81.5%, 2014년 87.0%, 2015년 93.1%, 2016년 98.4%, 2017년 105.1%, 2018년 111.9%이다. 이는 전체 인구 중

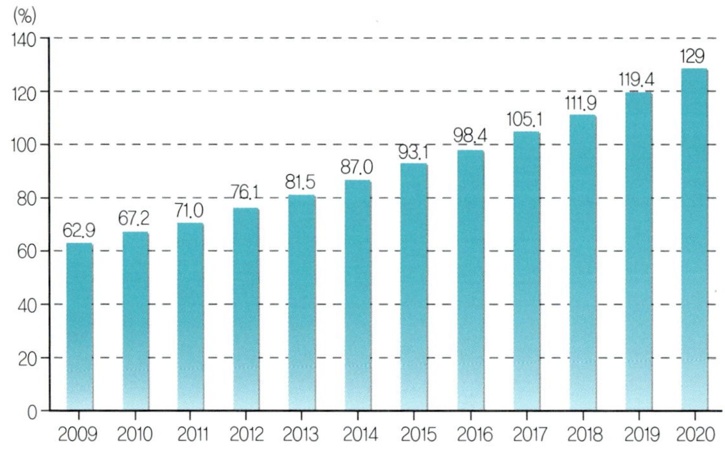


**그림 1-9 노령화지수 추이(2009~2020)**

출처: 통계청(2019). 장래인구추계.

노인인구의 비율이 상대적으로 높아지고 있음을 의미한다. 급격한 고령화사회의 변화로 인해서 노령화지수가 증가하고, 이는 결국 부양비의 증가라는 문제점을 발생시킨다(**그림 1-9**).

| 노령화지수 = (65세 이상 인구/0~14세 인구) × 100 |
|---|

## 3) 독거노인 비율

고령화사회와 더불어 사회적 문제로 야기되는 것은 가족 구조의 변화로 인한 독거노인의 증가이다. 독거노인은 가족 없이 살아가는 노인을 의미한다. 핵가족화와 함께 나타난 변화로 2010년 5.7%, 2011년 5.7%, 2012년 5.9%, 2013년 6.0%, 2014년 6.2%, 2015년 6.3%, 2016년 6.6%, 2017년 6.8%, 2018년 7.1%로, 2010년 이후 지속적인 증가 추세이다(**그림 1-10**).

독거노인은 의료적 측면에서 건강이 나빠져서 도움이 필요할 때 즉각적인 해소를 할 수 없어 질병이 만성화로 변화하기도 하고, 심한 경우에는 사망 이후에 발견되어 사회적 문제로 발생된다.

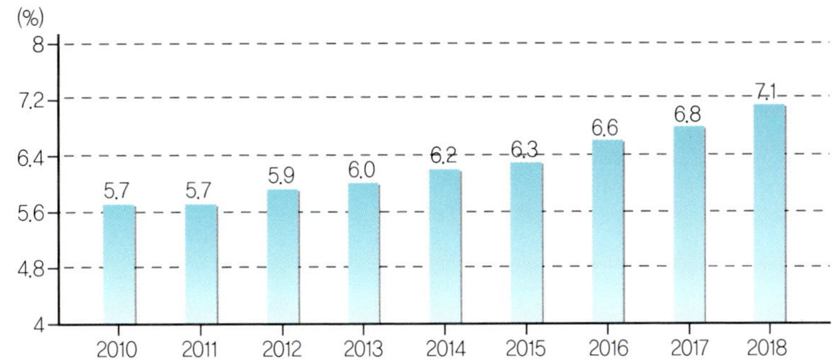


**그림 1-10** 독거노인 가구 비율 추이(2010~2018)

출처: 통계청(2018). 지역통계총괄과.

CHAPTER

02

# 고령화에 따른 사회적 문제

## 학습목표

1. 고령화에 따른 사회적 문제를 이해한다.
2. 고령화와 치매에 따른 사회적 문제를 이해한다.

## 핵심용어

- 노인우울증
- 노인의료비
- 총 부양비
- 치매

# 1 고령화사회의 문제

## 1) 부양비

고령인구의 지속적인 증가와 출산률의 저하는 결국 고령인구의 총 부양비 증가로 이어진다. 총 부양비는 생산가능인구(15~64세)에 대한 유소년인구(0~14세)와 고령인구(65세 이상)의 합의 백분비로, 인구의 연령구조를 나타내는 지표이다. 총 부양비를 생산가능인구 1백 명당 지표화하면 2009년 37.3%, 2010년 36.9%, 2011년 36.3%, 2012년 36.2%, 2013년 36.2%, 2014년 36.2%, 2015년 36.2%, 2016년 36.2%, 2017년 36.7%, 2018년 37.1%, 2019년 37.6%, 2020년 38.6%이다. 2016년 이후 가파르게 부양비가 증가하고 있음을 알 수 있다(**그림 2-1**).

| 총 부양비 = (0~14세 인구 + 65세 이상 인구) / 15~64세 인구 × 100 |
|---|

## 2) 노인의료비

노인진료비 비중 추이에 따르면, 건강보험 총 진료비 대비 노인진료비 비중은 2008년 30.8%에서 지속적으로 증가하였다. 노인진료비는 2010년 43.6조 원에서 2013년 51조

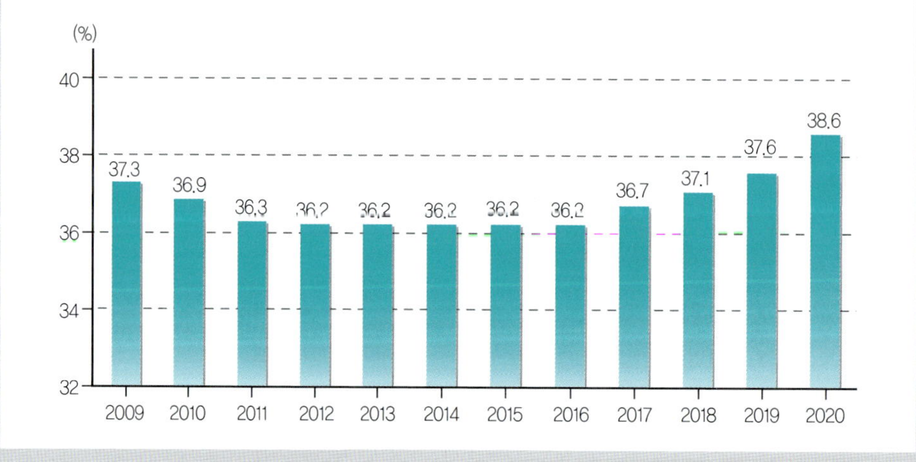


**그림 2-1 총 부양비 추이(2009~2020)**

출처: 통계청(2019). 장래인구추계.

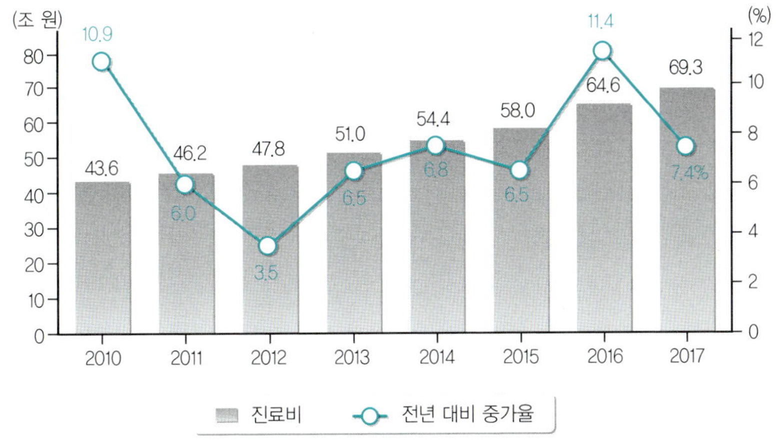


**그림 2-2 건강보험 노인진료비 추이(2010~2017)**

출처: 건강보험심사평가원, 국민건강보험공단(2018). 건강보험통계 연보.

원, 2016년에는 64.6조원으로 가파르게 증가하고 있다(**그림 2-2**).

2018년 건강보험심사평가원 및 국민건강보험공단이 발표한 건강보험통계 연보에 따르면, 건강보험 진료비의 합은 전년보다 7.4% 증가하여 69조 3,352억 원이었다. 진료비는 건강보험이 의료기관에 지불한 진료비 및 환자가 의료기관에 지불한 본인부담금의 총합이다.

노인 1인당 진료비는 2012년 300만 원을 넘었고, 이후 5년 만에 400만 원 이상으로 증가하여 2017년에는 약 426만 원이었다(**그림 2-3**). 노인 진료비의 총 액을 살펴보면 28조 3,247억 원인데, 이는 2010년 14조 1,350억 원에 비해 7년 새 2배 증가하였다. 지속적인 노인인구의 증가는 결국 건강보험에서 차지하는 진료비의 비율에서 증가로 연결되고 있다.

65세 이상 노인의 상병 순위 자료에서 알츠하이머병은 입원 상병명으로 2위에 해당하며, 진료비와 급여비는 1위에 해당한다. 65세 이상 노인의 외래 및 입원의 질병 종류를 살펴보면, 다수의 질환이 만성질환임을 확인할 수 있다. 이러한 자료를 근거로 현재처럼 노인인구가 증가하고 노인의료비가 증가하는 시점에서 만성환자를 전담하는 기관 및 전문 인력에 대한 필요성은 지속적으로 증가할 것으로 예측된다(**표 2-1**).

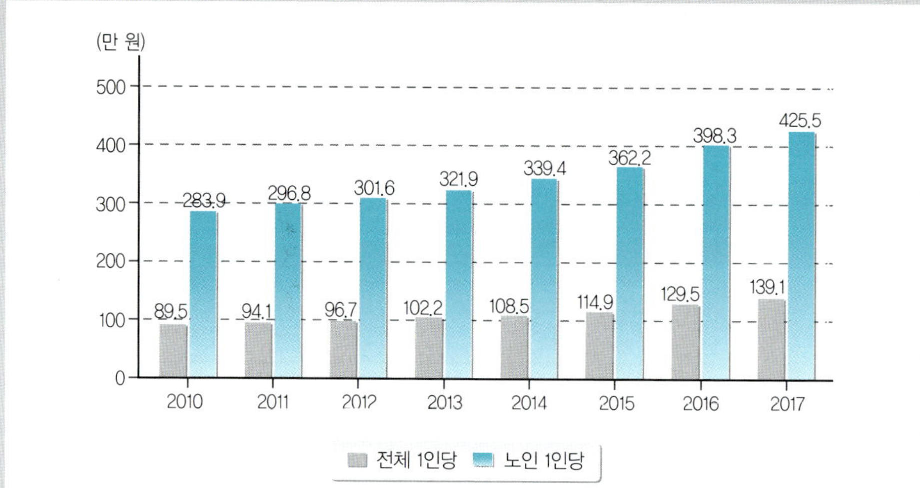


**그림 2-3 65세 이상 노인 진료비 추이(2010~2017)**

출처: 건강보험심사평가원, 국민건강보험공단(2018).

**표 2-1 65세 이상의 다빈도 상병(입원 및 외래) 순위(1위~10위, 2017)**

| 외래 | 상병명 | 진료비 | 급여비 | 입원 | 상병명 | 진료비 | 급여비 |
|---|---|---|---|---|---|---|---|
| 1 | 본태성 고혈압 | 14,520 | 10,529 | 1 | 노년백내장 | 2,702 | 2,167 |
| 2 | 치은염 및 치주질환 | 2,215 | 1,566 | 2 | 알츠하이머병에서의 치매 | 13,755 | 10,617 |
| 3 | 급성기관지염 | 1,671 | 1,302 | 3 | 상세불명 병원체의 폐렴 | 3,618 | 2,864 |
| 4 | 등통증 | 3,414 | 2,586 | 4 | 뇌경색증 | 7,937 | 6,202 |
| 5 | 무릎관절증 | 9,594 | 7,168 | 5 | 무릎관절증 | 5,091 | 3,957 |
| 6 | 2형당뇨병 | 8,797 | 6,204 | 6 | 기타 척추병증 | 1,647 | 1,240 |
| 7 | 위염 및 십이지장염 | 1,127 | 814 | 7 | 요추 및 골반의 골절 | 1,469 | 1,093 |
| 8 | 위-식도역류병 | 13,027 | 1,127 | 8 | 협심증 | 2,167 | 1,944 |
| 9 | 치아 및 척추병증 | 4,926 | 6,823 | 9 | 감염성 및 상세불명 기원의 기타 위장염 및 결장염 | 563 | 435 |
| 10 | 기타 척추병증 | 6,238 | 3,538 | 10 | 늑골, 흉골 및 흉추의 골절 | 1,122 | 836 |

출처: 건강보험심사평가원, 국민건강보험공단(2018). 건강보험통계 연보.

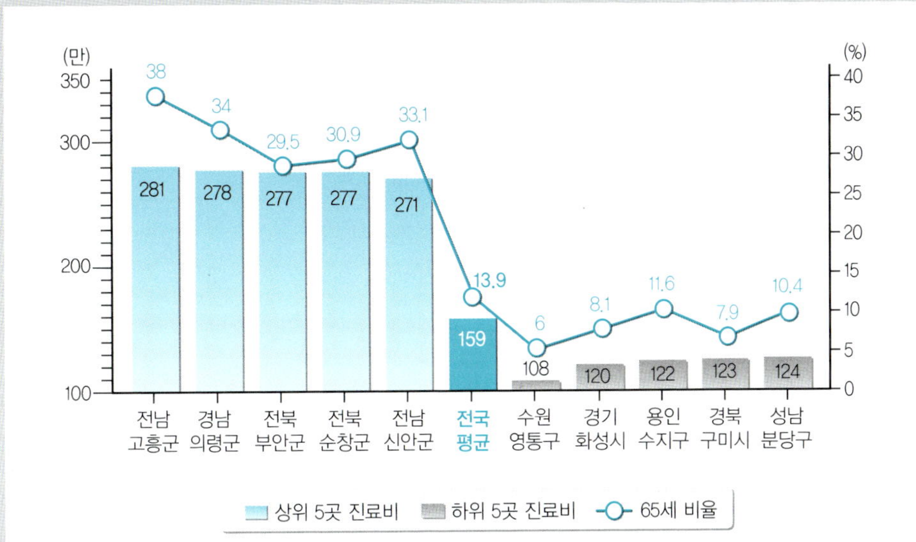


**그림 2-4 전국 월평균 진료비와 65세 이상 인구 비율(2017)**

출처: 국민건강보험공단(2018). 지역별 의료이용통계 연보.

월평균 진료비를 지역별로 살펴보면 65세 이상의 인구 비율과 연결되어 있음을 알 수 있다. 건강보험공단이 2018년에 발간한 2017년 지역별 의료이용통계 연보에 의하면, 2017년 기준으로 의료보장(건강보험 및 의료급여) 진료 인원 1인당 연평균 진료비는 전남 고흥군이 281만 원으로 가장 많았고, 경남 의령군이 278만 원, 전북 부안군이 277만 원의 순서로 나타났다. 반면 1인당 연평균 진료비가 가장 적은 지역은 수원 영통구로 108만 원이었고, 경기 화성시가 120만 원, 용인 수지구가 122만 원, 경북 구미시가 122만 8,000원으로 낮게 나타났다. 이와 같이 지역별 연평균 진료비의 차이는 노인인구 비율과 밀접한 관련성이 있었다. 전남 고흥군의 경우, 노인인구 비율이 38%로 가장 높았고, 경남 의령군은 34%에 이르는 등 1인당 진료비가 높은 곳은 노인인구 비율이 30% 내외로 매우 높게 나타났다. 대표적으로 이에 비해 1인당 진료비가 적은 수원 영통은 노인인구 비율이 6%이고, 경기 화성시는 8.1%로 전국 평균보다 낮게 나타났다(그림 2-4).

### 3) 정신사회 문제

우리나라의 65세 이상의 노인우울증은 2011년 29.2%에서 2014년 33.1%, 2017년 21.1%이었다. 성비에 따라 살펴보면 남성은 2011년 23.3%, 2014년 26.1%, 2017년 17.2%인 반면, 여성은 33.6%, 2014년 38.1%, 2017년 24.0%이었다. 연도에 상관없이 남성보다는

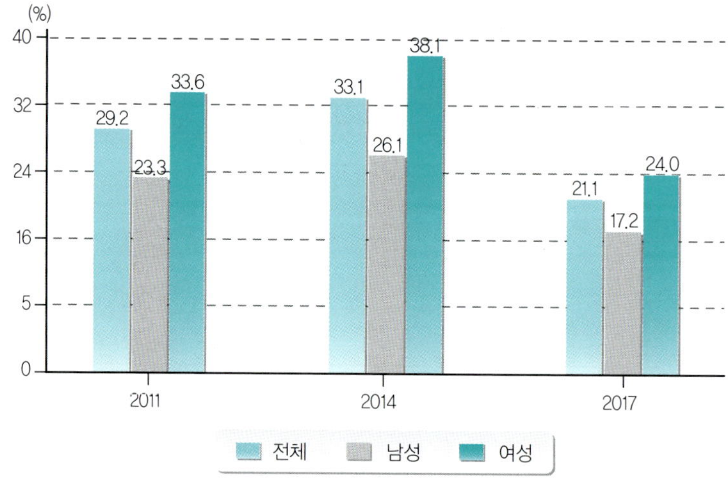


**그림 2-5 65세 이상 노인우울증**

출처: 통계청(2017). 보건복지부 노인실태조사.

여성이 우울증의 비율이 더 높았다(**그림 2-5**). 노인우울증은 삶의 질을 저하시키기 때문에 매우 심각한 질병이다. 노인의 우울증은 퇴직 이후의 시간을 경제적인 부분의 상실감 또는 가족과의 이별 등과 같이 다양한 원인에 의해 발생한다. 그러나 이러한 요인 이외에 생물학적으로 감정 조절과 연결된 뇌의 모세혈관 문제로 발생하기도 한다. 이와 같이 복합적인 요인에 의해서 발생하는 노인우울증의 증상은 인지기능의 저하가 심하면 치매와 유사한 증상으로 나타나므로 우울성 가성 치매라고도 부르며, 치매로 오인되기도 한다. 그러나 노인우울증에 기인한 인지장애는 치매와 다르게 비교적 급성으로 기억력 장애가 동반되고 유병기간이 짧은 특징이 있다. 따라서 환자의 증상이 지속되면 결국 일상생활활동수행 능력과도 연결이 되기 때문에 올바른 진단과 치료가 필요하다.

노인의 우울 정도를 측정하는 척도로 단축형 노인 우울척도가 있다. 15문항으로 구성된 자기 보고식 척도는 노인우울증 선별검사이다. 이 검사는 응답하는 방식이 간단하고, 우울증상이 될 수 있지만 노인들에게 흔하게 동반되는 신체증상을 문항에서 제외하였다. 개발 초기에는 30문항으로 개발하였지만, 노인들을 대상으로 쉽게 실시할 수 있도록 15문항의 축소판이 사용된다. 채점은 1문항, 5문항, 7문항, 11문항, 13문항은 '아니오' 응답을 1점, 나머지 문항은 '예' 응답을 0점으로 계산한다. 총점의 범위는 최소 0점부터 최고 15점이다. 한국판 연구에서는 주요한 우울증의 선별을 위한 최적 점수의 기준으로 10점이 제안되었다.

### 4) 치매 문제

보건복지부의 치매노인실태조사 보고서에 따르면 개인 치매관리비용에는 치매치료를 위한 비용으로 국민건강보험 급여와 환자의 비급여 본인부담금, 본인부담약제비인 직접의료비, 간병비, 교통비, 보조물품 구입비(소모품 구입비, 장비 구입비, 가정 내 시설개선비)와 환자와 보호자가 의료기관을 방문하여 생기는 시간비용인 직접비의료비, 노인장기요양비, 간접비(치매로 인하여 환자에게 발생하는 생산성 손실비용)가 포함된다.

치매환자 1인을 기준으로 연간 관리비용을 소득대비로 살펴보면, 2019년 2분기 가구당 월평균 소득을 이용하여 산출한 연간 가구소득인 4,704만 원의 44%로 매우 높은 비율을 차지한다(통계청 가계동향조사, 2019). 치매환자 1인당 연간 관리비용인 2,072만 원의 세부구성을 살펴보면 가장 높은 비중은 직접의료비 항목이다(표 2-2). 보건복지부는 과학기술정보통신부, 한국보건산업진흥원과 함께 발표한 자료에서 인구고령화에 따

**표 2-2 치매환자 1인당 연간 치매관리비용(2019)** (단위: 원)

| 구분 | 비용(원) | 비율(%) |
|---|---|---|
| 총 비용 | 20,724,482 | 100 |
| 직접의료비 | 11,058,863 | 53.36 |
| 의료비 | 9,635,761 | 46.49 |
| 본인부담약제비 | 1,423,102 | 6.87 |
| 직접비의료비 | 6,776,153 | 32.70 |
| 간병비용 | – | – |
| 유료 간병인 비용 | 776,601 | 3.75 |
| 비공식 간병비 | 3,993,936 | 19.27 |
| 교통비 | 1,085,913 | 5.24 |
| 보조용품구입비 | 645,855 | 3.12 |
| 시간비용 | – | – |
| 환자시간비용 | 34,336 | 0.17 |
| 보호자 시간비용 | 239,512 | 1.16 |
| 장기요양비용 | 2,686,228 | 12.96 |
| 간접비(환자 생산성손실비용) | 203,239 | 0.98 |

출처: 중앙치매센터(2019). 치매노인실태조사(보건복지부, 분당서울대병원, 2011)를 바탕으로 중앙치매센터 재산출.

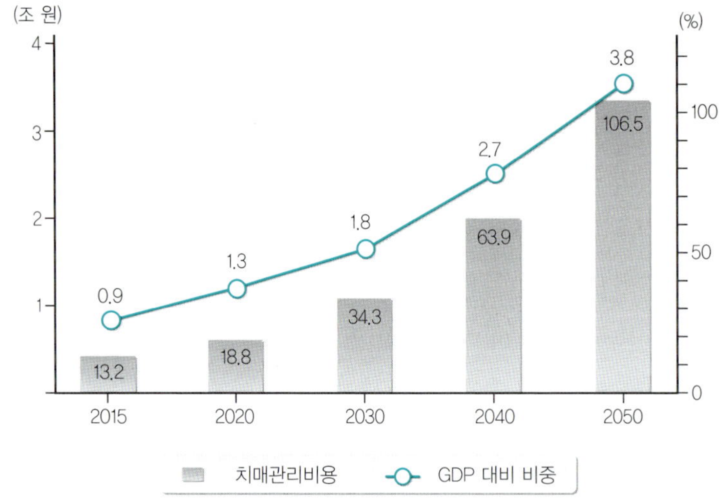


**그림 2-6** 국가치매관리비용 증가 추이 및 전망

출처: 중앙치매센터(2017). 대한민국 치매현황 2016.

**표 2-3** 의료재정 전망: 의료 이용이 현재수준과 동일한 경우 (단위: 조 원)

| 연도 | 입원 | | 외래 | | 의약품 | | 계 | |
|---|---|---|---|---|---|---|---|---|
| | 보험자 부담 | 법정 본인부담 | 보험자 부담 | 법정 본인부담 | 보험자 부담 | 법정 본인부담 | 보험자 부담 | 법정 본인부담 |
| 2017 | 19.19 | 4.33 | 18.10 | 7.70 | 10.57 | 4.05 | 47.86 | 16.08 |
| 2018 | 20.42 | 4.65 | 18.82 | 7.99 | 11.10 | 4.25 | 50.34 | 16.89 |
| 2019 | 21.70 | 4.99 | 19.56 | 8.29 | 11.65 | 4.45 | 52.91 | 17.72 |
| 2020 | 23.03 | 5.33 | 20.31 | 8.59 | 12.21 | 4.66 | 55.55 | 18.57 |
| 2025 | 30.20 | 7.18 | 24.32 | 10.18 | 15.21 | 5.76 | 69.73 | 23.12 |
| 2030 | 38.12 | 9.25 | 28.56 | 11.86 | 18.39 | 6.93 | 85.07 | 28.04 |
| 2035 | 46.52 | 11.50 | 32.75 | 13.53 | 21.61 | 8.11 | 100.88 | 33.14 |
| 2040 | 55.00 | 13.82 | 36.66 | 15.10 | 24.66 | 9.24 | 116.32 | 38.16 |
| 2045 | 63.01 | 16.02 | 40.18 | 16.52 | 27.44 | 10.27 | 130.63 | 42.81 |
| 2050 | 70.10 | 17.96 | 43.30 | 17.79 | 29.89 | 11.17 | 143.29 | 46.92 |

출처: 보건사회연구원(2017). 시스템 접근을 통한 보건의료 재정 분석 및 전망.

라 2050년 노인 치매환자는 4.3배 증가하고, 국가의 치매관리비용은 100조 원이 넘어갈 것으로 예상하였다(**그림 2-6**).

의료재정 분야에서 살펴보면 향후 2050년까지 전망한 결과는 **표 2-3**과 같다. 의료이용 수준이 현재 수준과 동일한 경우로 가정하여 매년 단위당 비용이 2% 증가할 경우에 2050년까지 의료재정을 전망한 결과이다. 입원비용의 경우 보험자부담은 2020년에 23조 300억 원으로 증가하게 되고, 법정본인부담도 5조 3,300억 원으로 증가하는 것으로 나타났다. 외래비용은 2020년에 보험자부담이 약 20조 3,100억 원, 법정본인부담은 8조 5,900억 원이 될 것으로 예상되었다. 입원, 외래, 의약품의 보험자부담을 모두 합한 결과를 보면, 2020년에 55조 5,500억 원으로 증가하게 될 것으로 예상되며, 2030년에 85조 700억 원으로 증가하게 될 것으로 예상된다(**표 2-3**).

2017년 보험자의 부담금은 3조 5,700억 원, 법정본인부담금은 7,200억 원인데 비하여, 2020년에는 5조 3,200억 원, 법정본인부담금은 1조 500억 원으로 예측됨을 알 수 있다. 특히 2040년에는 보험자의 부담금은 21조 1,000억 원, 법정본인부담금은 4조 4,000억 원인데 비하여, 2050년에는 29조 5,900억 원, 법정본인부담금은 5조 6,200억 원으로 지속적으로 증가하는 금액으로 예측됨을 알 수 있다(**표 2-4**). 치매는 인지기능의 저하

**표 2-4 의료재정 전망: 장기요양** (단위: 조 원)

| 연도 | 보험자부담금 | 법정본인부담금 | 계 |
|---|---|---|---|
| 2017 | 3.57 | 0.72 | 4.29 |
| 2018 | 4.13 | 0.83 | 4.96 |
| 2019 | 4.71 | 0.93 | 5.65 |
| 2020 | 5.32 | 1.05 | 6.37 |
| 2025 | 8.59 | 1.66 | 10.25 |
| 2030 | 12.28 | 2.37 | 14.65 |
| 2035 | 16.49 | 3.17 | 19.66 |
| 2040 | 21.10 | 4.04 | 25.14 |
| 2045 | 25.60 | 4.88 | 30.48 |
| 2050 | 29.59 | 5.62 | 35.21 |

주: 건강보험 가입자만 대상으로 함(의료급여자 제외)
출처: 보건사회연구원(2017). 시스템 접근을 통한 보건의료 재정 분석 및 전망.

뿐만 아니라 독립적인 일상생활활동의 저하를 가져오기 때문에 치매 당사자와 가족에게 치매 부양으로 인한 부담이 증가하고 있음을 알 수 있다.

지금까지 살펴본 바와 같이 치매로 인한 사회경제적 비용의 증가와 더불어 사회적 문제로 대두되고 있는 것은 사회경제적 부담 요인이 지역 특성에 따라 격차가 벌어지고 있기 때문이다. 치매관리서비스 또한 공급되는 유형과 지역 특성에 따른 격차가 발생하고 있다(장한나, 2016). 노령화지수와 요양병원의 수가 많은 지역이 보건소 직영으로 운영되고 있었다. 그러나 보건의료 자원이 높고 사회경제 환경이 높은 지역은 민간위탁의 치매관리 서비스가 제공된다. 지역에 따라 다르게 나타난 결과는 기본적인 치매관리 서비스가 이루어지는 지역의 한정된 자원과 인력을 원인으로 볼 수 있다. 상대적으로 보건의료 자원이 높은 지역의 특성은 대도시에 전문적인 서비스 공급이 되고 있음을 나타내는데, 이는 지역 간의 서비스 불평등을 야기시킨나. 이러한 시대적 문제점에 대응하기 위해서 정부의 보건의료정책은 다영역에서 수행되고 있으며, 이러한 정책을 통해 지금까지 언급된 문제점을 해결하고 재정 절감의 효과를 기대할 수 있다.

UNIT

02

# 치매의 지식

CHAPTER

# 03

# 치매의 역사

## 학습목표

1. 치매의 어원에 대해 학습한다.
2. 치매의 역사에 대해 학습한다.

## 핵심용어

- 치매
- 알츠하이머병

## 1 치매의 역사와 어원

'치매(Dementia)'란 용어가 인류의 기록에 처음 등장한 것은 서기 600년경 세비야 대주교 성 이시도르(St. Isidore)가 쓴 『어원학(Etymology)』에서이다. 박탈 혹은 상실을 뜻하는 접두사 'de'와 정신을 의미하는 'ment'에 상태를 나타내는 접미사 'ia'가 결합되어 '정신이 부재한 상태(Out of mind)'라는 의미를 가진다.

인류가 치매증상에 대해 아주 오래 전부터 인식하고 있었다는 것을 여러 고대 사료에 나타나 있다. 기원전 2000년경, 고대 이집트인들은 사람이 노년에 이르면 점차 기억력이 떨어진다는 사실을 이미 알고 있었다. 고대 철학자 피타고라스(Pythagoras)는 "세월이 많이 흘러 인생의 후반기에 이르기까지 오직 일부의 사람만이 생존하며, 이 단계에 이르면 갓난아이와 같이 약해진다."라고 하였다. 그리스 의사 히포크라테스(Hippocrates)는 사람의 인지장애가 뇌 손상에 의해 발생한다고 생각했으며, 그리스 철학자 플라톤(Platon)은 노인의 정신기능은 필연적으로 저하되기 마련이어서 노령 자체가 치매의 주원인이라고 언급하였다.

이와 달리 로마의 키케로(Cicero)는 정신기능의 쇠퇴가 노인에게 필연적인 것으로 생각하지 않았다. 즉 "노인의 쇠약은 노망(Dotage), 광기(Madness) 혹은 섬망(Delirium)으로 불리며, 이는 노년의 특징이기는 하지만 모든 사람에게 나타나는 것은 아니며, 의지가 약한 사람들에게만 나타난다."고 하여 적극적인 정신활동이 이러한 경향을 완화시킬 수 있다고 주장하였다.

영국 극작가 윌리엄 셰익스피어(W. Shakespeare)는 4대 비극으로 꼽히는 『리어왕』을 통해 문학적 상징으로 치매증상에 관해 묘사하였다. 한편, 신경과(Neurology)라는 용어의 창안자이자, 진료과목으로서 신경과 창시자이기도 한 영국 의사 토마스 윌리스(T. Willis)는 1672년 저서 『동물의 영혼에 관하여(De Anima Brutorum)』를 통해 최초로 혈관성 치매(Vascular dementia)를 학계에 보고하였다.

1894년 스위스의 오토 빈스방거(A. Binswanger)는 알로이스 알츠하이머(A. Alzheimer)와 함께 치매의 원인 중 하나인 신경매독을 연구하던 중 신경매독에 의한 치매와는 다른 원인으로 만성 뇌허혈에 의한 혈관성 치매의 여러 형태를 발견하여 학계에 보고하였다. 그 보고서에서 '초로기 치매(Presenile dementia)'라는 용어가 처음 등장하였다. 훗날 이런 형태의 치매를 '빈스방거병'이라고 명명하였다.

1904년 독일 의사 에밀 크레펠린(E. Kraepelin)이 치매를 노인성 치매(Senile dementia)

와 초로기 치매로 구분하면서 초로기 치매의 병리소견을 발견한 제자 알츠하이머의 이름을 따서 '알츠하이머병'이라는 진단명을 부여하였다.

한편, 우리나라를 비롯하여 중국과 일본에서는 '치매(癡呆)'라는 용어를 사용하는데 이는 한자어로 '어리석을 치(癡), 어리석을 매(呆)'를 사용하여 '어리석다'는 의미를 담고 있다. 『황제내경(黃帝內經)』을 비롯한 역대 의서에서 치매를 건망(健忘), 매병(呆病), 전광(癲狂), 허로(虛勞) 등의 범주에서 취급하였다.

치매(癡呆)라는 병명이 정식으로 쓰이게 된 시기는 중국 명나라때 장경악이 쓴 『경악전서(景岳全書)』라는 책의 「잡병모(雜病謨)」에서 "말이 횡설수설하고 거동이 불편하고 혹 땀이 많이 나기도 하고 혹은 자주 우울증에 빠지기도 하며, 비상식적인 행동을 하고 바깥으로 자주 배회한다."라 하여 치매의 주요 증상을 말하였다. 그 후 청대에 이르러 현대의학에서 말하는 치매의 개념과 유사한 뜻으로 '매병(呆病)'이란 용어를 사용하였다.

우리나라의 경우, 나이가 들어 인지적인 문제로 이상행동을 보일 때 '노망(老妄)났다' 혹은 '노망들었다'라 하고, 다르게는 '망령(妄靈)들었다'라고 표현하였다. 그러나 최근 들어 이러한 표현은 점차 사라지고 '치매'라는 용어로 대체되어 가고 있는 추세이지만 역사적 사료에서 이 용어를 사용한 것은 찾기 힘들다. 『동의보감(東醫寶鑑)』의 「내경편(內景篇)」 신형문(身形門)의 년노무자(年老無子)와 인기성쇠(人氣盛衰) 조문에서는 "신기(腎氣)가 쇠약해지면서 노화가 시작되고, 면초(面焦), 발빈백(髮鬢白), 발타(髮墮), 월경유무(月經有無), 근불능동(筋不能動), 정소(精少), 치발거(齒髮去)의 증상이 나타난다."고 언급되어, 생리적인 노화로 귀와 눈이 어두워지고 생식기능이 쇠퇴한다고 언급되어 있다. 또한 「내경편(內景篇)」 신형문(身形門)의 노인혈쇠(老因血衰)에서는 노인의 병리적 노화상태로 눈, 귀, 코, 입(眼耳鼻口)의 칠규(七竅)와 전후음(前後陰)에서 나타나는 병증과 수면의 이상이 기술되어 정상적인 노화의 특성과 병리적 노화의 특성을 구분하여 기록하고 있으나, 치매를 특정하여 기술하고 있지는 않다.

일본은 우리나라보다 치매라는 용어를 먼저 사용하였으나, 치매라는 용어가 어리석다는 의미가 담겨 있어 경멸감과 부정적인 시각을 준다는 지적에 따라 2004년부터 의학적으로 인지적 장애라는 의미로 '인지증(認知症)'이라는 용어를 사용하기 시작하였다.

CHAPTER

# 04

# 치매의 신경병리와 최신 신경과학의 동향

## 학습목표

1. 치매와 관련된 주요 뇌영역을 이해한다.
2. 치매의 종류와 알츠하이머병에 대해 이해한다.
3. 알츠하이머병의 신경병리학적 주요 특성을 이해한다.
4. 알츠하이머병에서 나타나는 신경전달물질의 변화를 이해한다.
5. 치매진단을 위한 뇌영상 기술의 발달을 살펴본다.

## 핵심용어

- 알츠하이머병
- 베타 아밀로이드 펩티드
- 아밀로이드판
- 신경원섬유매듭
- 타우단백질
- 아세틸콜린
- 마이네르트바닥핵
- 아밀로이드-PET

# 1 치매의 신경병리

전 세계적으로 치매의 가장 흔한 형태는 알츠하이머병으로 세계보건기구(WHO)의 보고에 의하면 전체 치매 중 60~70%를 차지한다(그림 4-1). 이 밖에도 혈관성 치매, 레비소체 치매, 파킨슨 치매, 이마관자엽 치매, 알코올성 치매 등이 알려져 있다.

우리나라에서 알츠하이머 치매라고도 하지만 영어로는 Alzheimer's disease로 표기하기 때문에 알츠하이머병으로 표기하는 것이 옳다. 이 장에서는 알츠하이머병을 중심으로 치매의 병리기전, 뇌의 구조적 변화, 치매 발병의 요인 등에 대해 살펴보고자 한다.

알츠하이머병은 장기간에 걸쳐 진행되는 만성 신경퇴행성 질환으로, 앞에서 언급했던 것처럼 치매의 대부분이 알츠하이머병에 기인한다. 흔한 초기 증상으로는 최근에 경험했던 일들을 기억하지 못하는 기억감퇴이다. 병이 진행될수록 증상은 언어, 지남력, 정서 불안, 무력감, 자조능력 상실, 행동이상 등을 포함하게 된다. 이러한 증상들은 환자로 하여금 가족과 사회로부터 점차 멀어지게 하고, 신체 조절 능력이 심각하게 상실되면서 나중에는 사망에 이르게 된다. 질병의 진행속도는 사람에 따라 다르지만 일반적으로 진단받은 후 3~9년 정도에서 사망한다.

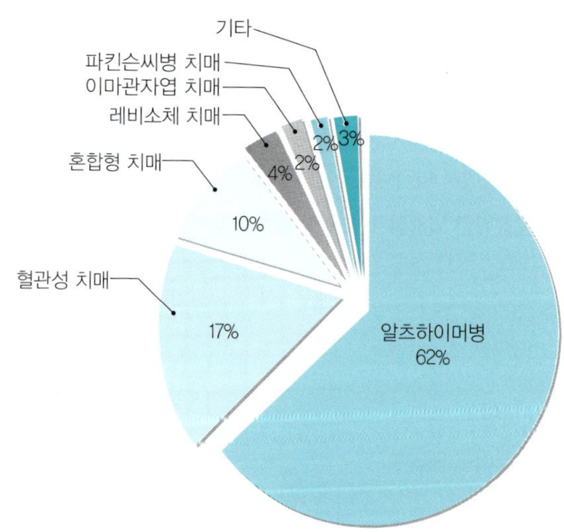


**그림 4-1 치매의 유형별 분포**

출처: McGill-Carter, T. (2019). Market analysis Alzheimer's disease 2020. Market Analysis, 22(6).

알츠하이머의 스승인 크레펠린은 제자가 발견한 내용의 중요성을 알고, 1904년 이러한 질병에 '알츠하이머병(Alzheimer's disease)'이라는 명칭을 처음 사용하였다. 더욱이 크레펠린은 치매의 조기 발병 가능성에 대한 통찰도 가지고 있었다.

*"이러한 병리학적 특성을 노인성 치매의 한 종류를 설명하는데 사용하지만, 이 병은 40대 후반서부터 시작되었을 것이다."*

*어거스트 D.의 이야기*

*알츠하이머병이 처음으로 알려지게 된 것은 1901년, 51세 여성 어거스트 D.(August Deter)의 증례보고로 인해서이다(**그림 4-2-A**). 이 여성은 기억약화(Memory loss)와 피해망상(Persecutory delusion) 그리고 간헐적인 식물인간 상태(Vegetative state)의 증상을 보였고, 그녀는 발병 후 5년이 지나 사망했다. 이 여성의 증례가 독일의 정신과 의사이자 신경병리학자인 알로이스 알츠하이머(Alois Alzheimer)에 의해 소개되었는데, 이 병이 널리 알려지게 된 배경에는 알츠하이머가 병리학자였다는 점이 중요하게 작용했다. 어거스트가 사망한 후 부검이 실시되었는데, 뇌에서 단백질성 병리판(Proteinaceous plaque)과 신경원섬유매듭(Neurofibrillary tangle)을 관찰하고 보고하게 된 것은 알츠하이머가 병리학자였기에 가능하였다(**그림 4-2-B**).*

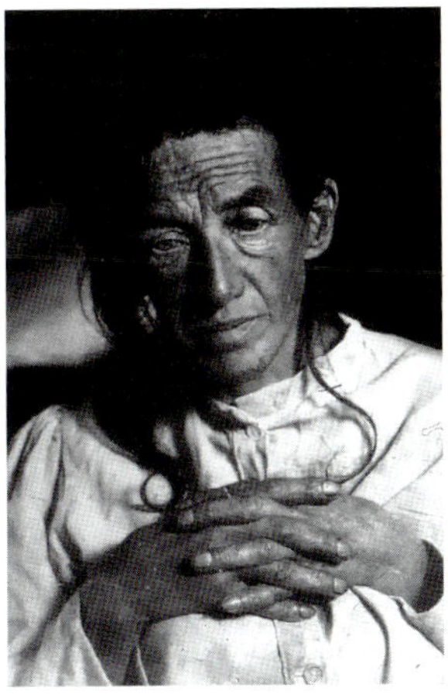

A. 어거스트 D(1850~1906)

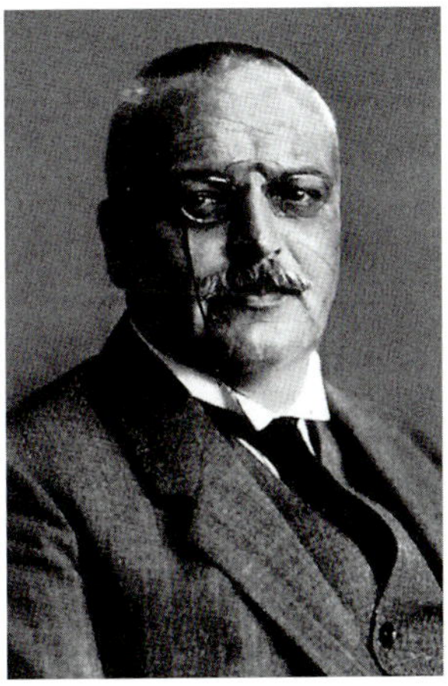

B. 알츠하이머(1864~1915)

**그림 4-2** 최초로 알츠하이머병 진단을 받은 여인(A)과 알츠하이머병을 최초로 보고한 독일 의사 알츠하이머(B)

크레펠린의 통찰은 알츠하이머병에 대한 유전학적 연구에 의해 입증되었다. 이 병의 대부분은 비가족성으로 유전적 요인과 환경적 요인이 복잡하게 얽혀서 노년기에 발병하지만, 조발성(Early-onset)의 경우에는 가족성으로 나타나고, 이 경우 40대 혹은 그보다 더 젊은 나이에 발병한다. 상염색체 우성 유전자의 돌연변이에 의해 일어나는 가족성 유형은 50%의 확률로 자녀에게 유전된다. 가족성 알츠하이머병은 재앙적인 일이라고 생각될 수 있지만 다행히도 발생률은 매우 낮다. 흥미롭게도 가족성 알츠하이머병의 원인으로 밝혀진 최초 3개의 유전자(APP, PSEN1, PSEN2) 모두가 같은 생물학적 경로에 관여하는 단백질을 암호화[1] 한다. 이 유전자들은 아밀로이드 전구단백질(Amyloid precursor protein, APP)과 프리세닐린(Presenilin) 1과 2이다.

## 1) 알츠하이머병의 원인

이 병의 원인은 아직도 명확히 알려져 있지 않다. 나이와 가족병력은 확실하게 이 병과 상관관계가 있으며 가장 위험한 요소로 알려져 있다. 알츠하이머 발병에서 특히 19번 염색체가 주시되고 있는데, 이 염색체는 1번, 14번, 21번 염색체와 관련되어 나타나는 가족성 유전보다는 빈도가 낮지만 30~40대에서 발병되는 것과 관련이 있다. 현재까지 알려진 바로 알츠하이머병은 다양한 요인에 의해 영향을 받아 복합적인 원인에 의해 발생한다.

## 2) 베타 아밀로이드와 아밀로이드판의 형성

알츠하이머병의 중요한 두 가지 병리적 특징은 아밀로이드판(Amyloid plaque)과 신경원섬유매듭(Neurofibrillary tangle)의 뇌조직 내 축적이다(그림 4-3).

아밀로이드판은 베타 아밀로이드(β-amyloid, Aβ)라는 펩티드가 세포외 공간에 침착되어 형성된 것으로, 신경세포의 기능을 저해할 뿐만 아니라 세포의 사멸을 초래하여 뇌조직의 위축을 불러일으킨다. Aβ펩티드는 아밀로이드 전구단백질(Amyloid precursor protein, APP)이라는 막단백질의 비정상적인 분해로 생기는데, 이렇게 만들어진 Aβ펩티드는 서로 뭉쳐서 아밀로이드판을 형성한다(그림 4-4).

아밀로이드 전구단백질(APP)은 일반적으로 알파 세크리타아제(α-secretase)에 의해 분해되어 대사된다. 그러나 베타 세크리타아제(β-secretase)와 감마 세크리타아제(γ

1) code의 번역으로 '특정 단백질에 대한 유전정보를 포함한다' 라는 의미

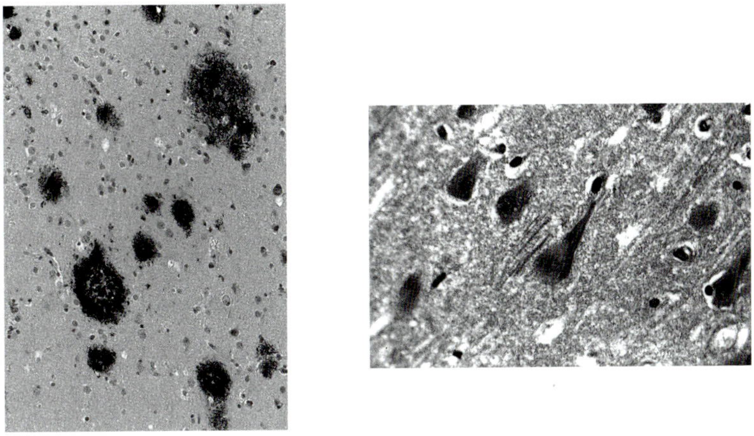

A. 아밀로이드판(Amyloid plaque) B. 신경원섬유매듭(Neurofibrillary tangle)

**그림 4-3 아밀로이드판과 신경원섬유매듭은 Aβ펩티드 침착으로 세포외 공간에 형성되고 신경원섬유매듭은 타우단백질의 변성으로 인해 신경세포 내에 형성된다.**

출처: A. "Senile plaques", Wikipedia
B. "Neurofibrillary tangles in the Hippocampus of an old person with Alzheimer-related pathology", Wikimedia Commons

-secretase)의 작용에 의해 Aβ펩티드가 만들어지게 된다. 일반적인 상황에서는 이러한 경로로 만들어지는 Aβ펩티드의 양은 극히 미량이지만, 아밀로이드 전구단백질(APP) 유전자에 돌연변이가 일어나면 베타 세크리타아제의 활성이 증가한다. 한편, PSEN1 혹은 PSEN2 등의 유전자에 돌연변이가 일어나면 감마 세크리타아제의 활성이 증가하여 Aβ펩티드의 양이 증가하게 된다. Aβ펩티드의 축적은 신경세포 내 칼슘 항상성을 깨뜨리고, 특히 콜린성 신경계통의 기능을 저해한다. 아직까지도 많은 연구자들이 아밀로이드판의 형성을 억제하는 방법이 알츠하이머병의 발병을 억제하는 최선의 방법으로 생각하고 있고, Aβ펩티드의 생성이나 축적을 억제하는 약물이 알츠하이머병의 진행을 늦출 수 있는지를 조사하는 임상검사가 진행되고 있다. 그러나 환자의 뇌에서 아밀로이드판의 형성이 감소되었음에도 불구하고 임상증상은 완화되지 않았다는 결과들이 보고됨에 따라, 오랫동안 지지를 받았던 이 가설이 최근 들어 흔들리고 있다. 그래서 아밀로이드판의 형성이 알츠하이머병과 상관성은 있으나 이 병의 원인이 아닐 수 있다는 주장도 대두되고 있다.

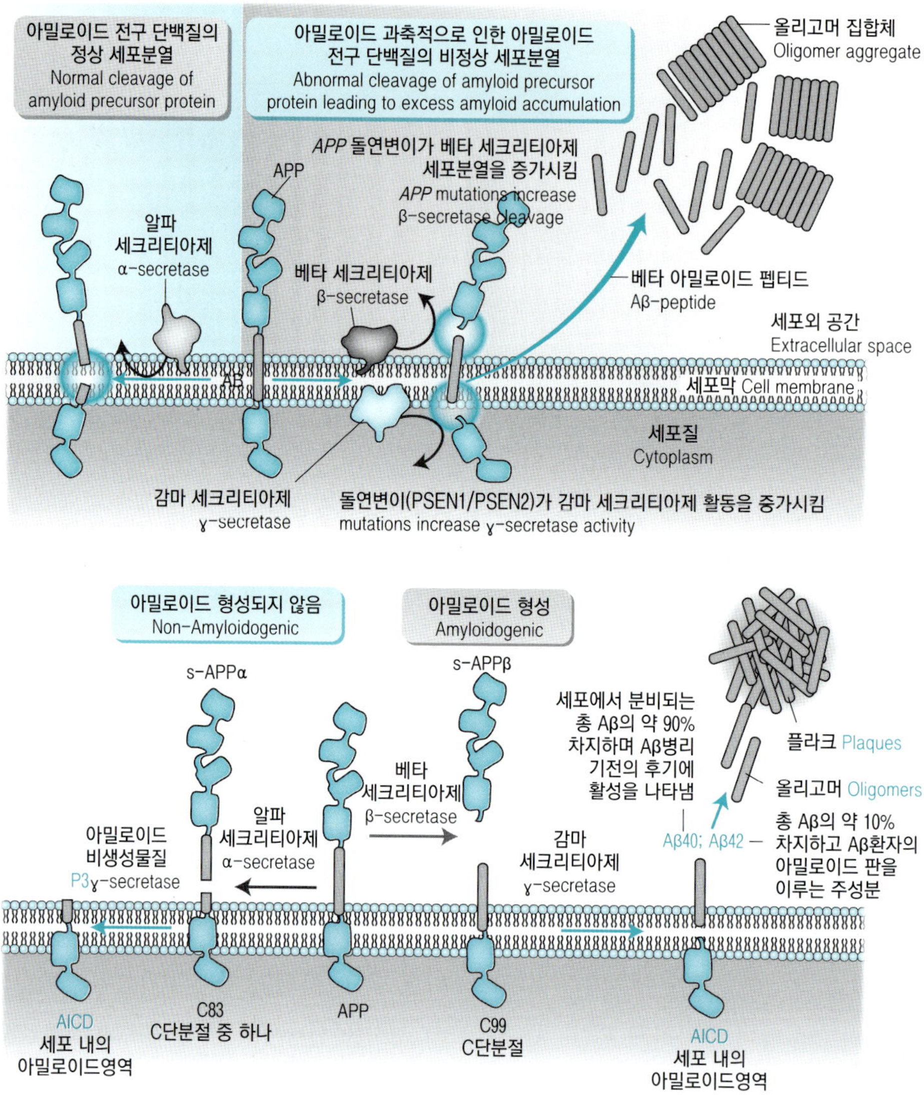


A. Aβ펩티드와 아밀로이드판의 형성 모식도

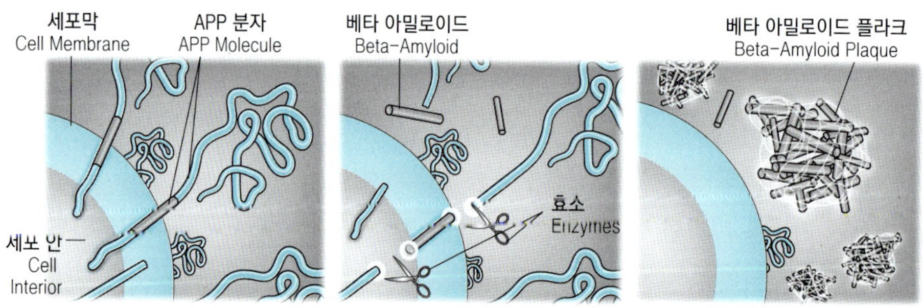


B. 세포밖 공간에 아밀로이드판이 형성되는 과정

**그림 4-4 Aβ펩티드와 아밀로이드판의 형성**

### 3) 타우단백질과 신경원섬유매듭의 형성

알츠하이머병과 관련된 또 다른 주요 단백질로 타우(Tau, τ)를 들 수 있다. 이 단백질은 신경원섬유매듭을 신경세포 내에 형성시킨다. 타우단백질은 중추신경계통의 신경세포 내에 많이 분포해 있고, 미세관(Microtubule)의 안정성과 관련된 기능이 있는 것으로 보여 미세관-연관단백질(Microtubule-associated protein, MAP) 중 하나로 분류한다. 이러한 타우단백질의 기능은 축삭의 발달, 미세관의 생성과 분해, 세포소기관의 이동에 관여한다.

알츠하이머 환자는 타우단백질이 비정상적으로 많아진다. 원래 타우단백질은 수용성인데, 신경원섬유매듭을 구성하는 타우단백질은 쌍으로된 나선형 필라멘트 구조를 가지면서 불용성을 나타낸다. 이러한 변화는 타우단백질의 인산화(Phosphorylation)가 증가되는 것과 관련이 있다. 변화된 타우단백질이 신경세포의 세포체와 가지돌기(Dendrite)

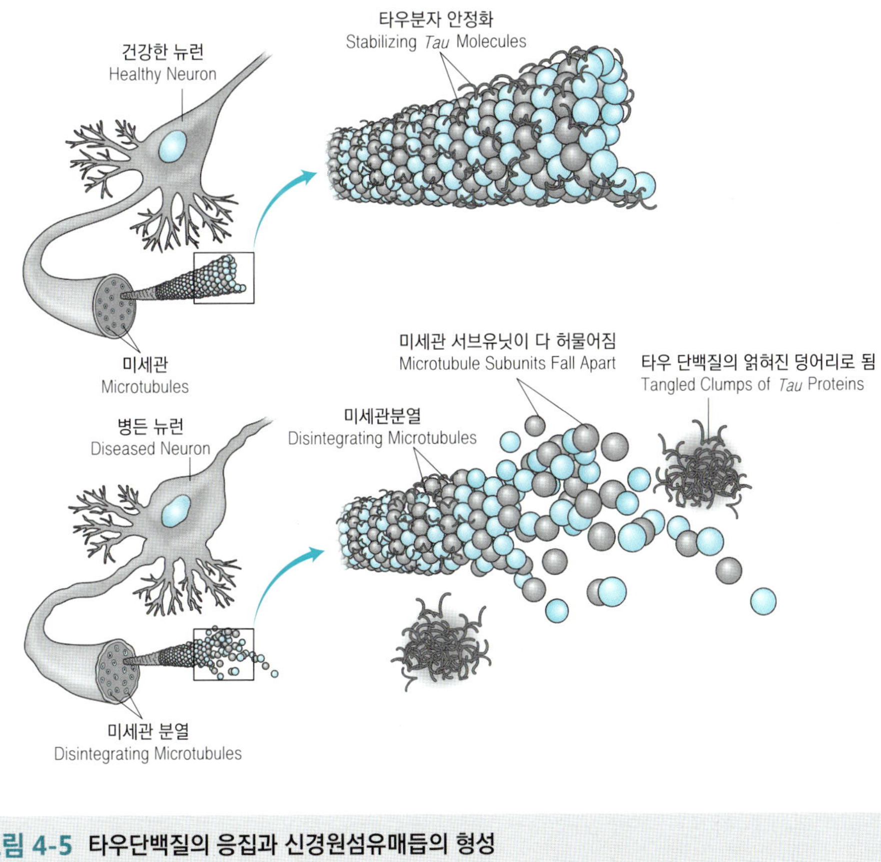


**그림 4-5** 타우단백질의 응집과 신경원섬유매듭의 형성

에 축적되면서 신경원섬유매듭을 형성하게 된다(그림 4-5).

알츠하이머 환자들의 뇌를 병리학적으로 분석한 결과, 발병 초기에 신경원섬유매듭이 내후각겉질(Entorhinal cortex)에서 나타나기 시작하고, 병이 진행되면서 해마(Hippocampus)와 다른 겉부위로 특정한 방향성을 가지고 퍼져간다. 타우단백질의 응집체(Aggregates)가 하나의 세포에서 다른 세포로 전이되는 기전에 대해선 아직 확립된 설명이 없으나, 신경과 신경 사이를 타우단백질이 이동할 수 있다는 가설이 제안되고 있다. 타우단백질은 세포내 단백질이지만 뇌척수액(Cerebrospinal fluid)에서도 관찰되고, 뇌의 세포와 세포 사이액(Interstitial fluid)에서 뇌척수액보다 높은 농도로 존재한다.

또한 Aβ펩티드의 축적이 신경원섬유매듭 형성에도 영향을 미친다는 연구보고도 있으며, 타우단백질 역시 Aβ펩티드의 독성 작용에 영향을 준다는 연구보고가 있어 이 둘은 단순하지 않은 방법으로 서로에게 영향을 끼친다.

## 4) 콜린성 신경계통의 변화

1913년 영국의 약물생리학자 헨리 데일(Sir H. Dale)은 아세틸콜린(Acetylcholin)이라는 물질을 발견하였는데, 이는 최초로 발견된 신경전달물질이다. 데일은 신경전달물질 연구 및 발견 공로를 인정받아 1936년 독일 생리학자 오토 뢰비(Otto Loewi)와 함께 노벨 생리의학상을 공동 수상하였다. 아세틸콜린은 뇌에만 있는 것이 아니라 인체에 산재한 신경근육접합부나 말초자율신경에도 존재한다. 뇌에서는 마이네르트바닥핵(Basal nucleus of Meynert)과 안쪽사이막(내측중격, Medial septum)에 있는 콜린성 세포에 의해 만들어지며, 대뇌피질의 여러 부위와 해마로 전달된다.

알츠하이머병이 진행될수록 아세틸콜린을 생성하는 신경세포들이 현저하게 감소한다는 것은 잘 알려져 있다. 또한 1960~1970년대에 심리학자들은 건강한 젊은이들에게 아세틸콜린의 작용을 억제하는 약물을 적용하였을 경우, 기억이나 인지에 문제가 발생하여 알츠하이머병과 유사한 증상을 보이는 것을 통해 아세틸콜린이 기억과 인지에 중요한 역할을 한다는 것을 알게 되었다. 이러한 연구들을 토대로 이미 1990년대부터 아세틸콜린의 분해를 억제하는 약물이 개발되었고 실제로 이 약물들이 인지검사를 통해 이 병으로 인한 인지 손상을 완화시키는 것을 확인하였다.

이 약물들은 아세틸콜린에스테라아제(Acetylcholinesterase)라는 효소를 억제하는 작용을 가진다. 아세틸콜린에스테라아제는 시냅스에서 분비된 아세틸콜린을 콜린(Choline)과 아세트산염(Acetate)으로 분해시키는 작용을 하기 때문에 이 효소의 억제제는

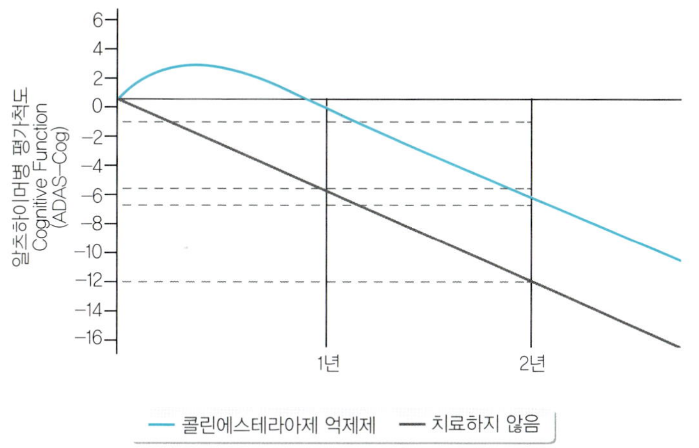


**그림 4-6 콜린에스테라아제 억제제 적용으로 인한 인지기능 감소 억제효과**

출처: The Coming Alzheimer's Epidemic, the Cholinergic Hypothesis, and Nerve Growth Factor Gene Therapy. (2014). Neuroamer.

시냅스(Synapse)에 보다 많은 아세틸콜린을 머물게 하므로 신경전달을 증폭(Boosting) 시키는 효과를 나타낸다(그림 4–6). 그러나 이 약물은 콜린성 신경세포들의 사멸 자체를 막지 못하기 때문에 인지 손상에 대한 대증적 치료의 방법은 될 수 있으나, 병의 진행을 억제하지는 못한다.

## 2 치매와 관련된 주요 뇌영역

알츠하이머병은 신경세포의 사멸을 일으켜 뇌 전반에 걸쳐 뇌조직의 감소를 유발한다. 시간이 지날수록 뇌는 위축(Shrinkage)되고 뇌기능은 저하된다(그림 4–7).

아밀로이드판과 신경원섬유매듭은 병이 진행됨에 따라 대뇌겉질 전체로 퍼져나간다. 전파속도는 개인마다 다르지만 발병 후 생존 기간은 평균 8년 정도된다. 이 기간은 진단을 받은 나이나 환자의 건강상태에 영향을 받는다.

대뇌의 여러 부위로 아세틸콜린 축삭을 분포시키는 주요한 핵은 앞뇌바닥부(전뇌기저부, Basal forebrain)에 위치한 마이네르트바닥핵이다. 많은 연구자들이 알츠하이머 환자의 사후에 이 영역을 조사한 결과, 이 핵부위에서 신경퇴행이 가장 잘 관찰되었다. 이 영

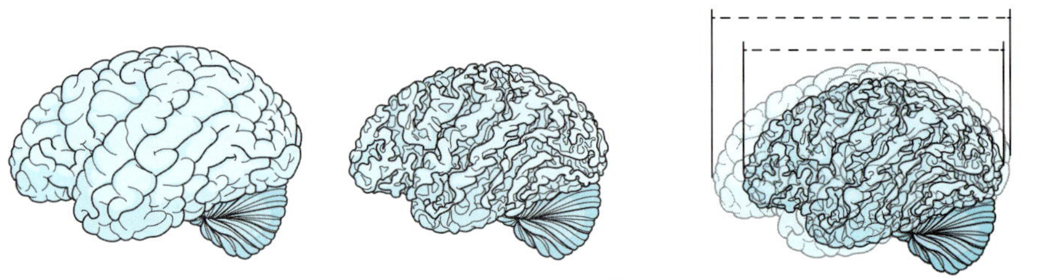


**그림 4-7 정상인의 뇌와 알츠하이머 환자의 뇌 비교**

역에서 건강한 신경세포의 수가 현저히 감소되고, 그에 따라 해마와 내후각겉질로 투사하는 축삭도 줄어들게 된다. 그 결과 기억감퇴라는 알츠하이머병의 주 증상이 나타나게 된다.

### 1) 마이네르트바닥핵

마이네르트바닥핵(Basal nucleus of Meynert)은 앞뇌바닥부의 무명질(Substantia innominata)에 있으며, 이 부분의 신경세포는 신경전달물질로 아세틸콜린을 함유하고 있고, 알츠하이머병에서 현저한 변화가 나타나는 부위이기 때문에 최근 많은 연구가 이루어지고 있다. 마이네르트바닥핵은 아세틸콜린성 신경핵 중에서 가장 크고 뚜렷하고, 핵을 이루는 신경세포도 그 크기가 크다. 이 부분의 신경성 뉴런은 대뇌겉질의 거의 모든 부위로 원심섬유를 보내는데, 특히 해마형성체(Hippocampal formation)와 편도핵(Amygdaloid nucleus)과 이어지고, 내측고삐핵(Medial habenular nucleus)과도 연결되어 있으며, 뇌줄기의 대뇌다리사이핵(Interpeduncular nucleus)과 배쪽뒤판핵(복측피개핵, Ventral tegmental area)과도 연결되어 있다(그림 4-8).

마이네르트바닥핵은 다양한 뇌영역에 콜린성 신경축사을 투사하여 학습, 기억, 각성, 수면, 운동 등 뇌가 수행하는 여러 가지 기능에 관여하기 때문에 알츠하이머병으로 이 핵의 신경세포가 감소하면서 치매의 여러 증상들이 나타나게 된다. 건강한 성인의 이 핵 내의 콜린성 신경세포 수는 약 500,000개인데, 알츠하이머 환자의 경우는 100,000개 이하로 감소한다. 최근 들어 이 핵에 심부뇌자극(Deep brain stimulation)을 제공하여 치매의 증상을 완화시킬 수 있는지에 대한 연구가 진행되고 있다.

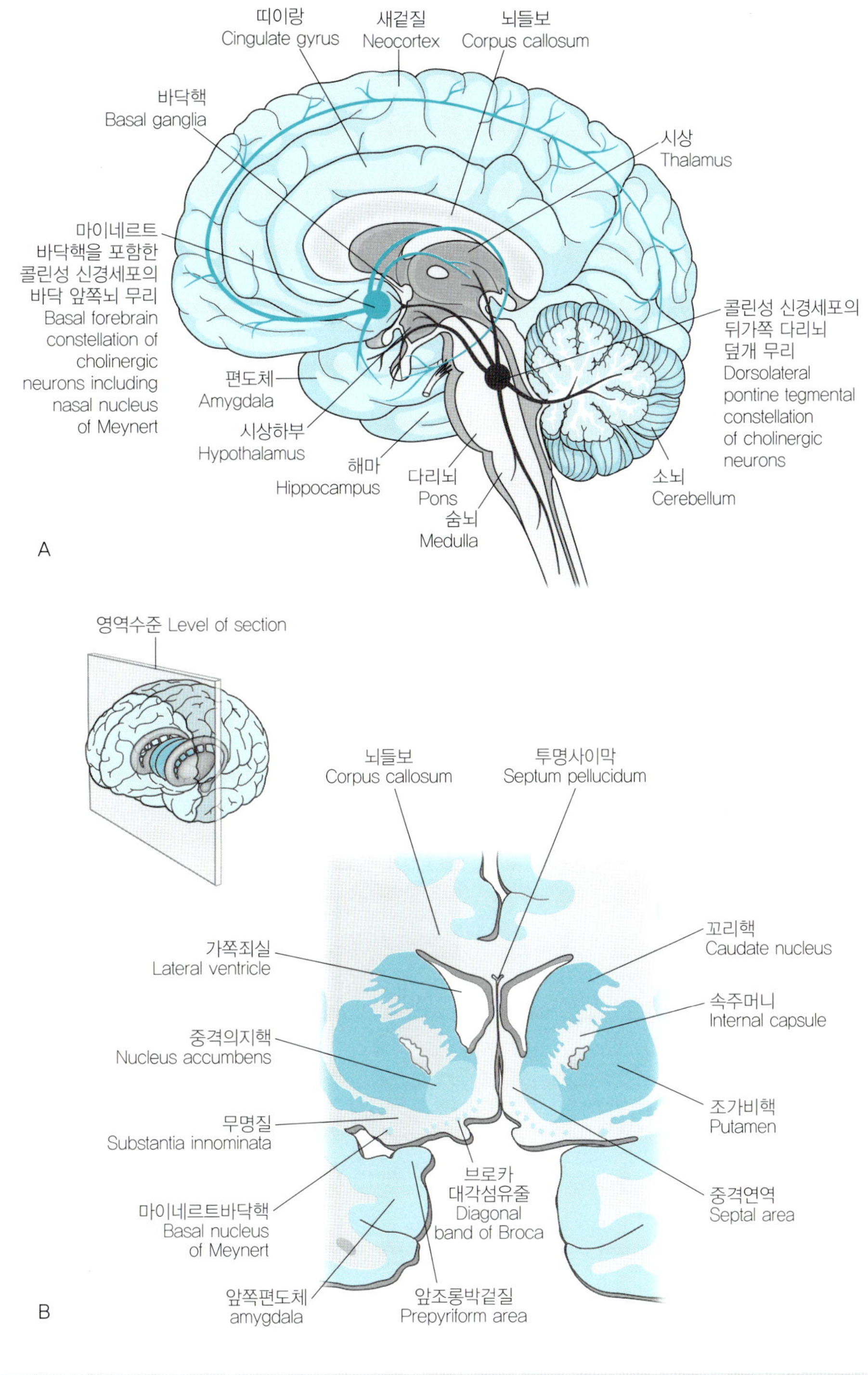


**그림 4-8** 콜린성 축삭의 투사부위와 마이네르트바닥핵의 위치

### 2) 해마

해마(Hippocampus)는 가쪽뇌실 관자뿔의 바닥에 융기된 해마 모양의 길게 휘어진 구조로, 해마이랑의 갈고리이랑(Uncus)에서 뇌들보(뇌량, Corpus callosum)의 뒤쪽까지 이어져 있다(그림 4-9). 해마는 둘레계통(변연계, Limbic system)에 속하며, 단기기억을 장기기억으로 전환하는 기억의 강화(Consolidation)와 공간적 기억을 담당하고 있다. 해마는 암몬각(Ammon's horn, cornu ammonis)이라고 하는 해마고유부와 치아이랑(치상회, Dentate gyrus)을 포함한다.

알츠하이머병 초기에서부터 해마 손상이 동반된다. 이로 인해 단기기억 소실, 방향감각상실 등의 증상이 병 초기에서 나타난다. 해마 손상이 더 진행되는 경우에는 새로운 정보에 대한 학습을 할 수 없게 된다. 병의 진행에 따른 해마와 관련된 두 가지 지표는 해마의 용적(Volume)과 기억력(Memory)이다. 이 둘은 알츠하이머병을 진단하고 치료계획을 세우는데 매우 유용하다.

경도인지장애(Mild cognitive impairment, MCI)는 치매의 전 단계라고 볼 수 있는데, 기억과 사고력의 변화가 인지되지만 그 변화가 일상생활을 수행하는 데에는 아직

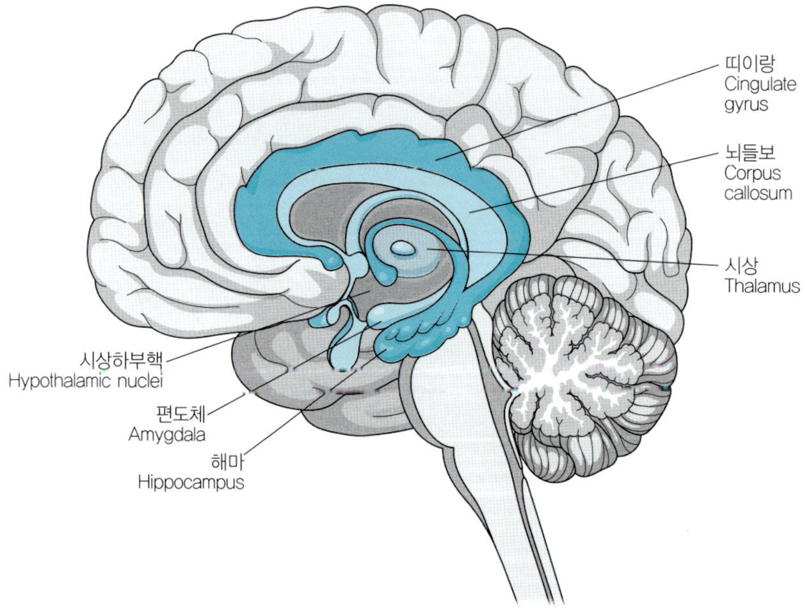


**그림 4-9** 해마와 다른 둘레계통과의 위치관계

까지 영향을 끼치지 않는 상태를 의미한다. 대부분의 치매환자들은 발병 전에 이 단계를 거치게 되지만 그렇다고 해서 경도인지장애가 모두 치매로 발전하는 것은 아니다. 그러나 MRI 연구에 의하면 경도인지장애(MCI) 단계부터 해마의 용적이 감소하는 것으로 보고되고, 그 감소 정도는 인지장애의 정도와 비례한다. 일부 연구들은 경도인지장애(MCI) 단계에서 해마의 용적 감소 정도가 알츠하이머병으로의 진행 여부를 예측하는데 중요한 지표가 될 수 있다고 하였다.

### 3) 내후각겉질

내후각겉질(Entorhinal cortex)은 관자엽 앞쪽 안쪽에 위치하고 있으며, 기억과 길찾기와 관련된 광범위하게 넓은 신경망에서 허브역할을 담당한다(그림 4-10). 내후각겉질은

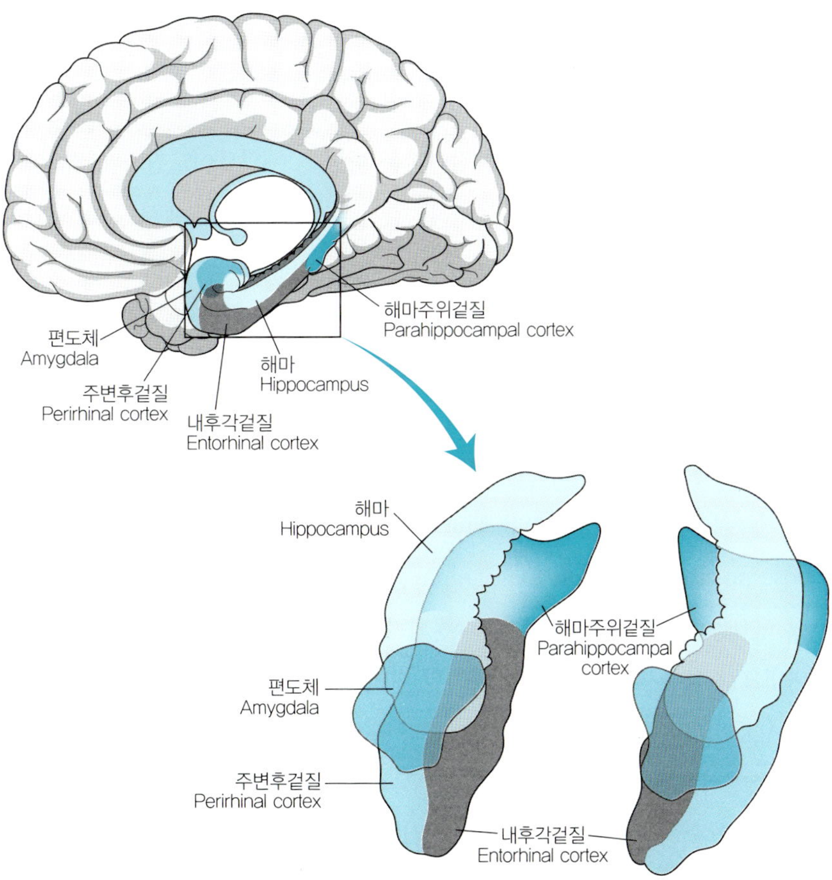


**그림 4-10 내후각겉질의 위치**

해마와 새겉질의 경계에 위치하고 있다. 내후각겉질-해마 시스템은 일화기억, 의미기억과 같은 선언기억(Declarative memory)에 중요한데, 특히 단기기억을 장기기억으로 변환하는 즉, 기억강화(Memory consolidation)의 기능을 수행한다.

내후각겉질은 알츠하이머병 아주 초기에 손상을 입는 부위이다. MRI 영상연구에 의하면 특히 가쪽영역이 질병 초기부터 영향을 받는 것으로 알려졌다. 또한 이 병에 대한 증상이 나타나기 수년 전부터 변성된 타우단백질이 내후각겉질과 해마에서 나타나기 시작한다. 시간이 지날수록 타우단백질의 축적은 내후각겉질뿐만 아니라 대뇌 전반으로 확산되어 간다. 이러한 뇌 안에서의 병리적 변화는 증상에 반영되어 질병 초기에는 기억 감퇴가 주 증상이었던 것이 점차 사고(Thinking)와 행동(Behavior)으로까지 변화를 일으킨다.

## 3 알츠하이머병과 뇌영상 기술

알츠하이머병을 가장 확실하게 진단하는 방법은 아밀로이드판과 신경원섬유매듭을 확인하는 것이지만 수술을 통해 뇌조직을 얻지 않는 이상 생체에서 이를 확인하는 것은 불가능하다고 여겨졌다. 그러나 최근 뇌영상 기술의 발달로 이를 확인할 수 있게 되었다.

기존의 컴퓨터단층촬영(Ccomputerized tomography, CT)이나 자기공명영상(Magnetic resonance imaging, MRI)은 병의 진행으로 인한 뇌의 구조적 변화를 측정하여 진단에 활용되었다. 그러나 구조적 변화는 기능적 변화가 상당히 진행된 이후에 구별이 되기에 조기진단의 지표로 사용하기에는 제한이 있다.

기능적 뇌영상 검사인 18F-Fludeoxyglucose 양전자방출단층촬영(18F-Fludeoxyglucose positron emission tomography, FDG-PET)은 대뇌 신경세포의 시냅스에서 포도당 대사능력을 평가하는 검사로, 대뇌 혈류와 산소 이용률을 반영한다. 따라서 알츠하이머병으로 인한 뇌기능 저하를 가늠할 수 있어서 조기진단의 측면에서 중요성을 가진다.

Aβ펩티드의 침착은 알츠하이머병의 증상이 나타나기 15~20년 전부터 일어나기 때문에 Aβ펩티드의 침착 정도를 아는 것은 이 병의 발병을 예측하는데 매우 중요하다. 최근 뇌영상 기술의 발달로 Aβ펩티드의 침착을 시각화시킬 수 있게 되었다. 아밀로이드-PET은 아밀로이드판에 높은 친화성을 갖는 방사성 물질을 주입하여 영상으로 볼 수 있게 하는 기술이다. 초기에는 C-11 피츠버그 화합물 B[11C-Pittsburgh Compound B(11C-

PIB)]가 사용되었으나 반감기가 너무 짧아 이를 사용할 수 있는 의료기관이 극소수에 불과하였다. 이 후 11C-PIB의 단점을 보완할 수 있는 18F-플루테메타몰과 18F-플로베타벤과 같은 물질이 개발되어 이를 이용한 조기진단이 보편화될 수 있는 길이 열렸다.

최근 뇌영상 기술의 발달은 알츠하이머병을 조기에 그리고 보다 정확하게 진단할 수 있게 할 뿐 아니라 병의 중증도와 경과를 높은 신뢰도를 가지고 판단할 수 있게 하여 적절한 치료를 시행할 수 있게 할 것이다.

알츠하이머병에 대한 신경과학의 이해가 깊어 가고 진단 기술이 발달함에 따라 인류는 이 병을 유발하는 원인을 규명하여 효과적인 예방법을 찾고, 병의 진행을 억제하는 치료 기술을 개발하게 되어 궁극적으로는 치매를 정복하는 데까지 다다르게 될 것이다.

CHAPTER

# 05

# 치매의 분류

## 학습목표

1. 국제질병분류에 따른 치매 유형을 설명할 수 있다.
2. 치매의 분류에 따른 원인과 특징을 설명할 수 있다.
3. 치매의 원인에 따른 분류를 설명할 수 있다.

## 핵심용어

- 알츠하이머병
- 혈관성 치매
- 레비소체 치매
- 경도인지장애

치매를 분류하는 방법은 신경병리학적 소견, 원인에 따른 분류, 병변의 진행에 따른 분류 등 다양하다. 치매는 다양한 요인에 의해 발병하며, 어떤 연령에서도 발생할 수 있다. 세계보건기구(WHO)의 국제질병분류 10판(ICD-10)에서는 뇌의 만성 또는 진행성 질환에 의해 생긴 증후군으로 인해 기억력, 사고력, 지남력, 이해, 계산, 학습능력, 언어 및 판단력을 포함한 대뇌겉질 기능의 다발성 장애라고 설명하고 있다. 미국 정신의학회에서 설명한 DSM-5 진단기준에서는 치매라는 용어보다 더 포괄적으로 신경인지장애(Neurocognitive disorder, NCD)라고 명명하며, 모든 연령에서 다양한 원인에 의해 발생하는 후천적 인지저하를 뜻한다. 다음은 국제질병분류에 의한 유형과 경도인지장애를 살펴보고자 한다.

## 1 국제질병분류(ICD-10)에 의한 유형

### 1) 알츠하이머병

알츠하이머병(Alzheimer's disease, AD)은 치매의 원인 중 가장 흔한 질병이며, 대표적인 노인성 질환 중 하나이다. 치매의 원인 중 50~60%를 차지한다. 알츠하이머병은 일단 발병하면 계속 진행되고 근본적인 치료법이 없으며 기억력 저하가 핵심증상이다. 연령 증가에 따라 뇌의 신경세포에 노화가 진행되면서 기억력 저하가 나타나고, 시·공간 구성능력과 시지각, 관리기능 등 점차 광범위한 인지기능의 감퇴가 나타난다.

알츠하이머병의 정확한 발병 기전과 원인은 아직 정확하게 알려져 있지 않으며, 현재는 베타 아밀로이드라는 독성 단백질이 과도하게 만들어져 뇌에 침착되면서 뇌세포에 영향을 주는 것이 핵심 발병 기전으로 알려져 있다. 그러나 계속되는 신약 개발에 긍정적인 연구결과를 얻을 수 없어지면서 원인이 잘못된 것이 아니냐는 의견이 많아지고 있다.

그 외에도 알츠하이머 환자에게서 발견되는 특징적인 변화로는 기억과 그 외에 다른 인지능력을 유지하는데 중요한 뇌 부위에 있던 신경세포의 손실과 뇌신경세포 사이에서 오가는 아주 복잡한 신호들을 서로 전달해 주는데 필요한 특정 신경전달물질의 양이 부족하다는 것을 발견하였다.

알츠하이머병의 기본적인 증상은 기억장애이다. 그 이후에 병이 점차 진행하면서 언어능력, 이해력, 읽고 쓰기 능력 등에 문제가 발생하게 된다. 결국 알츠하이머 환자들은 불안해 하기도 하고, 매우 공격적이 될 수도 있으며, 집을 나와서 길을 잃어버리고 거리를 방황할 수도 있다.

### (1) 진단

알츠하이머병을 진단하는 정확한 테스트 방법은 없다. 개인의 과거력, 신체검사, 신경학적 검사, 정신과 평가, 병리학적 검사 등 여러 가지 검사를 실사하여 최종적인 결과를 내려 알츠하이머병의 가능성을 진단하게 된다. 주로 신경과 전문의, 정신과 의사를 통해 진단이 내려진다.

특히 인지 검사는 시간지남력, 장소 지남력, 기억력, 이해력, 언어구사력, 간단한 계산능력 등을 평가하며, 이때 대상자의 교육수준과 직업 등을 고려하여 전반적인 수행능력을 평가받게 된다. 신체검사에서는 혈압, 맥박, 심장질환, 호흡기질환, 간질환, 갑상선질환, 동맥경화 등 치매와 비슷한 증상을 보일 수 있는 병적 상태를 확인한다. 신경계 검사는 의사를 통해 뇌졸중과 같은 뇌 손상의 과거력, 파킨슨씨병, 뇌수종, 뇌종양 또는 기억력과 사고능력에 장애를 일으키는 다른 질병을 앓고 있는지 확인한다. 의사는 두뇌의 건강상태를 알아보기 위해 근육의 협동작용, 근긴장도, 근력, 눈동자의 움직임, 언어구사, 감각기능 등을 평가한다. 병리학적 검사는 비정상적 뇌 활동을 확인할 수 있는 뇌파검사(EEG)를 통해 뇌전증과 같은 문제를 확인할 수 있으며, X-선, CT, MRI, PET, SPECT와 같은 실험적 검사를 사용할 수도 있다.

### (2) 진행 단계

알츠하이머병을 앓고 있는 환자의 발병부터 사망까지의 유병기간은 평균 10년으로 알려져 있다. 초기에는 경미한 건망증 같은 기억장애만 보이지만, 점차 진행되면서 대화가 어려워지고 다양한 신체적 증상이 나타난다. 알츠하이머병의 경과는 **표 5-1**과 같이 초기, 중기, 말기로 나누어 살펴볼 수 있다. 그러나 모든 환자들이 이러한 진행 단계를 순차적으로 보이는 것은 아니며, 두드러지는 증상이나 증상이 나타나는 출현시기와 경과 등에는 상당한 차이가 나타날 수 있다.

## 2) 혈관성 치매

치매의 원인 중 두 번째로 많은 원인이 혈관성 치매(Vascular dementia, VD)로, 치매 원인의 20% 정도가 해당된다. 혈관성 치매도 그 원인에 따라 여러 가지로 분류할 수 있다(**표 5-2**). 혈관성 치매는 뇌에 공급하는 뇌혈관이 막히거나 좁아진 것이 원인이 되어 나타나거나 반복되는 뇌혈관 질환에 의해서도 나타날 수 있는데, 뇌 혈액의 양이 줄거

**표 5-1 알츠하이머병의 진행 단계**

| 단계 | 특징 | 증상 예시 |
|---|---|---|
| 초기<br>(경도)<br>발병 1~3년 | • 최근 기억력 감퇴<br>• 독립적 생활 가능<br>• 개인위생 유지<br>• 사회적 판단력은 비교적 유지<br>• 점차 운전, 요리, 쇼핑과 같은 수단적 일상생활활동(I-ADL)이 어려워짐 | • 과거 경험에 대한 기억은 남아 있지만 조금 전에 했던 일과 생각을 자주 잊어버림<br>• 중요한 물건을 보관한 장소를 잊어버림<br>• 약속을 자주 잊어버림<br>• 평소에 잘 알던 사람의 이름이 생각나지 않음<br>• 대화에서 단어와 낱말을 정확하게 구사하지 못하고 우물쭈물함<br>• 관심과 의욕이 없고 매사 귀찮아 함<br>• 남을 의심하는 일이 생김<br>• 과거에 비해 성격이 변한 것처럼 느껴짐 |
| 중기<br>(중등도)<br>발병 후<br>2~10년 | • 기억력 감퇴 지속<br>• 언어능력 악화<br>• 사회적 판단에 장애 발생<br>• 점차 진행되면서 씻기, 옷입기와 같은 기본적 일상생활활동(B-ADL)에도 어려움이 나타남 | • 돈 계산이 어려움<br>• 외출 시 다른 사람의 도움이 필요함<br>• 가전제품 조작이 어려움<br>• 익숙한 장소에서도 길을 잃어버리는 일이 발생함<br>• 엉뚱한 단어를 사용하거나 말을 둘러댐<br>• 날짜, 시간, 계절에 대해 파악하지 못함<br>• 가족은 알아보지만 주변 사람들을 혼동하기 시작함<br>• 집 안을 배회하거나 반복적인 행동을 보임<br>• 난폭한 행동, 망상, 환각이 나타나기도 함 |
| 말기<br>(고도치매)<br>발병 후<br>8~12년 | • 지적 능력에 심한 손상 발생<br>• 대소변을 가리지 못함<br>• 신체장애가 없는데도 걷지 못함<br>• 기본적 일상생활을 전적으로 주변에 의존 | • 식사, 옷 입기, 세수, 대소변 등 대부분에 다른 사람의 도움을 필요로 함<br>• 가족들을 알아보지 못함<br>• 자신의 이름, 고향, 나이를 기억하지 못함<br>• 한 가지 단어만 반복하거나 혼자서 웅얼거림<br>• 발음이 불분명해짐<br>• 얼굴표정이 사라지고 보행장애가 심해짐<br>• 간질 증상이 동반되기도 함<br>• 신체의 모든 기능을 잃게 되면서 누워서 지내게 됨 |

나 막혀 발생하게 된다. 혈관성 치매를 가지고 있는 사람들은 가끔 인지능력이나 정신능력이 조금 나빠졌다가 그 수준을 유지하고 또 더 나빠졌다가 유지되고 하는 식의 단계적(계단식) 악화 양상을 보이는 것이 특징이다. 팔, 다리 등의 신체마비가 발생하거나 언어장애나 시야장애 등이 흔하게 나타난다.

혈관성 치매의 경우도 대개는 일단 발생하면 완치될 수 없으나, 초기에 진단을 받고 적절한 외과적 처치와 치료를 받으면 더 이상의 악화는 막을 수 있다. 혈관성 치매는 알츠하이머병과 같이 기억력 저하를 비롯한 집행기능, 언어기능 등 여러 영역의 인지기능 저하로 인한 다양한 인지기능 저하 증상과 우울증, 정신증, 초조와 공격성, 수면장애 등 다양한 정신행동증상을 보인다.

**표 5-2 국제질병분류(ICD-10)에 의한 혈관성 치매 분류**

| | |
|---|---|
| 급성 발병의 혈관성 치매 (vascular dementia of acute onset) | • 뇌혈관 혈전증, 색전증 또는 출혈로 인해 일련의 뇌졸중이 발생한 후 빠르게 진행됨 |
| 다발 경색성 치매 (multi-infac dementia) | • 뇌실질에서 경막핵 병소의 축적으로 이어지는 반복적인 일과성 허혈성 상태와 관련된 점진적 발병<br>• 주로 겉질 치매 |
| 피질하 혈관성 치매 (subcortical vascular dementia) | • 대뇌반구의 하얀 물질의 깊은 층에 있는 고혈압 및 허혈성 병력이 특징<br>• 대뇌겉질은 대개 보존되며 알츠하이머병의 임상증상과 대조됨 |
| 혼합형 혈관성 치매 (mixes cortical and subcortical vascular dementia) | • 알츠하이머병과 함께 발생하는 혈관성 치매 |
| 기타 혈관성 치매 (other vascular dementia) | • 염색체 돌연변이로 발생되는 유전형 혈관성 치매<br>• 전략적 뇌경색성 치매 등 |

### (1) 역학 및 위험 요인

혈관성 치매의 발병 위험도는 나이에 따라 증가하며, 5년마다 약 2배가량 증가한다. 뇌졸중 이후 생존자의 약 15~30% 정도에서 치매가 발생한다고 알려져 있다. 뇌졸중 후 새로운 치매 증상의 발생은 1년 경과 시 7% 정도이지만, 25년 경과 시에는 48%까지 증가하는 것으로 보고되었다. 혈관성 치매의 사망률이 알츠하이머병보다 더 높게 나타나는데, 이는 동반된 관상동맥질환의 영향에 기인한 것으로 여겨진다. 뇌졸중 후 치매(Post-stroke dementia)는 병태생리가 밝혀져 있지 않기 때문에, 종종 혈관성 치매의 하위로 분류된다. 뇌졸중 후 치매는 여러 가지 특성이 있다. 이미 존재하는 인지장애나 치매를 드러나게 하는 것, 반복된 뇌경색 후 발생하는 혈관성 치매, 장기적으로 치매의 높은 위험요인을 가지는 사람들에게 뇌졸중이 발생하는 것 등이 포함된다.

뇌졸중 후 치매에 대한 위험요인으로는 연령 증가, 낮은 교육수준, 여성, 혈관질환, 병변의 위치, 현재 뇌졸중의 유무, 관자엽 전체나 내관자엽의 위축이 있다. 뇌졸중 없이 발병하는 혈관성 치매에서는 고령과 혈관성 위험요인들이 가장 중요하다. 고혈압, 당뇨, 고지혈증, 심방세동, 흡연, 음주, 비만 등의 혈관성 위험요인들이 혈관성 대뇌병변을 일으키는 위험요인임은 분명하다. 그러나 이들 위험요인이 혈관성 치매 발병에 어떤 식으로 기여하는지에 대해서는 명확히 밝혀져 있지 않다.

### (2) 임상양상

임상양상으로는 인지기능장애의 갑작스러운 발병, 계단식 악화, 증상 진행의 변동성, 국소적인 신경학적 이상 소견 및 징후 등이 있다. 혈관성 치매에서의 인지기능 변화는 알츠하이머병과 같은 다른 질환보다 훨씬 다양하게 나타난다. 대뇌 어느 부위에서든 혈관성 병변이 발생할 수 있고, 영향을 받은 부위에 따라 증상이 달라지기 때문이다. 또한 피질하 혈관성 병변이 흔하게 존재하기 때문에, 뒤쪽이마줄무늬체회로(Dorsal frontal-striatal circuit)에 문제가 발생하고, 주의력, 정보 처리와 집행기능의 현저한 결핍을 보이지만, 대뇌 병변의 분포에 따라 영역별로 뚜렷한 기능장애를 보이기도 하고, 기능이 잘 보존되기도 하는 등 증상이 다양하다.

알츠하이머병을 평가하기 위해 만들어진 간이정신상태검사와 같은 표준화된 치매 선별검사는 기억, 언어, 실행과 같은 기능들은 혈관성 치매에 의해 매우 다양한 영향을 받을 수 있다. 다른 치매처럼 비인지적인 특징도 빈번하게 나타나는데, 특히 이는 환자와 가족 모두를 힘들게 할 수 있다. 지역사회를 기반으로 실시한 연구에 따르면, 알츠하이머병과 혈관성 치매는 신경정신적인 특징을 모두 동반한다. 정신행동증상으로는 흔히 우울증, 무감동, 정신운동성 지연, 신체증상에 대한 걱정, 감정조절의 어려움, 성격 변화, 불안 등이 나타나고, 망상과 환각 같은 정신증상 또한 나타날 수 있다. 그러나 혈관성 치매에서는 우울증과 무감동 같은 증상들이 더 빈번하게 나타나며, 망상과 환각 같은 증상은 드물게 나타난다. 신경학적 검사 시 국소 신경학적 징후가 동반될 수 있고, 보행장애, 구음장애, 삼킴장애 등의 이상 소견이 나타날 수 있다.

혈관성 치매의 다양한 특징으로 인해 임상적 결과 또한 매우 다양하게 나타나지만, 인지능력 저하에 대해서는 알츠하이머병과 비슷한 결과를 보인다. 또한 기억장애, 집행기능장애, 정신운동성 지연, 성격 변화와 기분 변화 등이 빈번하게 동반되므로 알츠하이머병과 감별이 어려운 경우가 있다. 그러나 피질히 혈관성 치매는 이마엽의 기능장애가 두드러지고, 기억력 손상은 비교적 가볍게 나타나며, 신경학적 징후가 비교적 초반부터 나타난다는 차이점이 있다. 또한 심혈관계 또는 뇌혈관계 요인들로 인해 혈관성 치매에서 사망률이 더 높고, 평균 생존율은 3~5년 정도이다.

## 3) 이마관자엽 치매

이마관자엽 치매(Frontotemporal dementia)는 뇌의 앞쪽 이마엽과 옆쪽 아래의 관자엽에 병리적인 원인으로 인하여 이마관자엽의 기능이 저하되어 나타나는 치매의 일종으로, 주로 언어기능과 집행기능에 문제가 발생된다. 알츠하이머병과는 다르게 초기 기억력 손상이 없는 특징을 보이며, 성격, 행동 및 언어기능에 더 영향을 미친다. 비교적 젊은 나이에 발병하고 임상증상이 매우 다양하기 때문에 조기진단이 어렵다.

이마관자엽 치매의 원인은 아직 분명하게 밝혀진 것은 없지만 세포내 일부 단백질의 기능이상, 염색체 변이 등으로 이마엽과 관자엽의 신경세포에 손상이 발생하는 것으로 추측하고 있다. 주로 45~60세 사이의 연령에서 호발하며, 환자의 20~40%에서 가족력이 나타난다. 전체 치매환자의 5% 정도 발병하며, 초기에는 성격 변화를 시작으로 행동장애가 나타난다. 점차적으로 일을 계획하여 수행하는 실행장애와 언어장애를 주된 특징으로 나타난다. 충동적이며 강박적인 행동이 나타날 수 있으며, 제멋대로 행동하거나 무례하게 말을 하는 경우도 나타난다. 이마관자엽 치매환자는 단어를 선택하는데 어려움을 겪고, 실어증과 조음장애가 나타나기도 한다. 환자에 따라 언어문제 이외에는 오랜 기간동안 증상이 나타나지 않거나 수년 내에 다른 증상이 나타나기도 한다.

이마관자엽 치매는 증상에 대한 기본적인 문진을 실시한 후, 신경학적 검사와 정신상태 검사를 실시한다. 그리고 CT나 MRI를 촬영하여 이마엽과 관자엽의 구조적 변화를 관찰하여 정확하게 진단할 수 있다.

### 4) 레비소체 치매

레비소체(Lewy body)는 망가져 가는 신경세포 안에서 발견되는 단백질 덩어리로, 파킨슨씨병 환자의 주요 병변 부위인 뇌줄기의 흑색질 부위에서 잘 관찰된다. 레비소체가 대뇌 전체에 걸쳐서 광범위하게 발견될 때에는 알츠하이머병의 증상과 매우 유사한 치매 증상을 보이게 되며, 이를 레비소체 치매(Diffuse lewy body dementia)라 한다. 퇴행성 치매의 원인 중 알츠하이머병 다음으로 흔한 치매 원인 질환으로, 10~25%를 차지하는 주요 원인이다. 국내에서는 1% 미만의 매우 낮은 유병률이 보고된 바 있다.

레비소체 치매와 알츠하이머병의 증상에는 차이점이 있다. 레비소체 치매는 병의 진행 양상이 알츠하이머병과는 다르고, 인지능력장애의 심한 변화를 보이면서 간혹 의식장애도 나타날 수 있다. 또한 레비소체 치매에 걸린 환자들은 환각을 경험하기도 하는데, 그로 인하여 환자들은 환각으로 보이는 것이 실제인지 또는 환각인지 구별하기 어려워지게 된다. 레비소체 치매의 초기 증상들은 시간이 지남에 따라 심해졌다가 좋아졌다 하는 심한 증상의 변동 추이를 보이지만, 결국은 매우 심해지고 심해진 증상이 지속되게 된다.

파킨슨씨병 증상이 동반되기 때문에 파킨슨씨병 치매와 레비소체 치매를 혼동할 수 있다. 파킨슨씨병 치매는 파킨슨씨병이 먼저 발병한 후 치매 증상이 나타나기 때문에 레비소체 치매와 구분이 가능하다. 레비소체 치매는 드물지만 흔한 초기 증상인 보행장애와 환각, 환시 등의 증상이 정신질환으로 오인될 수 있기 때문에 65세 이후 정기적인 검사를 통한 초기 발견과 꾸준한 관리가 중요하다.

## 5) 기타 치매

### (1) 피크병

피크병(Pick's disease)은 체코의 정신의학자 아놀드 피크(Arnold Pick)가 발견하여 그의 이름을 따서 지은 것으로 치매의 원인이 되는 알츠하이머병, 레비소체 치매, 혈관성 치매에 이어 네 번째로 많이 발견되고 있는 질병이다. 치매에서 나타나는 실어증 증상이 나타나며, 일부 증상은 완화되기도 하지만 병은 점점 진행하여 발병 후 2~10년 사이에 사망하게 된다. 일반적으로 노년층에서 주로 발견되는 알츠하이머병과는 달리 피크병은 18~39세 청년층, 40~60대의 초기 노년층에서 주로 발견되며, 여성보다는 남성에게서 주로 발생한다.

피크병은 뇌의 신경세포의 진행성 파괴가 일어나는 흔치 않은 신경퇴행성 질환으로 이마관자엽 치매의 한 형태이다. 뇌의 앞측과 옆측에 위축이 발생하며, 이 위축의 원인은 아직 정확하게 밝혀지지 않았으나 몇몇 경우에는 피크병이 상염색체 우성형질로 유전된다. 환자의 80%는 산발적으로, 20%는 유전적으로 발생하는 것으로 보고되어 있다. 피크병 환자는 비정상적인 피크소체(Pick bodies) 또는 피크세포(Pick cell)를 가지고 있게 되며, 이것은 비정상적인 형태의 단백질을 형성하지만 이 과정이 아직 정확하게 밝혀진 것은 없다.

피크병의 일차적인 증상은 언어와 사고의 장애를 가지게 되고, 행동의 변화, 불필요한 걱정, 사회 규범에 적합하지 않은 행동(자제력 상실, 서두름, 오해 및 의심 등), 소극적 변화, 과장된 행동, 배회 등의 행동문제를 보이게 된다. 진행은 느리게 나타나지만 지속적으로 악화를 보인다.

피크병의 진단을 위해서는 병력 확인 및 다른 치매의 여부를 확인한 뒤 MRI, EEG, 뇌와 신경계 검사, 뇌척수액 검사, 감각인지운동 검사 등을 시행하게 된다.

### (2) 크로이츠펠트-야콥병

크로이츠펠트-야콥병(Creutzfeldt-Jakob disease)은 남태평양의 원주민들에게서 처음 발견된 질환으로 식인 풍습이 있는 종족이 사람의 뇌를 먹고, 그 뇌 속에 살고 있던 슬로(Slow) 바이러스를 먹음으로써 감염된다. 그래서 인간광우병이라고도 불린다.

전 세계적으로 인구 1백만 명당 1~2명 정도 발생하며, 발병 연령이 대체로 낮은 편이다. 이중 산발성이 85~95%, 가족성이 5~10%를 차지한다. 국내에서 크로이츠펠트-야콥병은 연간 60~100건 내외가 발생하며, 대부분이 산발성이고 전체 환자의 2% 정도가 유전적 발병으로 조사되었다. 자연적으로 발생하는 산발성의 경우, 아직 원인이 밝혀지지 않았으며, 퇴행성 뇌질환으로 분류하여 나이가 들어감에 따라 자연적으로 발생하는 것으로 본다. 따라서 예방은 사실상 불가능하다.

크로이츠펠트-야콥병은 매우 드문 질환이나 치명적인 뇌질환으로 프라이온(Prion) 단백질이라 불리는 물질에 의하여 발생하는 것으로 생각되고 있다. 이 병은 잠복기를 10~20년간 거치면서 아무런 증상을 보이지 않는다. 가장 초기 증상으로는 기억력 장애가 있을 수 있으면서 시야장애나 행동장애가 나타나게 된다. 이후 의식장애와 불수의적 운동, 예를 들면 근육의 간대성 근경련 또는 팔, 다리에 허약감 또는 앞이 잘 안 보이는 등의 시각 증상으로 시작해서 매우 빠르게 진행하여 결국은 혼수상태에 이르게 된다. 변종 크로이츠펠트-야콥병은 초기에 정신이상, 감각이상, 운동실조가 주로 나타나다 말기에 치매증상이 나타난다.

진단을 위해서는 뇌파검사와 뇌척수액검사 그리고 MRI를 통해 증상을 확인하고 조직병리 검사와 염기서열 분석 등을 사용해야 할 수도 있다.

### (3) 헌팅톤병

헌팅톤병(Huntington's Disease)은 뇌의 특정 부위의 신경세포들이 선택적으로 파괴되어 가는 진행성 퇴행성 뇌질환의 한 가지로, 사람의 몸과 마음을 모두 침범하여 증상을 나타내는 질환이다. 병이 진행됨에 따라서 인격과 지적 능력이 점차 떨어지고 기억력, 언어능력, 판단력 등도 점차 감소하게 된다. 치매는 이 병의 말기에 나타난다.

헌팅톤병은 상염색체 우성유전으로, 원인이 되는 유전자는 이미 밝혀져 있다. 헌팅톤병을 일으키는 유전자는 4번 염색체의 헌팅톤 유전자(HTT gene)로, 반복되는 세 개의 염기서열(CAG)이 비정상적으로 증가한다. 정상적으로 염기서열(CAG) 삼염기 반복이 26회 이하인데, 헌팅톤병 환자는 40회 이상 증가되어 있으며, 유전자 이상이 확인된 환자들의 자녀에게는 50%의 확률로 유전된다. 그리고 뇌에서 나오는 아세틸콜린과 감마 아미노낙산(γ-aminobutyric acid, GABA)의 결핍으로도 발생할 수 있다.

백인에게서 발병률이 높고 미국에서는 1만 명 중 1명이 발생하며, 이 병은 젊은 사람(35~44세 사이)에게서도 나타날 수 있다. 이런 경우 노인에게서는 치매의 증상으로 주로 나타나는 것에 비해 젊은층에서는 얼굴이나 팔 등이 저절로 움직여지는 무도증 등으로 나타나거나 정신질환으로 나타날 수도 있다.

헌팅톤병의 임상증상 초기에는 초조함, 우울, 성급함, 불안, 망각, 환각 같은 성격 변화가 나타난다. 중기에는 근긴장이상, 이상운동증, 걸음걸이이상, 무도증, 섬세한 손 움직임의 이상, 서동증(운동느림), 반응속도 저하, 체중 감소, 구음장애와 같은 운동이상이 점점 진행된다. 그리고 말기에는 강직, 무도증 악화, 보행불가, 발음불가, 삼킴장애 등으로 인해 결국 독립적인 생활이 불가능하게 된다.

진단을 위해서는 환자의 증상 및 가족력(가장 중요한 단서)을 조사하게 되며, 의심이 되는 경우에는 유전자 검사를 통한 확진을 실시한다. 헌팅톤병의 진단에 추가적 도움을 위한 MRI촬영을 실시하여 꼬리핵(Caudate nuclei)의 위축을 확인하기도 한다.

### (4) 파킨슨씨병

노인에게 발생하는 치매 다음으로 흔한 진행성 퇴행성 뇌질환의 하나인 파킨슨씨병(Parkinson's disease)의 환자 중 30~40%는 파킨슨씨병 말기에 치매 증상을 나타내게 된다. 주로 노년층에서 발생하며 연령이 증가할수록 파킨슨씨병에 걸릴 위험도가 커진다. 현재 인구 1,000명당 1~2명의 발생빈도와 60세 이상의 노령층의 1%, 65세 이상에서는 2% 정도가 파킨슨씨병을 앓고 있다.

파킨슨씨병을 유발하는 흑색질 도파민 분비세포가 손실되는 이유는 아직 명확하게 밝혀진 바가 없다. 하지만 유전적 요인(유전자이상), 환경적 요인, 과로, 스트레스와 같은 여러 가지 요인이 복합적으로 작용하여 파킨슨씨병이 발생하는 것으로 보고 있다.

파킨슨씨병의 주요 4대 증상은 가만히 있을 때 주로 발생하는 떨림, 강직, 운동완서 및 자세불안이다. 파킨슨씨병의 떨림의 주된 특징은 움직일 때보다 안정된 상태에

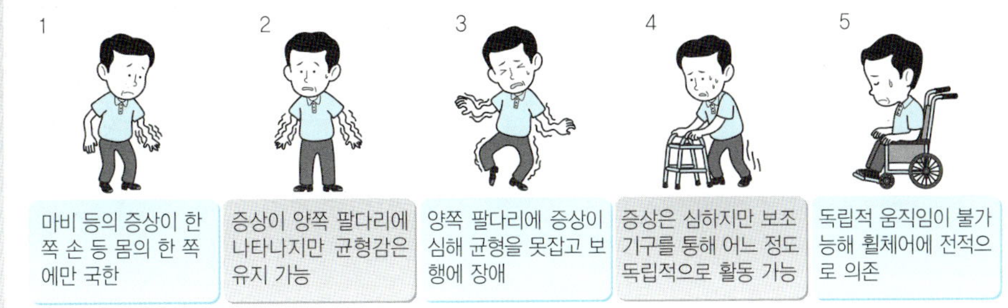


**그림 5-1 파킨슨씨병의 진행 단계**

서 나타난다. 70%의 환자들에게 손과 다리 어느 한 쪽에서 떨림이 먼저 나타난다. 대부분 수면 중에는 떨림이 없지만 스트레스로 인해 증가하는 경향을 보인다. 강직은 대부분의 환자들에게서 나타나며 한쪽 손에서 먼저 나타나 점차 양쪽으로 진행한다. 운동완서는 몸의 동작이 느려지는 것으로, 환자가 움직일 때 근육의 힘이 약화되는 마비와는 다르게 움직임만 느려지는 것을 의미한다. 운동의 시작이 잘 되지 않고 시작하더라도 매우 느리고, 한번 시작하면 멈추는 것이 쉽지 않다. 병이 진행되면서 독립적으로 수행하던 일상생활의 수행이 어려워지고 많은 시간이 소요된다. 자세불안은 병의 초기보다 진행 이후에 나타나는 것으로, 환자의 낙상을 가져오는 위험한 증상이다. 자세불안으로 인해 쓰러지는 경우가 많이 나타나고 골절이나 머리 외상이 발생할 수 있다.

기타 증상으로 환자의 표정이 굳어져 가면을 쓰고 있는 것처럼 보이고 눈꺼풀의 움직임이 감소된다. 40~50%의 파킨슨씨병 환자에게서 우울이 나타나며, 파킨슨씨병 진행 8~10년 후에는 치매가 나타날 수 있다. 그리고 수면의 질이 저하되어 낮 동안 과도한 졸음을 유발하는 수면이상이 나타날 수 있다. 기립성저혈압, 소변, 변비 및 삼킴장애와 같은 자율신경계 이상 또한 흔하게 나타난다(**그림 5-1**).

파킨슨씨병을 진단하기 위해서는 전문의를 통한 병력청취와 신경학적 검사를 실시한다. 혈액검사, MRI, MRA, PET를 통해 파킨슨씨병과 혼동될 수 있는 뇌혈관질환, 수두증 같은 다른 질환을 감별할 수 있다.

### (5) 알코올성 치매

알코올성 치매(Alcohol related dementia, ARD)는 과다한 술 섭취로 인해 최근 젊은 층에서도 빈번하게 일어나고 있다. 전체 치매환자의 10% 정도를 차지하는 것으로 알려진 알코올성 치매는 알코올 과다 섭취로 인해 우리 뇌의 기억을 관장하는 영역이 손상을 입으면서 발생한다. 알코올성 치매의 대표적인 증상은 흔히 '필름이 끊긴다'라고 표현하는 블랙아웃(Black-out) 현상이다. 블랙아웃이란 음주 중 있었던 일을 기억하지 못하는 현상으로, 술을 마신 후 어떻게 귀가했는지 기억나지 않는다거나 기억이 가물가물하여 어떤 일이 있었는지 모를 때를 말한다. 이러한 블랙아웃 현상은 짧은 시간에 많은 양의 술을 마시는 사람에게 흔히 나타나고, 잦은 술자리, 피곤한 상태에서의 음주, 공복 시 음주 등이 위험성을 더 크게 한다고 알려져 있다. 알코올성 치매의 또 다른 대표적인 증상은 폭력적 성격 변화이다. 뇌의 앞부분에 위치한 이마엽은 감정과 충동을 조절하는 기관으로 알코올에 의해 손상될 수 있다. 노인성 치매와 달리 알코올성 치매에서 비교적 초기부터 폭력적인 성향을 나타내는 것은 바로 이 이마엽이 손상되기 때문이다. 술만 마시면 공격적으로 변하거나 폭력성을 보이는 사람들을 '주폭'이라고 하는데, 이때는 알코올성 치매를 의심해 봐야 한다. 또 다른 알코올성 치매의 증상 중에는 집행능력장애, 기억장애가 있다. 초기에는 최근에 발생한 사건을 기억하지 못하는 양상으로 나타나 점차 진행하여 평소에는 문제가 되지 않았던 일상생활을 하는 데에도 어려움을 겪게 된다.

장기간의 알코올 섭취와 동반된 티아민(비타민 $B_1$, Thiamine)의 결핍은 베르니케 뇌병증(Wernicke-Korsakoff syndrome)을 유발할 수 있다. 이 경우, 주요문제인 기억장애 외에 보행 실조증(비틀거림), 안구운동장애 등이 나타날 수 있다. 베르니케 뇌병증을 초기에 적절히 치료하지 않는 경우, 현저한 기억장애와 더불어 없는 말을 지어내는 작화증이 동반되는 양상을 보일 수 있다. 알코올성 치매가 의심될 때는 전문의를 찾아 적극적으로 진단 및 치료를 받아야 하고, 즉시 술을 끊는 것이 가장 중요하다. 알코올성 치매가 발병할 확률이 높은 알코올 의존증 환자는 금주 의지가 없는 경우가 많으므로, 의료기관의 금주프로그램을 이용할 수 있도록 주변 사람들의 지지가 필요하다. 알코올성 치매를 사전에 예방하기 위해서는 평소 올바른 음주 습관을 갖는 것이 좋다.

### (6) 에이즈 치매

에이즈(HIV/AIDS)로 인해 증가하고 있는 치매이다. 대사성 뇌병증으로 인간면역결핍바이러스(HIV virus) 감염으로, 뇌의 대식세포와 미세아교세포의 면역활동으로 발생한다. 뇌, 뇌수막에 에이즈 바이러스가 염증을 일으키면서 그 합병증으로 치매의 증상이 나타난다. 증상으로는 인지기능장애, 운동기능장애, 행동 변화, 언어장애를 보인다. 에이즈로 정상생활을 할 수 없을 정도의 인지기능장애를 보일 경우에 에이즈 치매복합증으로 진단이 내려진다. 병이 진행되면 증상도 악화되어 소변이나 대변을 가리지 못하고 하반신 마비도 발생된다.

## 2 경도인지장애

경도인지장애(Mild cognitive impairment, MCI)는 노화의 과정 중 정상인지기능의 노화에서 치매로 이행되는 시기를 설명하는 용어로 치매가 아닌 인지장애로 표현된다. 경도인지장애는 일상생활활동은 정상이나 주관적인 또는 보호자에 의한 기억장애를 호소하고, 다른 인지기능은 정상이나 나이와 교육수준을 고려한 기억력 장애(1 또는 1.5 표준편차 이하)를 보이는 상태로 정의한다. 퇴행성 치매의 임상 전 상태, 즉 퇴행성 뇌질환에 의해 인지기능장애는 있으나, 아직 치매라고 할 수 없는 상태로 이 시기에 대한 관심이 높은 이유는 이 시기가 치매를 예방할 수 있는 가장 적절한 상태이기 때문이다.

### 1) 진단 및 유병률

경도인지장애의 진단기준은 환자나 보호자에 의한 인지기능 저하 호소 혹은 환자를 관찰한 숙련된 전문가를 통한 인지저하의 소견, 표준화된 신경심리검사 또는 정량화된 임상적 인지 평가 결과가 동일 연령 및 교육 수준에 비해 떨어진다. 인지수행이 기억력, 집행능력, 주의력, 언어능력 혹은 시·공간능력을 포함한 인지영역의 한 가지 이상에서 저하되어 있으나 기능적인 일상생활활동에 있어서 독립성을 유지하며 사회적, 직업적 기능에 있어서 유의한 저하가 없을 때 진단이 내려질 수 있다. 하지만 경도인지장애에 대한 진단기준과 정의는 연구마다 다양하며, 경도인지장애를 가진 사람이 치매로 진행되는 비율과 시기도 다양하기 때문에 정확한 진단을 내리기 어렵다.

1년에 정상노인의 약 1~2%가 치매로 발병되지만, 경도인지장애의 경우 보통 10~15%가 치매로 진행된다고 한다. 우리나라의 유병률 조사(2017)에서 경도인지장애 유병률은 22.5%로, 그중 치매유병률이 가장 높은 유형은 기억상실성 단일영역형이 39%로 가장 높았다. 65세 이상 노인인구 중 경도인지장애 환자는 2016년 약 150만 명이었으나, 2022년 200만 명, 2032년에는 300만 명을 넘어설 것으로 예상된다. 경도인지장애 환자의 증가폭은 치매환자 증가폭보다는 완만한 추세를 보이며, 유병률의 변화도 다소 안정적인 경향을 보인다.

### 2) 임상적 특징

경도인지장애는 여러 유형이 있는데, 기억상실을 주로 나타내는 기억상실성(Aamnestic) 경도인지장애와 기억 이외의 인지기능영역에 저하를 보이는 비기억상실성(Non-amnestic) 경도인지장애로 분류할 수 있다.

기억상실성 경도인지장애는 기억력 저하만 있는 단일영역형(Single-domain), 기억력 저하 이외에 인지기능의 저하가 동반된 경우의 다중영역형(Multiple-domain) 으로 나눌 수 있다. 이때 나타나는 기억 손상의 정도는 치매진단기준에 맞지 않다. 비기억상실성 경도인지장애에서 기억 이외의 인지기능 중 한 영역에서 저하가 있는 경우에는 단일영역형, 두 영역 이상에서 저하가 있는 경우에는 다중영역형 경도인지장애로 세분한다. 비기억상실성 경도인지장애에서는 기억을 제외한 다른 인지영역, 주의집중, 언어사용, 시·공간 기억 등에서 문제가 나타난다. 비기억상실성 경도인지장애는 기억상실성 경도인지장애보다 적으며, 알츠하이머병보다는 이마관자엽 치매나 레비소체 치매와 더 관련이 있다. 기억상실성 경도인지장애는 앞으로 진행 시 치매로 전환될 위험이 높으며, 특히 알츠하이머병으로의 전환이 매년 10~15% 정도로 예상된다. 최근에는 혈관성 치매의 전 단계로써 혈관성 경도인지장애의 개념이 사용되기도 한다.

CHAPTER

06

# 치매의 약물치료

## 학습목표

1. 치매 약물치료의 개념을 이해한다.
2. 치매 인지기능개선 약물치료를 이해한다.
3. 치매 정신행동증상개선 약물치료를 이해한다.

## 핵심용어

- 치매 약물치료
- 정신행동증상개선 약물치료
- 이상행동개선 약물치료

치매환자의 약물치료는 질병을 완화시켜 독립적인 일상생활활동을 가능한 한 지속적으로 유지하는 것에 의미가 있다. 따라서 치매약물의 선택은 환자의 약물 순응도나 부작용 등 개인적 특성을 고려하여 치료받아야 하며, 치료를 위한 약물 복용은 오랜 시간 유지하는 것이 중요하다. 인지저하에 효과를 보이는 콜린에스테라아제 억제제(Cholinesterase inhibitor)는 알츠하이머병과 혈관성 치매 그리고 파킨슨씨병 치매에서도 사용이 추천되고 있으며, 부작용을 고려하여 약물을 선택하도록 한다.

치매를 조절하기 위해서는 치매환자에게 동반된 정신행동증의 조절이 필요하다. 정신행동증상은 환경적 요인, 정서적인 지지, 비약물적 치료방법이 우선적으로 필요하며, 이차적으로 약물치료를 시행해야 한다. 우울기분에 대해서는 세로토닌 재흡수 억제제(SSRI), 신경정신증상에는 비전형적 항정신병 약물이 효과적이라고 알려져 있다.

치매환자에 대한 약물치료는 알츠하이머병에 대한 약물치료 개발에 초점이 맞추어졌다. 1990년대 이전에는 비인지장애 및 이상행동에 대한 항정신병치료제 혹은 항우울제, 항불안제로 증상을 조절했다면, 최근에는 알츠하이머병의 인지기능 개선을 위해 아세틸콜린(Acetylcholine), 신경전달회로와 신경보호를 위한 글루타메이트(Glutamate), 신경전달회로에 작용하는 치매치료약물이 개발되었다. 치매 약물치료에 대해 치매를 올바르게 평가하고, 정상적인 노화진행 과정에 대한 이해가 필요하며, 심리사회적·문화적 그리고 환경적인 부분까지 포괄적으로 치매의 원인을 규명하고, 종합적으로 치매에 대한 약물치료의 대책을 모색할 필요가 있다(**표 6-1**).

**표 6-1 종합적 치매 약물치료 대책**

| 치료초점 | 약물치료 |
|---|---|
| 인지기능장애 | 인지기능 개선제: 도네페질, 리바스티그민, 갈란타민, 메만틴 |
| 정신행동증상(정신증상 및 공격적 행동) | 항정신 약물: 리스페리돈, 올란자핀 |
| 우울증 | 항우울제: 플록세틴, 파록세틴, 벤라팍신 |
| 불안 및 수면장애 | 항불안제: 로라제핌, 미다졸람 |

## 1 인지기능장애

치매환자의 인지기능 저하는 기본적 일상생활활동(Activities of daily living)과 수단적 일상생활활동에 어려움을 나타낸다. 이상행동과 문제행동 등 원인 질환이 다양한 증상군(Differential diagnosis)이 특징이며, 치매 선별검사(MMSE-DS), 종합적 인지기능 검사(SNSB), 일상생활활동 평가 등으로 환자를 평가한다. 치매는 해마 쪽 바닥핵에 있는 콜린성 신경세포에 베타-아밀로이드(β-amyloid)가 침착되면서 아세틸콜린의 활성이 줄어들어 다양한 증상을 유발한다.

이상의 인지기능 개선을 위한 약물의 기전은 신경전달물질인 아세틸콜린의 분해를 막아 아세틸콜린의 작용을 강화시키기 위한 것이다. 이러한 기전은 콜린에스테라아제 억제제라고 하며, 이는 아세틸콜린의 분해를 감소시켜 신경연접에서 아세틸콜린의 농도를 증가시킬 수 있는데, 이러한 부분이 알츠하이머 환자의 아세틸콜린 감소에 따른 인지기능 저하에 도움을 주게 된다(**그림 6-1**).

치매환자의 인지기능장애에 대한 개선을 유도하는 대표적인 치매 인지기능개선 약물에는 도네페질, 리바스티그민, 갈란타민, 메만틴 등이 대표적이다.

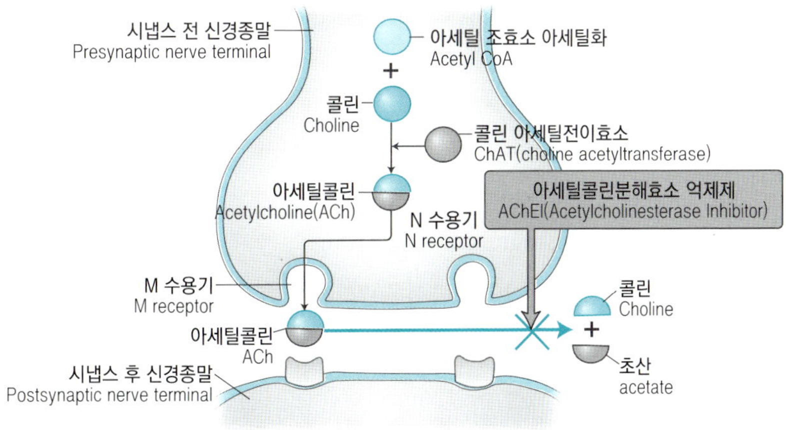


**그림 6-1** 인지기능개선을 위한 약물 기전

## 1) 도네페질

### (1) 처방지침

도네페질(Donepezil)은 1일 1회용법이 가능하며, 알츠하이머병뿐만 아니라 혈관성 치매에서도 사용이 가능하다는 장점이 있다. 1일 5mg으로 시작해서 최대 23mg까지 복용이 가능하며, 이전에 사용된 5mg과 10mg 제제는 비교적 경증 치매환자에 적용되었으며, 최근에 개발된 23mg 제제에 대한 연구가 활발하게 진행되고 있다(그림 6-2).

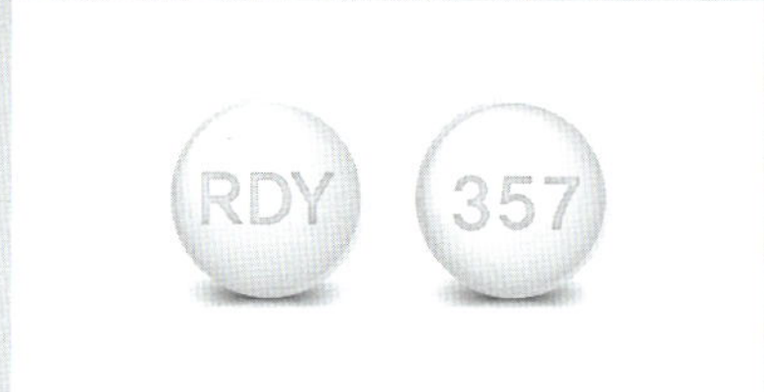


그림 6-2 도네페질

### (2) 약물효과

치매선별검사를 기준으로 20점 미만의 중등도 치매환자를 대상으로 한 연구에 따르면 도네페질의 용량을 기존 10mg에서 23mg으로 늘이는 것이 인지저하의 약물치료에 효과가 있다고 보고하였다. 이렇게 용량에 따른 효과를 기반으로 해서 10mg의 저용량 적용은 경증 치매환자에게 적용되고, 23mg의 고용량 적용은 다소 인지력이 약화된 중증치매환자에 적용될 수 있을 것이다. 하지만 인지력이 약화된 중증치매환자에게 23mg의 고용량 약제 사용 시 부작용이 발생될 수 있다고 보고되어 적절한 양의 약물치료가 적용되어야 한다.

## 2) 리바스티그민

### (1) 처방지침

리바스티그민(Rivastigmine)은 1일 3mg으로 시작하여 최대 총 12mg까지 투약 가능하며, 보통 약물은 3~6mg/d에 비해 높은 효과를 기대할 수 있는 6~12mg/d로 투여된다. 즉, 유효 약물용량은 6~12mg/d이다(그림 6-3).

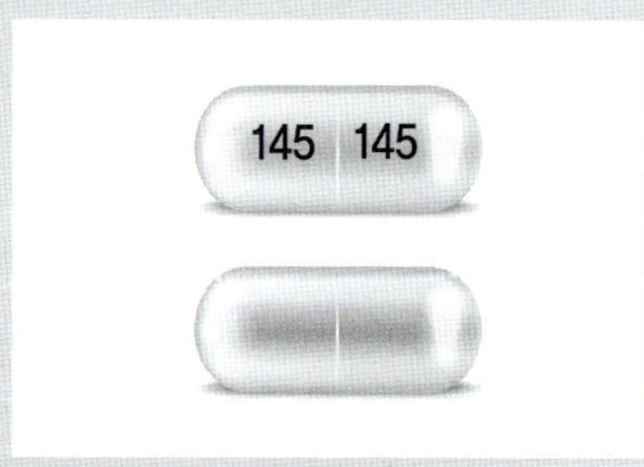


그림 6-3 리바스티그민

#### (2) 약물효과

특히 파킨슨씨병 치매에서의 효과가 탁월한 약물로 알려져 있으며, 아세틸콜린을 초산으로 분해하는 아세틸콜린에스테라아제를 통해 직접적으로 대사과정을 발생시켜 다른 약물과의 화학반응이 낮아진다는 장점이 있다. 무작위 임상시험을 통해 보고된 위약대조군 대비 약물 효과는 만족할 만한 수준이다. 하지만 치매에 대한 정신행동증상과 일상생활활동에 대한 효과는 아직 명확히 판명되지는 못했다.

### 3) 갈란타민

#### (1) 처방지침

갈란타민(Galantamine)은 1일 8mg으로 시작하여 최대 총 24mg까지 하루 한 번 투여가 가능하며, 다른 약물보다 집중력 개선에 효과적이라는 보고가 있다. 하지만 오심, 구토, 복통, 식욕 감소 등 소화계통에서 문제를 발생시킬 수 있으며, 미주신경 작용을 증가시킬 수 있어 서맥(Bradycardia)이 있는 환자에게는 주의가 필요하다(그림 6-4).

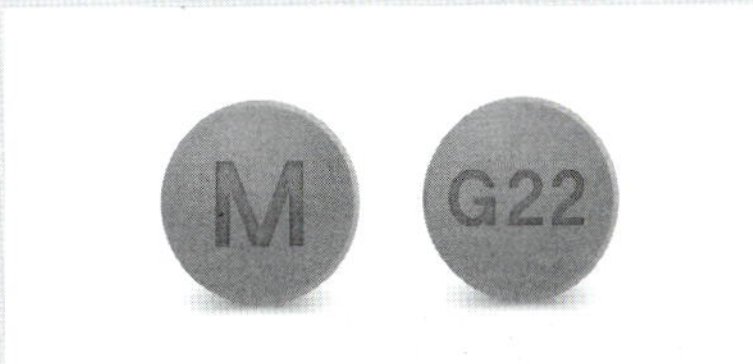

**그림 6-4** 갈란타민

#### (2) 약물효과

갈란타민은 아세틸콜린에스테라아제를 억제하는 작용 이외에도, 중증 치매에서 소실되는 니코틴성수용기와 비슷한 구조로 되어 있어 다양한 효과가 있을 것으로 예상된다. 정신행동증상과 일상생활활동 척도상에서 통계적으로 유의한 수준의 효과를 보였지만 임상적으로 유의미한 차이를 보이는지에 대한 추가 연구가 필요하다.

### 4) 메만틴

#### (1) 처방지침

메만틴(Memantine)은 치매의 치료제로 승인된 약물치료제로서 글루타메이트의 과활성을 억제하는 기전을 가지고 있다. 알츠하이머병 초기에는 투여 1일 5mg으로 시작해 20mg까지 증량이 권장되고 있다. 하지만 부작용으로 두통, 피로, 불안초조, 기면 등의 증상이 보고되었다(그림 6-5).

### (2) 약물효과

비교적 중등도 알츠하이머 환자의 인지기능 및 정신행동증상에 효과가 있는 것으로 알려져 있다. 6개월 이상 알츠하이머병 진단을 받고, 치매치료를 받고 있는 중등도(MMSE 14점 이하) 환자 404명을 대상으로 24주간 20mg의 메만틴을 복용한 선행연구에서 실험군이 비교군보다 인지기능 유지 및 향상에 더 효과가 있었다는 결과를 보였다. 일상생활활동에서도 역시 비교군에 비해 기능의 감퇴 정도가 적은 것으로 나타났다.

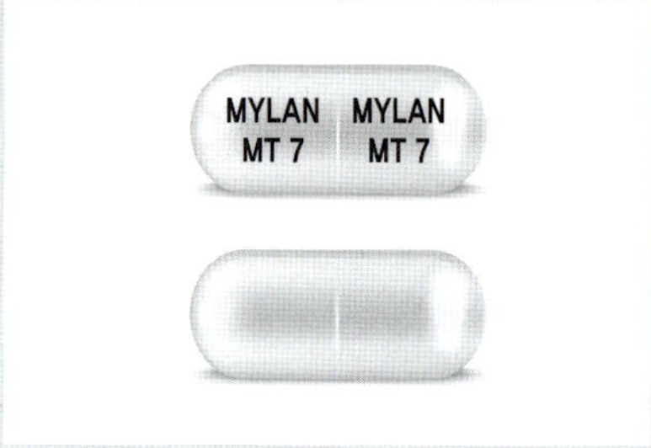

그림 6-5 메만틴

## 2 정신행동증상

치매의 정신행동증상은 우울, 불안, 배회 등의 행동장애나 감정(Emotion), 지각(Perception), 인지(Cognition) 등 치매환자에서 흔히 볼 수 있는 증상을 말하는 것이다. 이와 같은 치매환자의 정신행동증상을 적절하게 치료하는 것이 치매환자와 치매환자를 돌보는 보호자의 삶의 질을 개선시킬 수 있다.

알츠하이머병에서는 정신행동증상이 30~40%로, 중증치매로 진행될수록 증가하는 경향을 보인다. 알츠하이머병에서는 정신행동증상의 정도와 인지기능 저하 간의 관련성이 낮지만, 혈관성 치매에서는 정신행동증상의 심한 정도와 인지기능 저하 간에 유의한 상관관계를 나타낸다. 정신행동증상의 치료에 사용되는 약물치료는 항정신병 약물치료제, 항우울제, 항불안제, 항경련제 등으로 치매환자의 정신행동증상 양상에 따라 다양하게 환자에게 적용될 수 있다.

정신행동증상은 조현병(Schizophrenia)에서 나타나는 증상과 비슷하다. 이때 항정신병 약물을 주로 사용하는데, 효과는 좋지만 인지기능의 약화와 피라미드바깥로(Extrapyramidal symptoms) 증상을 보일 수 있기 때문에 최근에는 비전형적 항정신병 약물인 리스페리돈(Risperidone)과 올란자핀(Olanzapine)을 이용한 치료가 권장되고 있다.

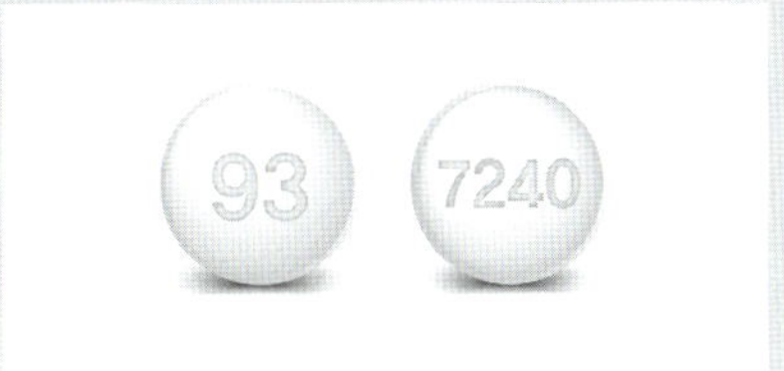


그림 6-6 리스페리돈

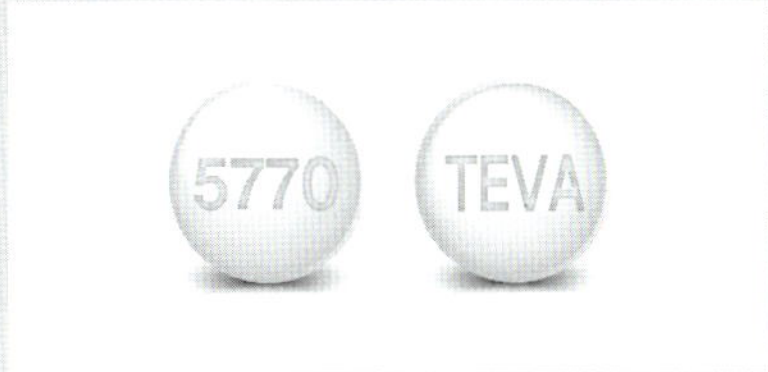


그림 6-7 올란자핀

리스페리돈은 초기에 1일 0.25mg으로 시작하여 2mg 정도까지만 사용하며, 섬망(Delirium)과 치매환자에서 할로페리돌(Haloperidol)의 대체약물로 주로 사용된다. 고용량 사용 시 피라미드바깥로 증상 등이 나타날 수 있으며, 어지러움, 졸림, 오심, 운동항진 등이 발생할 수 있다. 심혈관질환의 위험성이 있는 치매환자에서 사망률을 높일 수 있다는 보고도 있다(그림 6-6).

올란자핀은 초기에 1일 2.5mg에서 시작하여 10mg까지 사용한다. 부작용으로 피라미드바깥로 증상 및 졸림 증상이 있으며, 특히 노인환자는 1일 5mg 정도에서도 발생하는 경우가 있으므로 유의해야 한다(그림 6-7).

### 1) 우울증

치매환자에게는 우울, 집중력 감소, 무기력, 무감동, 정신운동속도 감소, 수면장애 등의 증상이 흔히 나타날 수 있다. 우울한 감정과 집중력 저하는 인지기능을 더욱 약화시킬 수 있는데, 현재 치매환자의 우울증에는 세로토닌을 재흡수하는 선택적 세로토닌 억제제(SSRI)로서 플록세틴(Fluoxetine), 파록세틴(Paroxetine), 벤라팍신(Venlafaxine) 등이 사용되고 있다. 특히 플록세틴의 사용은 다른 약물에 비해서 식욕 감소 등의 부작용이 심한 것으로 알려져 있으며, 진정 효과가 탁월하여 낮 시간보다 저녁에 투여하는 것

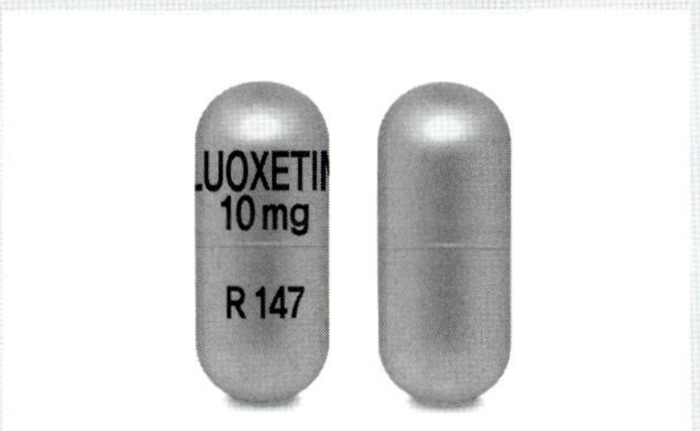


그림 6-8 플록세틴

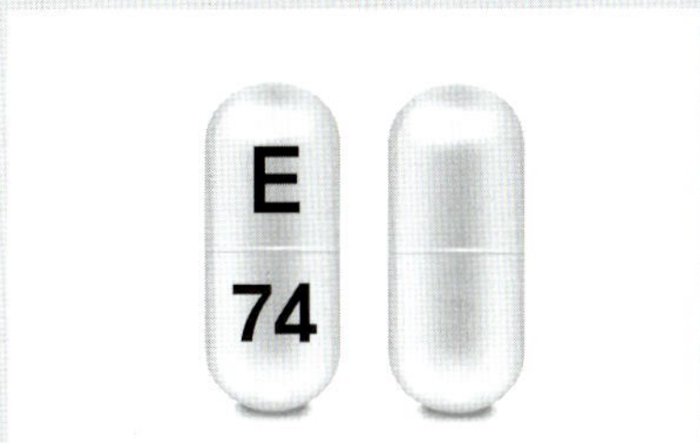


그림 6-9 벤라팍신

이 좋다고 보고되었다(그림 6-8). 최근에 개발된 벤라팍신은 우울증이 있는 노인치매환자에서 저혈압이나 항콜린성 부작용을 발생시키지 않아 비교적 안전한 약물로 보고되었다(그림 6-9).

## 2) 불안 및 수면장애

치매환자에서 불안증상 및 수면장애가 나타날 때 벤조디아제핀 계열의 신경안정제를 사용한다. 일반적으로 노인환자에게 로라제팜(Lorazepam), 미다졸람(Midazolam) 등의 약물을 사용하는데, 반감기가 길지 않고 활동성 대사산물이 없다. 로라제팜의 초기 용량은 0.5mg으로 하여 필요에 따라서 내 4시간마다 사용 가능하며, 1일 0.5~4.0mg 이내로 사용 가능하다(그림 6-10).

미다졸람은 특히 말기치매환자에서 나타나는 심한 착란증상에 효과적이라 보고되었다(그림 6-11). 항불안 작용을 목적으로 한 클로나제팜(Clonazepam)은 0.125mg에서 시작하여 0.25~2.0mg을 투여하는데, 특히 파킨슨씨병이나 레비소체 치매에서 발생하는 렘 수면 행동장애 소견(REM sleep behavior disorder)에서 흔히 사용한다. 그러나 이러한 신경안정제를 장시간 사용할 경우, 인지기능 저하나 내성 등의 부작용이 발생할 수 있기 때문에 가급적 피하는 것이 좋으며, 수면장애 환자에게는 졸피뎀(Zolpidem), 스틸녹스(Stilnox)가 비교적 안전한 약물이다.

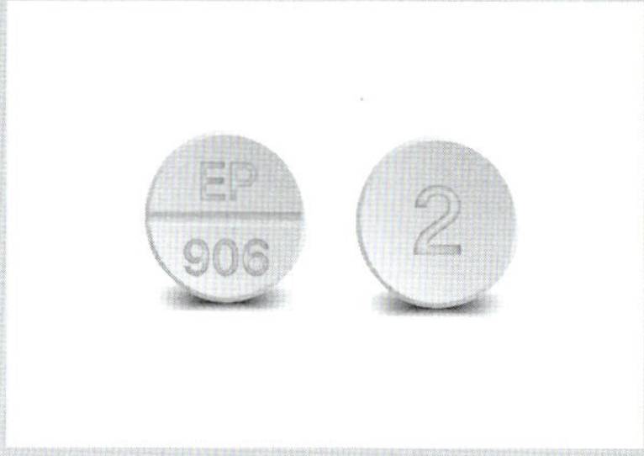

그림 6-10 로라제팜

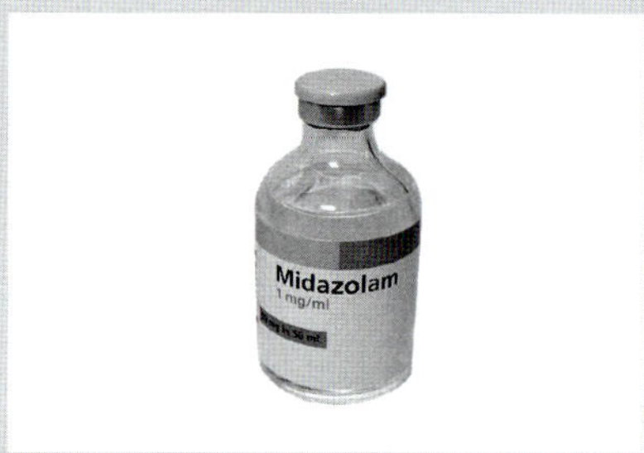

그림 6-11 미다졸람

## 3 기타 치매

### 1) 파킨슨씨병 치매

파킨슨씨병 치매에서는 콜린에스테라아제의 작용을 저해하고 생체 내에서의 아세틸콜린의 가수분해를 억제하는 약물인 콜린에스테라제 억제제(Cholinesterase inhibitor)의 사용이 전반적인 인지기능 향상과 일상생활활동에 긍정적인 효과가 있다고 보고되었다. 파킨슨씨병 치매환자의 인지기능장애에 대한 개선을 유도하는 치매약물로는 도네페질, 리바스티그민, 갈란타민 등이 있다.

### 2) 레비소체 치매

레비소체 치매에서 콜린에스테라아제 억제제의 기능적 또는 행동학적 부분에서 의미 있는 효과는 통계적으로 나타나지 않았지만, 파킨슨씨병 치매와 유의한 병태생리적인 부분을 고려하였을 때 약물치료가 가능하다고 보고 있다.

195명의 경증 또는 중등도 인지장애를 동반한 파킨슨씨병 치매와 레비소체 치매환자를 대상으로 한 이전 연구에서, 메만틴의 24주간 투약은 레비소체 치매환자에서 전반적인 인지기능과 신경정신증상에서 치료 효과를 나타내었다. 따라서 파킨슨씨병 치매환자는 콜린에스테라아제 억제제, 레비소체 치매에는 메만틴의 사용이 권장된다. 다만 레비소체 치매는 다른 치매 유형보다 항정신성 약물에 민감하게 반응하여 신경이완제증후군(Neuroleptic malignant syndrome)의 발생빈도가 유의하게 높다는 보고가 있어 정신행동증상의 치료 시 유의해서 적용해야 한다.

### 3) 이마관자엽 치매

이마관자엽 치매는 여타 다른 치매 유형과는 다른 임상양상과 병태생리가 보고되었다. 세로토닌(Serotonergic) 작용성, 도파민(Dopaminergic) 작용성, 노르아드레날린(Noradrenergic) 작용성, 신경전달 시스템이 다양하게 관련된 것으로 밝혀져 있다. 이와 관련된 연구가 이전에 있었으나 아직까지 유의한 효과는 나타내지 못하였다. 메만틴에 대한 연구에서도 유의한 수준의 부작용만이 보고되었다. 따라서 이마관자엽 치매에서 나타나는 정신행동증상의 조절을 목표로 치료해야 하며, 비전형적인 항정신병 약물치료가 도움이 될 수 있다.

CHAPTER

07

# 치매의 비약물치료

## 학습목표

1. 치매 비약물치료의 개념을 이해한다.
2. 치매 비약물치료 중재 방법에 대해 이해한다.
3. 실제 적용 프로그램을 알아본다.

## 핵심용어

- 비약물치료
- 일상생활활동훈련
- 신체활동
- 인지중재
- 원예치료
- 음악치료

치매는 뇌의 만성 또는 진행성 질환으로 인해 생기는 것으로, 지능이 완전히 발달한 후 의식의 장애 없이 병전의 지식수준에 비해 전반적인 인지기능장애, 정서장애, 성격 및 행동장애 등을 보이는 증후군이다. 치매환자는 인지기능 변화로 인해 일상생활활동이 저하되며 불안, 우울과 같은 정서적 문제를 동반할 뿐만 아니라 공격적 행동, 배회 등 정신행동증상(Behavioral and psychological symptoms, BPSD)이 증가하기 때문에 치매환자를 돌보는 가족의 부양 부담을 가중시키게 된다.

현재 치매환자를 치료하는 방법으로 약물치료와 비약물치료를 적용하고 있다. 치매환자의 치료 목표는 치매의 특성을 고려하여 원래대로 개선시키기보다는 최대한 오랫동안 환자가 가지고 있는 자율성을 유지시키는 것을 목적으로 한다. 그중 약물치료는 환자의 기능 및 행동기능의 일부측면을 향상시키는 장점을 가지고 있지만, 약물의 부작용이나 불확실한 효능에 대한 논쟁의 여지가 있어 약물치료의 제한점을 보완해 주기 위해 비약물치료의 역할이 새롭게 강조되고 있다. 비약물치료란 약물을 사용하지 않고 치매증상을 완화시키고, 삶의 질을 향상시키기 위해 사용되는 방법으로, 인지에 대한 치료(인지자극, 인지훈련, 인지재활), 신체활동프로그램, 일상생활활동훈련, 음악치료, 미술치료, 회상치료, 원예치료 등의 다양한 방법들을 포함한다.

## 1 비약물치료의 적용원칙

비약물치료의 적용원칙으로 첫째, 근거를 기반으로 한 치료를 적용해야 한다는 것이다. 비약물치료에 대한 자료들은 다양한 영역에서 찾아볼 수 있으나, 중요한 것은 체계적인 임상시험을 거쳐 효과가 검증된 프로그램을 적용해야 한다는 것이다. 둘째, 치매환자들은 인지기능 저하로 인해 스스로 할 수 있는 부분들이 제한되면서 자신감이 저하되며, 그로 인해 할 수 있는 일들도 기피하게 되어 우울, 불안 등을 경험하게 된다. 따라서 치매환자들에게 비약물치료를 적용할 때 잘못된 부분을 지적하기보다는 부드럽게 교정해 주고 보상과 격려를 항상 함께 제공하도록 한다. 셋째, 대상자 고유의 특징 및 치매의 중증도 등을 고려하여 치료 계획의 실행 가능성을 높이며, 대상자가 최대한 즐겁게 활동에 참여할 수 있도록 한다. 마지막으로 치료 전후 평가를 통하여 치료의 효과를 검증하고, 추후 개선된 치료 계획을 세우는데 도움이 되도록 한다.

## 2 인지 중재

### 1) 개인적 접근방법

개인적으로 접근하는 방법은 각 개인의 수준에 적합한 난이도 조절을 통해 인지기능을 증진시킬 수 있다. 이때, 구조화된 실행이 필요하며 주간계획표를 세워 일상에서의 적절한 패턴을 유지할 수 있도록 해 준다. 운동치료, 인지훈련 워크북, 개별화된 인지활동, 일상생활활동을 마련하면 도움이 된다(그림 7-1).

### 2) 그룹 접근방법

그룹 접근방법은 그룹으로 진행 시 타인과의 상호작용에 근거한 활동을 통해 여러 가지 형태의 대인관계를 경험할 수 있으며, 집단 안에서 자존감을 향상시킬 수 있다. 신체활동, 원예치료, 음악치료, 미술치료 등의 활동을 그룹으로 진행했을 때 효과를 더욱더 극대화시킬 수 있다.

그룹은 작업치료사인 모지(Mosey)에 의해 크게 네 종류로 나뉘며, 내용은 다음과 같다. 평행그룹은 다른 사람이 있는 환경에서 놀거나 일을 할 수 있는 능력을 가진 사람들이 참여하며, 타인이 한 공간에 있다는 것을 인식하고 편안하게 과제를 수행하는 것이다. 도구의 교류 없이 감독자가 지켜보는 가운데 과제를 수행하며, 치매환자가 그룹활동 초기 적응이 필요할 때 참여할 수 있는 형태이다. 프로젝트 그룹은 한 명 또는 두 명의 사람과 잠깐 동안 과제를 수행할 수 있으며, 물건을 공유할 수 있는 단계로, 집단활동 시 치매환자가 자신의 물건을 다른 사람과 나누어 쓸 수 있을 때 참여할 수 있는 형태이다.

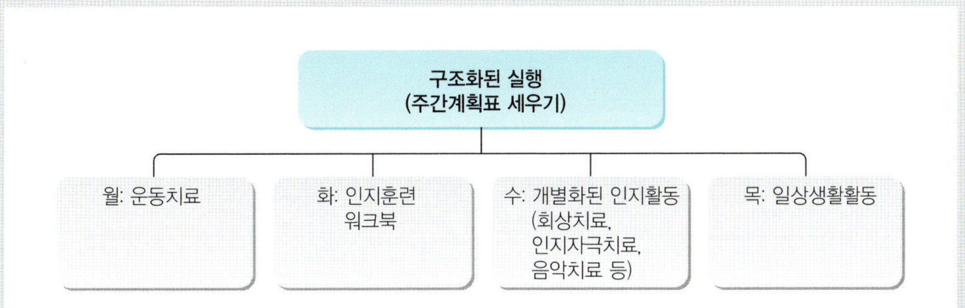


**그림 7-1 구조화된 실행계획 예시**

출처: 국민건강보험공단(2020). 치매전문교육-시설과목.

자기중심적 협동그룹은 그룹에 대한 소속감을 느끼며 장시간 그룹활동에 참여할 수 있을 때 적용 가능하며, 서로 정서적 안정감을 공유하고 다른 사람의 감정을 인지하고 반응할 수 있는 능력이 있을 때 협동그룹으로 활동을 진행한다. 성숙그룹은 다양한 역할을 수행할 수 있는 능력을 가진 사람들의 집단으로, 그룹 상호작용의 연속체의 가장 마지막 단계에 해당한다. 치매가 이미 진행된 경우, 이끌어 나가기 어려운 그룹에 속한다.

## 3 일상생활활동훈련

치매환자는 인지기능을 비롯하여 많은 수행요소에 손상을 받게 된다. 따라서 현재까지 스스로 수행하고 있는 기본적인 자기관리 및 일상생활을 최대한 독립적으로 오랫동안 유지할 수 있도록 격려하고, 보조도구를 제공하며 사용하는 방법을 교육해야 한다. 일상생활에 가능한 오랫동안 참여할 수 있도록 환경을 수정하거나 단서를 준다. 환경적인 수정과 작업 단순화 등의 기술을 이용하여 활동을 하며, 편안한 휴식을 취할 수 있도록 신체적 안정을 배려해야 한다.

치매 초기에는 수단적 일상생활활동(Instrumental activity of daily living, IADL)에 초점을 맞추어 안전하게 수행하도록 격려하며, 현재 집에서 하고 있는 활동들을 지속적으로 유지하도록 하고, 환경적인 자원을 증가시킨다. 치매 중기에는 일상생활활동을 좀 더 단순하게 하고, 환자의 기능을 고려하여 수행 단계를 줄여나간다. 치매 말기에는 스스로 할 수 있는 활동이 거의 없더라도 최대한 할 수 있는 부분에 참여하게 한다.

작업치료사와 보호자들은 치매환자가 일상생활활동에 참여하여 기능적으로 움직이며 다양한 자극을 받는 기회를 제공해야 한다. 치매환자에게 적용할 수 있는 일상생활활동훈련의 예시는 다음과 같다.

- 식사하기: 식기는 안정감을 주기 위해 어느 정도의 무게가 있는 것을 사용하며, 포크나 숟가락은 손잡이의 길이, 두께, 크기, 무게 등 여러 가지 사항을 고려하여 선택한다. 앉은 자세가 바르게 유지되어야 상지를 잘 사용할 수 있으므로 식탁이나 의자의 높이를 적절하게 하여 자세를 안정되게 만들며, 식탁에서 몸이 밀어져서 식사 시 상체가 앞으로 기울어지지 않게 한다. 고개가 뒤로 젖혀지면 삼킴에 어려움이 생기므로, 적당한 각도(약 15도)로 머리를 앞으로 숙여서 올바르게 식사하도록 한다.
- 옷 입고 벗기: 옷은 계절, 날씨, 상황에 맞게 적절하게 고르고, 입는 순서를 지키며 입을

수 있도록 연습한다. 만일 치매가 진행되면서 적절한 옷을 선택하는데 어려움이 생긴다면, 계절에 맞는 적합한 옷을 가까운 옷장이나 서랍에 두어 잘못 선택하는 실수를 하지 않도록 도와 준다. 옷을 입고 벗는 도중에 순서를 잊어버린 대상자의 경우, 간단한 조언을 하거나 가볍게 신체접촉을 하여 다음 활동을 할 수 있도록 도와 주며, 시간을 충분히 주어 최대한 스스로 몸을 움직여 옷을 입고 벗게 한다.

- 목욕하기: 목욕은 미끄러짐의 위험성이 큰 욕실에서 하는 활동이므로 특별히 주의하도록 한다. 치매환자의 욕실 바닥에는 미끄럼 방지 매트를 설치하며, 욕실 벽이나 욕조 등에 언제든지 잡을 수 있는 안전 손잡이를 설치하는 것도 도움이 된다. 어떤 순서로 목욕을 해야 하는지 잊어버린 대상자의 경우에는 "이곳을 씻으세요", "비누나 샴푸를 사용하세요" 등의 구체적인 지시를 통해 치매환자가 최대한 스스로 수행할 수 있도록 돕는다. 옷을 벗고 목욕을 하는 것은 대상자의 입장에서 수치스러울 수 있으므로, 낯설고 불편해 하지 않도록 배려해 주는 것이 필요하다.
- 대·소변 관리: 치매환자의 배변, 배뇨 시간을 항상 확인하여 규칙적으로 배변과 배뇨를 할 수 있도록 훈련한다. 특히 식사 후, 잠들기 전에 화장실을 다녀올 수 있도록 한다. 밤에는 화장실까지 가기 어려운 경우가 많으므로, 이동식 변기를 사용하는 것도 도움이 된다.

## 4 신체활동

연령이 증가함에 따라 균형을 조절하는 고유수용성감각, 시각, 전정기능 등이 감소된다. 특히 치매환자는 인지기능이 저하됨으로 인해 몸의 움직임, 보행 및 균형능력에 어려움을 겪으며, 불안정한 자세, 감각기관의 기능 저하로 낙상과 골절의 위험이 높다. 규칙적인 운동은 혈액순환을 증가시켜 인지기능에 긍정적인 영향을 미칠뿐만 아니라, 치매환자에게 독립적인 생활능력을 개선시켜 삶의 질을 향상시킬 수 있는 기회를 제공한다. 또한 고혈압, 당뇨병, 비만 등의 성인병과 뇌졸중의 발생률을 감소시켜 이와 관련된 치매를 조기에 예방 및 지연시킬 수 있으며, 정신적·육체적 기능 저하를 방지하여 환자에게 자신감과 성취감을 제공하는 역할을 한다(**표 7-1**).

최근 치매환자에게 신체활동을 즐겁게 적용시킨다는 의미에서 '치료 레크리에이션'이라는 개념이 자주 활용되고 있다. 치료 레크리에이션이란 개인의 성장과 발달을 증진시키고, 바람직한 행동의 변화를 가져올 수 있도록 신체적·정서적·사회적인 행동에 대해

**표 7-1 치매환자에게 적용한 운동프로그램 예시**

| 활동 | 내용 |
|---|---|
| 근력운동 | 상지 들기, 의자에서 일어서기, 주관절 구부리고 펴기, 슬관절 구부리고 펴기, 고관절 구부리고 펴기, 하지 옆으로 벌리기 |
| 균형운동 | 한 손 또는 두 손을 지지하거나 지지하지 않고 선 자세에서 무릎 굽히기, 한쪽 다리 들고 유지하기, 불안전한 지지면에서 자세 유지하기, 앉은 자세에서 좌우 엉덩이 들기 |
| 유연성 운동 | 발목, 슬관절, 고관절, 손목, 주관절, 견관절 스트레칭 |
| 맨손체조 | 팔 들기, 팔 앞으로 뻗어 밀기, 체간 회전, 피아노 치기, 허리 굽혔다 펴기, 팔다리 회전, 무릎·발목 닿기, 페달 밟기, 음악에 맞춰 제자리 걷기 |

출처: 심소예(2015). 경증 치매환자의 인지기능 증진을 위한 신체활동과 인지활동이 뇌활성도와 작업수행 및 삶의 질에 미치는 효과.

**표 7-2 치매환자에게 적용한 치료레크리에이션 예시**

| 회기 | 활동 | 도구 |
|---|---|---|
| 1 | • **윷판 만들어 윷놀이(큰 윷 활용)**<br>명절 때 가족들과 즐거운 활동을 했던 추억을 떠올리며 게임 | 윷판, 큰 윷 |
| 2 | • **신문지로 투호 만들어 던지기**<br>친구들과 동네에서 투호를 던지며 놀았던 기억을 떠올리며 게임 | 신문지, 투호를 넣을 수 있는 긴 통 |
| 3 | • **보자기 제기차기**<br>어린시절 동네에서 제기차며 놀던 시절 기억을 떠올리며 활동 | 보자기 |
| 4 | • **페트병 볼링**<br>젊은 시절 볼링을 하며 즐거운 시간을 보냈던 추억을 떠올리며 활동<br>볼링을 한 적이 없다면 친구들과 운동을 했던 기억을 떠올리며 게임 | 페트병, 다양한 크기의 공 |
| 5 | • **온몸으로 하는 청기백기**<br>아이들의 운동회에 가서 함께 참여했던 기억을 떠올리며, 팀을 나누어 게임 | 청기, 백기 |
| 6 | • **다트 던지기**<br>다트를 다양한 영역(과일, 생필품, 놀이도구 등)으로 나누어 그려 놓고 팀을 나누어 게임 | 다트 |
| 7 | • **풍선배구**<br>서로의 이름을 부르며 풍선을 치기 | 풍선 |
| 8 | • **상대방 안마하기**<br>손자·손녀에게 안마를 받았던 기억을 떠올리며 앞/뒤로 돌아앉으며 상대방에게 안마해주기 | – |
| 9 | • **수건 당기며 노래하기**<br>양손으로 서로 수건 끝을 잡고 오른손, 왼손 차례로 당기며 노래하기 | 수건 |

출처: 심소예(2015). 경증 치매환자의 인지기능 증진을 위한 신체활동과 인지활동이 뇌활성도와 작업수행 및 삶의 질에 미치는 효과.

의도적으로 레크리에이션을 활용하는 과정이다. 치매환자는 환자 자신의 의지로 활동의 참여가 어려운 경우가 많으므로 적절한 프로그램이 필요하며, 신체기능의 유지를 위해 치료 레크리에이션 프로그램을 적용하는 것이 좋다. 프로그램의 참여를 통해 생활 속에서 즐거움을 느끼고, 나아가 건강을 유지하고 향상될 수 있도록 도와주어야 한다. 회상을 접목하여 예전의 즐거웠던 기억을 생각하며 활동을 같이 하는 것도 유용하다(표 7-2).

## 5 원예치료

원예치료는 보다 외부지향적인 것을 유도하고, 현실에 기반한 다감각자극을 제공한다. 또한 질병을 앓고 있는 동안에도 스스로를 통제할 수 있는 마음을 회복하고 스트레스와 불안을 줄여준다. 정원에서 활동을 하고, 단순히 정원을 바라보는 것만으로도 스트레스를 줄여준다고 한다. 원예의 치료적 적용은 치매환자에게 많이 사용되고 있다. 원예는 전신운동을 하게 하며, 다양한 감각을 자극하고 인지적·신체적 건강을 촉진할 수 있다. 정원에서 시간을 보내는 것은 평화로움과 안전함을 촉진하고 불안을 완화시킨다. 치매에 동반되는 동요 및 불안감을 관리하는데 유용하다. 식물의 성장은 전체적인 지남력을 향상시키고, 치매환자가 종종 경험하는 혼돈스러움을 정돈하도록 해 주며, 원예활동의 재료는 친숙하고 추억을 회상하는 것을 자극한다(표 7-3).

**표 7-3 치매환자에게 적용한 원예치료프로그램의 예시**

| 회기 | 주제 | 내용 | 촉진되는 영역 |
|---|---|---|---|
| 1 | 압화 이름표 만들기 | 원예요법에 대한 소개 및 이름표를 만들어 자기소개 하기 | • 활동의 참여 촉진 |
| 2 | 꽃·채소 파종하기 | 흙을 섞은 뒤 꽃과 채소를 화분에 심기 | • 촉각 자극<br>• 과제 순서<br>• 실행능력 |
| 3 | 허브차 마시기 | 허브의 종류에 대해 이야기 나누고, 각종 효능에 대한 정보 나누기 | • 기억력<br>• 의사소통기능 |
| 4 | 콩나물 기르기 | 콩을 골라 시루에 담아 조별로 콩나물 기르기 | • 분류능력<br>• 과제순서<br>• 운동계획 |

**표 7-3 치매환자에게 적용한 원예치료프로그램의 예시(계속)**

| 회기 | 주제 | 내용 | 촉진되는 영역 |
|---|---|---|---|
| 5 | 잔디인형 만들기 | 잔디 씨를 이용하여 자기 얼굴을 만들고 이름 짓기 | • 촉각<br>• 공간구성능력 |
| 6 | 수경식물 심기 | 짝과 협동하여 실내 식물을 심고 기르기 | • 다감각 촉진 |
| 7 | 콩나물 수확하기 | 조별로 콩나물을 수확한 후 점심 반찬으로 이용하기 | • 과제수행능력<br>• 운동계획 |
| 8 | 압화, 곡식액자 만들기 | 꽃잎이나 나뭇잎, 곡식을 이용하여 액자 만들기 | • 분류능력<br>• 공간지각 및 구성 |
| 9 | 꽃 포장하기 | 국화와 장비를 포장하여 지인에게 선물하기 | • 공간조직화<br>• 분류능력 |
| 10 | 접시를 이용한 꽃꽂이 | 각자 원하는 꽃을 선택하여 자유롭게 꽃꽂이 하기 | • 운동계획 및 실행<br>• 소근육 협응능력 |
| 11 | 꽃바구니 만들기 | 짝과 한 조가 되어 원하는 꽃을 바구니에 꽂기 | • 공간조직화<br>• 소근육 협응능력 |
| 12 | 꽃주머니 만들기 | 말린 꽃을 이용하여 주머니를 만들어 선물하기 | • 공간조직화<br>• 소근육 협응능력 |
| 13 | 야유회 및 자연관찰 | 직접 수확한 꽃과 채소를 나누며 자연관찰 | • 의사소통기능<br>• 다감각 촉진 |
| 14 | 작품 전시회 및<br>꽃 그림 그리기 | 지금까지 만들었던 작품을 전시하고, 꽃에 대한 그림 그리기 | • 공간조직화<br>• 소근육 협응능력 |

출처: 이애란(2012). 치매노인들의 정서적 기능 향상에 원예요법이 미치는 효과.

## 6 음악치료

예로부터 음악치료는 정신질환이나 노화를 겪는 사람들에게 안정감을 경험하게 해 주는 대표적인 활동으로 사용되었다. 음악의 규칙적인 리듬이나 다양한 음정 변화의 특성을 이용한 음악치료프로그램은 치매환자들에게 신체적·감정적 자극을 제공하는 매체가 될 뿐만 아니라 긴장 완화, 호흡 안정화, 불안 감소에도 좋은 영향을 미친다.

치매의 정도에 따라 대상자에 맞춘 음악활동의 난이도를 다르게 할 수 있으며, 다양한 리듬패턴, 친숙한 노래 등을 통해 집중력, 현실인식, 장·단기 기억능력의 인지 향상을 기대할 수 있다고 보고되었다. 또한, 친숙한 멜로디에 과거 회상의 내용을 노래 가사에 넣어 부르는 활동은 치매환자의 지남력 향상에 도움이 될 수 있다.

음악치료는 치매환자의 사회·정서영역에서 타인과의 소통이나 우울한 정서에 긍정적인 영향을 미치며, 부정적인 감정과 충동을 조절하는데 효과적이다. 특히 치매환자들에게는 배회, 공격성, 무절제, 동요 등의 정신행동증상도 두드러지는데, 음악적 특성인 리듬, 화성, 멜로디, 강약, 가사, 음의 높낮이 등은 치매환자들의 이러한 문제행동조절에 효과적이라고 한다. 음악치료는 치매환자의 의사소통 및 자기표현을 향상시키며, 노래부르기, 악기연주 등 음악적 구조 안에서의 다양한 활동은 사회적 행동의 증가와 비사회적 행동 감소에 긍정적인 결과를 보인다(**표 7-4**).

**표 7-4 치매환자에게 적용한 음악치료프로그램 예시**

| 단계 | 회기 | 활동 | 도구 | 치료목표 |
|---|---|---|---|---|
| 도입 | 1 | • '난 행복합니다'를 배우고 치료사와 구성원 간 라포 형성하기<br>• '난 행복합니다' 부분을 '난 OO입니다'로 개사하여 자기 소개하기<br>• 자신이 좋아하는 노랫말에 동그라미 그리기 | • 가사악보<br>• MP3<br>• 음악파일<br>• 색연필 | 치료사와 구성원 간 라포 형성 |
| | 2 | • '또 만났네'를 부르며 오른쪽에 앉은 구성원의 손바닥 치기<br>• 치료사와 간단한 동작하기<br>• '약속한 그 사람'을 '멋진 OOO' 또는 '친절한 OOO'로 구성원 이름 넣어 부르기 | • 가사악보<br>• MP3<br>• 음악파일 | 치료사와 구성원 간의 친밀감 형성 |
| 인지 | 3 | • '동물농장'을 부르고, 노래에 나오는 동물을 기억하여 말한 후 자신이 과거에 키워본 동물에 대한 이야기 나누기<br>• 리듬악기로 동물 소리 흉내내기 | • 가사악보<br>• 리듬악기<br>• MP3<br>• 음악파일 | 음악활동을 통해 자신과 타인의 정서 인지 |
| | 4 | • '봉선화 연정'을 부르고, 제목을 먼저 말하지 않고 꽃 이름이 들어간 음악을 들려준 후(장밋빛 스카프, 찔레꽃, 동백아가씨, 목화밭), 노래를 들으며 제목을 먼저 말하는 구성원을 지지 해주기 | • 가사악보<br>• MP3<br>• 음악파일 | 적극적인 음악활동을 통하여 인지기능 향상 |
| | 5 | • '돌아와요 부산항에'를 부르고 고향 나누기<br>• 지역이름이 들어간 노래를 먼저 들려 주고 제목 맞추기(대전 부르스, 서울야곡, 울릉도 트위스트, 독도는 우리 땅) | • 가사악보<br>• MP3<br>• 음악파일 | 인지기능 향상과 자아존중감 향상 |
| 정서 | 6 | • '다함께 차차차'를 부르고, '차차차'에 손뼉치며 부른 후, 리듬악기(소고, 오션드럼) 연주하기<br>• 어린 시절 즐겨하던 놀이를 서로 나누기(공기놀이, 고무줄놀이 등) | • 가사악보<br>• 리듬악기<br>• MP3<br>• 음악파일 | 손뼉치기와 리듬악기 연주를 통해 우울감 감소 |
| | 7 | • '퐁당퐁당'을 부르며 신문지를 구긴 후, 구겨 놓은 신문지를 치료사를 시작으로 옆 사람에게 전달한 후, 바구니에 던져 넣기<br>• '무조건' 노래를 부르고, 무조건적인 부모님의 사랑에 대한 이야기 나누기 | • 가사악보<br>• MP3<br>• 음악파일 | 손으로 하는 음악활동을 통해 운동 기능 향상 및 우울감 감소 |

**표 7-4 치매환자에게 적용한 음악치료프로그램 예시(계속)**

| 단계 | 회기 | 활동 | 도구 | 치료목표 |
|---|---|---|---|---|
| 사회성 | 8 | • '내 나이가 어때서'를 손뼉 치며 부르기<br>• 다양한 리듬악기 연주하며 부르기<br>• '감수광'을 부른 후 '제주도'에 대한 기억이 있는 구성원을 시작으로 이야기 나누기 | • 가사악보<br>• 리듬악기<br>• MP3<br>• 음악파일 | 악기 연주를 통해 인지 향상과 과거회상을 유도한 정서 회복 |
| | 9 | • '있을 때 잘해'를 손뼉치며 부르고, 과거 지나간 기억 중 후회가 되는 일 함께 나누기<br>• 치료사를 포함해 구성원 서로가 격려하고 칭찬하는 말 나누기 | • 가사악보<br>• MP3<br>• 음악파일 | 부정적인 기억을 긍정적으로 발전시킴 |
| | 10 | • 영화 '수상한 그녀' 중 '나성에 가면' 장면을 보면서 따라 부르기<br>• 어린 시절 누군가를 그리워하며 썼던 편지에 대한 기억 나누기<br>• 치료사가 한분씩 사진을 찍어 보여 드리고, 자신을 인식하고 긍정적인 마음으로 서로 지지해 주기 | • 가사악보<br>• 카메라<br>• 음악파일<br>• MP3<br>• 태블릿PC | 과거회상을 통해 현재 자신의 모습을 인식하여 자존감 향상 |
| | 11 | • '그대 없이는 못살아'를 함께 부르며 치료사를 시작으로 장미꽃 한 송이를 구성원 서로에게 전달하기 | • 가사악보<br>• MP3<br>• 음악파일<br>• 장미꽃 | 노래활동 안에서 자기표현을 통한 사회성 향상 |
| 종결 | 12 | • '사람의 이름표'를 부르고 자신의 이름과 타인의 이름에 대한 의미 나누기<br>• 구성원에게 '칭찬이름표' 만들어주기(예: 잘 웃는 치료사, 노래 잘하는 ○○○ 등)<br>• 이름을 지어주신 부모님을 생각하며 '어버이 은혜'를 다함께 부르기<br>• 세션의 마지막임을 알리고 인사나누기 | • 가사악보<br>• MP3<br>• 음악파일 | 자신과 타인을 긍정적으로 인식하고 활동정리 |

출처: 최현주(2017). 집단 음악치료프로그램이 여성치매노인의 인지기능, 우울감, 자기표현에 미치는 영향.

## 7 미술치료

미술치료는 아동, 청소년, 성인, 노인 등의 다양한 연령층을 대상으로 언어표현이 익숙하지 않은 사람들에게 언어보다 자신의 내면을 표현하는데 더욱 편안한 도구로서의 장점을 가지고 있다. 특히 노인은 미술치료 과정을 통해 색채와 형체에 대한 관심을 갖게 되고, 다양한 매체를 새롭게 경험할 수 있다. 또한 자신을 표현하며 성취감을 느낄 수 있으며, 자신의 주도적인 활동 진행을 통해 심리적 안정감과 자신감을 얻을 수 있다.

치매환자의 경우, 개인보다는 그룹 미술치료가 적용하기 용이하고 자연스러운 유대감을 경험하게 하여 원활한 대인관계에 도움을 준다. 즉, 치매환자를 대상으로 한 그룹 치료의 경우, 구성원들과 삶의 경험을 나누는 과정을 통해 자기표현과 개방이 이루어지고 동질감을 느끼기도 하며, 타인에 대한 수용과 이해가 이루어질 수 있다.

치매환자를 대상으로 한 미술치료는 주로 인지기능 유지, 향상과 정서적 안정을 목표로 하여 실행되고 있다. 미술치료가 가지고 있는 심리치료적 속성은 치매의 예방, 치료에 적합한 방법이라고 할 수 있다. 사진이나 그림을 통해 작품을 창조하거나 생산된 작품을 차례로 진열하여 회상하는 것은 치료에 큰 도움이 된다. 또한, 양손을 적절하게 사용하여 신경계에 자극을 주며, 자기표현을 통한 분노와 갈등 해소에 도움이 된다.

최근 회상치료을 통한 미술치료프로그램(**표 7-5**)이 많이 제시되고 있으며, 이러한 프로그램들이 치매환자의 인지기능에 도움을 주고, 우울증 감소에 효과적이었다는 결과들이 입증되고 있다.

**표 7-5 치매환자에게 적용한 미술치료(회상접목)프로그램 예시**

| 회기 | 생애주기 | 활동 | 도구 | 기대효과 |
|---|---|---|---|---|
| 1 | 유년기 | • **어릴 때 살던 집**<br>어릴 때 살던 집과 동네를 회상해 본 후 그려보고 이야기 나누기 | 크레파스, 도화지 | • 유아기 회상을 통한 표현력 증진<br>• 정서적 안정감과 감정의 재인식 |
| 2 | | • **어린 시절 놀이(오자미 만들기)**<br>어릴 때 가지고 놀던, 오자미를 만들어 보고 이야기 나누기 | 천, 실, 바늘, 콩, 가위 | |
| 3 | | • **어린 시절 내 모습 그리기**<br>어렸을 때 내 모습을 회상하고 생각나는 모습을 그려보고 이야기 나누기 | 크레파스, 도화지 | |
| 4 | 청소년기 | • **바닷물고기 만들기**<br>여름 바다를 회상해보고 물고기와 바다 속 꾸며보기 | 페트병, 파란색 물감, 지점토, 본드 | • 청소년기 회상을 통한 표현력 증진<br>• 회상작업을 통한 대인관계 및 상호교류의 틀 마련 |
| 5 | | • **함께 꾸미는 과일나무**<br>옛날 좋아했던 과일을 만들어 보고 전지 위에 그려진 나무에 놓고 싶은 곳에 놓아 과일나무를 함께 꾸며보기 | 칼라점토, 전지 | |
| 6 | | • **연 만들기**<br>한 겨울에 날렸던 연을 만들고 꾸며 본 후, 이야기 나누기 | 한지, 대나무살, 양면테이프, 크레파스, 실 | |

**표 7-5 치매환자에게 적용한 미술치료(회상접목)프로그램 예시(계속)**

| 회기 | 생애주기 | 활동 | 도구 | 기대효과 |
|---|---|---|---|---|
| 7 | 청년기 | • **좋아하는 꽃 그리기**<br>내가 좋아했던 꽃을 먹물로 그려본 후, 이야기 나누기 | 먹물, 붓, 도화지, 물감도구 | • 청년기 회상을 통한 표현력 증진<br>• 젊었을 때 못해 본 것에 대한 대리만족과 성취감 증진 |
| 8 | | • **방 꾸미기**<br>각종 인테리어 잡지를 통해 자신의 방을 꾸며 본 후 이야기 나누기 | 잡지, 도화지, 풀, 가위 | |
| 9 | | • **고무신 만들기**<br>젊었을 때 신었던 고무신에 대해 이야기 나누고 지점토로 만들기 | 지점토, 물감도구 | |
| 10 | 장년기 | • **찰흙으로 그릇 만들기**<br>찰흙의 느낌을 충분히 느껴보고 옛날에 쓰던 그릇을 만들어 보기 | 찰흙, 찰흙도구 | • 회상을 통한 표현력 증진<br>• 결혼 생활의 회상을 통한 가족관계와 그 안에서의 나의 역할 재인식 |
| 11 | | • **아기베개 만들기**<br>아기베개를 만들고 꾸미기 | 천, 실, 바늘, 솜, 레이스 | |
| 12 | | • **한지로 한복 만들기**<br>내가 입었던 한복을 기억해보고 한지로 만들어 보기 | 여러 색 한지, 도화지, 풀, 가위 | |
| 13 | 노년기 | • **현재 먹고 싶은 음식 그려보기**<br>현재 먹고 싶은 음식에 대해 이야기 나눈 후 그림으로 표현해 보기 | 크레파스, 도화지 | • 노년기 회상을 통한 인생의 회고 및 정리<br>• 그룹 간의 지지와 격려를 통한 유대감 증진<br>• 작품모음집을 통한 성취감, 만족감 증진 |
| 14 | | • **복주머니 만들기**<br>천으로 복주머니를 만들고 소망하는 것을 예쁜 종이에 써서 주머니 안에 넣어보기 | 천, 실, 바늘, 가위, 털실, 스티커, 메모지 | |
| 15 | | • **작품모음집 만들기**<br>그동안의 작업한 작품을 모아서 작품모음집을 만들고 앞표지 꾸며보기 | 크레파스, 물감, 스티커, 한지, 반짝이 | |

출처: 임하은(2016). 미술프로그램이 치매환자의 인지기능에 미치는 영향에 관한 연구.

CHAPTER

08

# 치매의 진단 및 평가

## 학습목표

1. 치매진단의 절차를 이해한다.
2. 치매진단을 위한 선별검사를 이해한다.
3. 치매진단을 위한 진단검사(신경심리검사)를 이해한다.

## 핵심용어

- 선별검사
- 신경심리검사
- 진단검사
- 진단절차

# 1 치매 진단

치매가 의심되는 환자들은 치매 여부는 종합적인 평가를 거친 후에 진단내릴 수 있다.

병력청취, 인지기능 및 정신상태 검사(선별검사) → 신체검사와 신경학적 검사 → 표준화된 신경심리검사 → 일상생활능력 검사 → 검사실 검사 → 뇌영상 검사 순으로 이루어진다.

## 1) 1단계: 치매 선별검사

간이정신상태검사(Mini Mental State Examination-Dementia Screening, MMSE-DS)는 가장 최근에 개발되어 현재 전국 병원에서 공통으로 사용되고 있는 치매선별검사도구(문항지)이다. 문항은 지남력, 주의력, 기억력, 언어능력, 구성능력, 판단력으로 총 19문항(30점 만점)으로 이루어져 있다. 점수가 높을수록 인지기능이 좋은 것을 의미하며 대상자의 교육년수, 성별, 나이에 따라서 정상기준치가 달라진다. 시간은 약 10분 소요된다. 간이정신상태검사 의뢰 점수에 제시된 점수 미만일 경우 '인지저하'로 분류하고 인지저하로 분류된 노인은 치매 진단검사를 실시한다.

## 2) 2단계: 치매 진단검사

### (1) 면담

1단계 치매 선별검사에서 이상소견이 발견된 검진 대상자는 문진을 통해 인지기능 저하와 일상생활활동, 우울증 등을 평가하며, 치매 여부와 중증도를 파악하고, 원인을 추정하는 매우 중요한 과정이다. 전문의를 만나기 전 어떤 증상을 보이는지, 증상은 언제 시작했는지, 어떠한 양상으로 변화했는지, 어떤 약을 먹고 있는지에 대한 답을 미리 준비하는 것이 필요하다.

### (2) 신경심리검사

주의력, 기억력, 언어, 지각, 추상적 사고 등 뇌의 신경인지기능을 포괄적으로 평가하는 검사로, 뇌기능 손상을 객관적이고 세밀하게 평가하여 진단과 치료에 도움이 되는 과정이다.

현재 보건복지부에서 급여로 인정하고 있는 치매 신경인지기능검사는 서울신경심리검사(Seoul Neuropsychologic Screening Battery, SNSB), 한국판 CERAD 평가집(Korean version of the Consortium to Establish a Registry for Alzheimer's Disease Assessment Packet, CERAD-K), 노인인지기능검사(Literacy Independent Cognitive Assessment, LICA)이다.

### 3) 3단계: 치매 감별검사

#### (1) 혈액검사, 소변검사

뇌의 질병인 치매를 검사하는데 왜 신체질환을 검사하는지 궁금할 것이다. 그 이유는 크게 두 가지가 있다. 첫째, 치매 원인을 규명하기 위해서이다. 다양한 신체질환이 뇌 기능에 영향을 미칠 수 있고 이 중 완치가 가능한 질병인지 여부를 확인하여 적절하게 치료하면 약 10% 내외의 환자는 크게 호전될 수 있다. 둘째, 치매의 치료관리를 위해서 동반질병에 대한 평가가 필요하다. 직접적인 치매 유발인자는 아니지만 환자의 상태를 급격하게 악화시키거나 이차적인 치매를 발생시킬 위험이 있는 당뇨병 등의 여부 및 현재 상태를 파악하여 적절하게 치료 관리하기 위한 기초검사가 필요하다. 중성지방, 콜레스테롤, 혈당의 정확한 측정을 위해서는 8시간 금식이 필요하다.

#### (2) 뇌영상검사

뇌 촬영은 뇌의 구조와 기능을 볼 수 있어 치매진단에 많은 도움을 주는 매우 유용한 검사이다. 이 중에서 CT와 MRI가 뇌의 모양을 알아보는 검사라면, PET와 SPECT는 뇌의 기능을 측정하는 검사이다. 요즘은 MRI를 많이 활용하는데, 사진이 세밀하여 미세한 변화도 파악할 수 있기 때문이다. PET나 SPECT는 뇌의 모양을 보는 데는 CT와 MRI보다는 못하지만, 신경세포가 얼마나 활발하게 활동하고 있는지 그 기능을 알 수 있다는 점에서 치매의 조기진단에 도움을 준다.

## 2 치매 평가

인지기능검사는 치매환자나 치매가 의심되는 환자에게 반드시 실시해야 한다. 치매환자에게 인지기능 평가를 실시하는 목적은 치매진단 및 감별진단, 치매 스펙트럼의 인지변화 평가 및 예측, 기능적 상태에 대한 객관적 추정, 치료 계획 및 치료 평가 후 변화를 확인하기 위하여 실시한다. 인지평가 시 주 영역은 주의력, 기억력, 언어능력, 시·공간능력, 집행기능으로, 크게 다섯 가지이다. 치매 평가를 위해 국내에서 주로 쓰이는 대표적인 평가도구는 다음과 같다.

## 1) 인지 선별검사

비교적 간단한 검사를 통해 인지저하의 가능성이 높은 대상자를 가려내는 것을 목적으로 한다. 국내에서 주로 사용하고 있는 선별검사도구는 다음과 같다.

### (1) 간이정신상태검사(MMSE)

간이정신상태검사(Mini-Mental State Examination, MMSE)는 폴스테인(Folstein) 등이 1975년에 개발한 도구로, 비교적 적용이 쉽고 검사 소요시간은 10분 이내이다. 연습효과가 적어서 질병의 진행 과정 동안 반복측정함으로써 시간에 따른 변화를 볼 수 있다. 또한 중등도와 중증치매환자의 선별에 신뢰도와 타당도가 입증되어 우리나라에서 가장 널리 사용되는 검사법이다. 우리나라에서 표준화되어 사용되는 도구로는 MMSE-K(Korean Version of Mini-Mental State Examination)와 K-MMSE(Korean Mini-Mental State Examination)가 있으며, CERAD-K에 포함되어 있는 MMSE-KC(Mini-Mental State Examination in the Korea Version of the CERAD Assessment packet), MMSE-DS(Mini-Mental State Examination for Dementia Screening)가 있다. MMSE-K는 지남력 10점, 기억등록 3점, 기억회상 3점, 주의집중 및 계산 5점, 언어기능 7점, 이해 및 판단 2점으로 총점이 30점이며, 무학인 경우 가산점을 주어 보정하고 있다. K-MMSE는 시간에 대한 지남력 5점, 장소에 대한 지남력 5점, 기억등록 3점, 기억회상 3점, 주의집중 및 계산능력 5점, 언어능력 8점, 시각구성 1점으로 구성되어 있으며, 총 점은 MMSE-K와 같이 30점으로 학력과 연령에 따라 각각의 기준치를 제시하고 있다. MMSE-DS는 시간 지남력, 장소 지남력, 기억력, 주의집중력, 언어능력, 실행능력, 시공간구성 능력, 판단 및 추상적 시고력으로 구성되어 있으며, 학력과 연령에 따라 각각의 기준치를 제시하고 있다. 치매를 선별하는 도구로 국내에서는 MMSE-DS를 사용하고 있으며, MMSE-DS 점수에 대한 정상 노인 기준 값을 기준으로 결과를 해석하여 추가 검진 등을 시행하고 있다(**표 8-1**).

**표 8-1 MMSE-DS**

| | 질문 | 틀림 | 맞음 |
|---|---|---|---|
| 1. | 올해는 몇 년도입니까? | 0 | 1 |
| 2. | 지금은 무슨 계절입니까? | 0 | 1 |
| 3. | 오늘은 며칠입니까? | 0 | 1 |
| 4. | 오늘은 무슨 요일입니까? | 0 | 1 |
| 5. | 지금은 몇 월입니까? | 0 | 1 |
| 6. | 우리가 있는 이곳은 무슨 도/특별시/광역시입니까? | 0 | 1 |
| 7. | 여기는 무슨 시/군입니까? | 0 | 1 |
| 8. | 여기는 무슨 구/동/읍/면입니까? | 0 | 1 |
| 9. | 우리는 지금 이 건물의 몇 층에 있습니까? | 0 | 1 |
| 10. | 이 장소의 이름이 무엇입니까? | 0 | 1 |
| 11. | 제가 세 가지 물건의 이름을 말씀드리겠습니다. 끝까지 다 들으신 다음에 세 가지 물건의 이름을 모두 말씀해 보십시오. 그리고 몇 분 후에는 그 세 가지 물건의 이름들을 다시 물어볼 것이니 들으신 물건의 이름을 잘 기억하고 계십시오.<br>나무 자동차 모자<br>이제 ○○○님께서 방금 들으신 3가지 물건 이름을 모두 말씀해 보세요. | | |
| | 나무 | 0 | 1 |
| | 자동차 | 0 | 1 |
| | 모자 | 0 | 1 |
| 12 | 100에서 7일 빼면 얼마가 됩니까? | 0 | 1 |
| | 거기에서 7을 빼면 얼마가 됩니까? | 0 | 1 |
| | 거기에서 7을 빼면 얼마가 됩니까? | 0 | 1 |
| | 거기에서 7을 빼면 얼마가 됩니까? | 0 | 1 |
| | 거기에서 7을 빼면 얼마가 됩니까? | 0 | 1 |
| 13. | 조금 전에 제가 기억하라고 말씀드렸던 세 가지 물건의 이름이 무엇인지 말씀하여 주십시오. | | |
| | 나무 | 0 | 1 |
| | 자동차 | 0 | 1 |
| | 모자 | 0 | 1 |
| 14. | (실제 시계를 보여주며) 이것을 무엇이라고 합니까? | 0 | 1 |
| | (실제 연필을 보여주며) 이것을 무엇이라고 합니까? | 0 | 1 |
| 15. | 제가 하는 말을 끝까지 듣고 따라해 보십시오. 한 번만 말씀드릴 것이니 잘 듣고 따라 하십시오. | | |
| | 간장공장공장장 | 0 | 1 |
| 16. | 지금부터 제가 말씀드리는 대로 해 보십시오. 한 번만 말씀드릴 것이니 잘 들으시고 그대로 해 보십시오. | | |

표 8-1 MMSE-DS(계속)

| 질문 | 틀림 | 맞음 |
|---|---|---|
| 제가 종이를 한 장 드릴 것입니다. 그러면 그 종이를 오른손으로 받아, 반으로 접은 다음, 무릎 위에 올려놓으십시오. | | |
| 오른손으로 받는다. | 0 | 1 |
| 반으로 접는다. | 0 | 1 |
| 무릎 위에 놓는다. | 0 | 1 |
| 17. 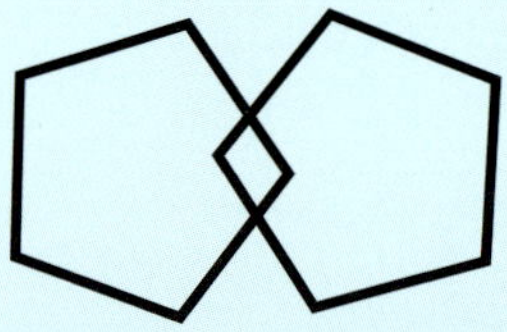 (겹친 오각형 그림을 가리키며) 여기에 오각형이 겹쳐져 있는 그림이 있습니다. 이 그림을 아래 빈 곳에 그대로 그려보십시오. | 0 | 1 |
| 18. 옷은 왜 빨아서 입습니까? | 0 | 1 |
| 19. "티끌 모아 태산"은 무슨 뜻 입니까? | 0 | 1 |
| 총점 | | /30 |

## (2) 임상치매평가척도(CDR)

임상치매평가척도(Clinical Dementia Rating, CDR)는 치매 선별검사의 일종이 아니라, 치매환자의 전반적인 인지 사회적 기능의 정도를 평가하기 위해 개발된 도구로, 치매환자의 중증도를 평가하는 대표적인 척도이다.

임상치매평가척도는 환자 및 보호자와의 면담을 통하여 환자의 인지 및 사회 기능을 평가하는 도구이다. 기억력, 지남력, 판단력과 문제해결능력, 사회활동, 집 인생활과 취미, 그리고 위생 및 몸치장의 여섯 가지 세부항목으로 구성되어 있으며, 각 항목마다 0~3의 척도 또는 확장된 버전은 0~5의 척도를 사용한다. 치매진단을 위한 임상치매평가척도(CDR)는 확장된 버전으로 사용하고 있다. 최종 임상치매평가척도(CDR) 점수는 기억력 점수를 기반으로 하여 점수를 측정할 수 있다(표 8-2).

**표 8-2 임상치매평가척도(CDR)**

| 항목 | CDR 0 | CDR 0.5 | CDR 1 | CDR 2 | CDR 3 | CDR 4 | CDR 5 |
|---|---|---|---|---|---|---|---|
| 기억력 | 기억장애가 전혀 없거나 경미한 건망증이 때때로 나타남 | 경하지만 지속적인 건망증, 사건의 부분적인 회상만 가능, 양성 건망증 | 중등도의 기억장애, 최근 것에 대한 기억장애가 더 심함, 일상생활에 지장 있음 | 심한 기억장애, 과거에 반복적으로 많이 학습한 것만 기억, 새로운 정보는 금방 잊음 | 심한 기억장애, 부분적이고 간편적인 사실만 보존됨 | 부분적인 사실조차도 보통 잊어버림, 난해하거나 부적절한 말을 사용하기 때문에 기억력을 검사하기 힘든 경우가 잦음 | 의미 있는 기억 기능이 전혀 없음, 이해력이 없거나 둔한 경우가 잦음 |
| 지남력 | 정상 | 시간에 대한 경미한 장애가 있는 것 외에는 정상 | 시간에 대해 중등도의 장애가 있음, 사람과 장소에 대해서 검사상으로는 정상이나 실생활에서 길 찾기에 장애가 있을 수 있음 | 시간에 대한 지남력은 상실되어 있고, 장소에 대한 지남력 역시 자주 손상됨 | 사람에 대한 지남력만 유지되고 있음 | 자신의 이름에 대해서만 때때로 반응함 | 자신에 대한 인식이 전혀 없음 |
| 판단력과 문제 해결 능력 | 일상생활의 문제를 잘 해결하고 사업이나 재정문제도 잘 처리함, 과거에 비해 판단력은 아직 좋음 | 문제해결능력, 유사성, 상이성 해석에 대한 경미한 장애 | 문제해결능력, 유사성, 상이성 해석에 대한 중등도의 장애, 사회생활에 대한 판단력은 대부분 유지되어 있음 | 문제해결, 유사성, 상이성 해석에 심한 장애, 사회생활에서의 판단력이 대부분 손상됨 | 판단이나 문제해결이 불가능함 | 단순한 지시나 명령에 대해서도 수행할 능력이 없음 | 문제에 대한 인식이나 주변 환경에 대한 이해가 전혀 없음 |
| 사회 활동 | 직장생활, 물건 구매, 자원봉사, 사회적 활동 등에서 보통 수준의 독립적 기능이 가능함 | 이 같은 활동에 있어서의 장애가 의심되거나 약간의 장애가 있음 | 이 같은 활동의 일부에 아직 참여하고 있고, 언뜻 보기에는 정상활동을 수행하는 것처럼 보이나 사실상 독립적인 수행이 불가능함 | 집 밖에서 독립적인 활동을 할 수 없으나 외견상으로는 집 밖에서도 기능을 잘 할 수 있어 보임 | 집 밖에서 독립적인 활동을 할 수 없고, 외견상으로도 가정을 떠나 외부에서는 정상적인 기능을 할 수 없어 보임 | 어떠한 사회적 상황에서도 의미 있는 참여를 할 수 없음 | 어떠한 활동에도 참여할 수 없음 |
| 집안 생활과 취미 | 집안생활, 취미생활, 지적인 관심이 잘 유지되어 있음 | 집 안 생활, 취미생활, 지적인 관심이 다소 손상되어 있음 | 집 안 생활에 경하지만 분명한 장애가 있고, 어려운 집 안 일은 포기한 상태임, 복잡한 취미나 흥미(예: 바둑)는 포기됨 | 아주 간단한 집 안 일만 할 수 있고, 관심이나 흥미가 매우 제한됨 | 집 안에서 의미 있는 기능 수행이 없음 | 어떠한 취미 활동이나 집 안 일에도 의미 있는 참여를 할 수 없음 | 어떠한 활동에도 전혀 참여할 수 없음 |

**표 8-2 임상치매평가척도(CDR)(계속)**

| 항목 | CDR 0 | CDR 0.5 | CDR 1 | CDR 2 | CDR 3 | CDR 4 | CDR 5 |
|---|---|---|---|---|---|---|---|
| 위생 및 몸치장 | 정상 | 정상 | 가끔 개인위생에 대한 권고가 필요함 | 옷 입기, 개인위생, 개인 소지품의 유지에 도움이 필요함 | 개인위생과 몸치장의 유지에 많은 도움이 필요하며, 자주 대소변의 실금이 있음 | 옷 입기나 식사를 하려는 시도는 있음, 도움 없이는 이동하지 못함 | 식사 시 먹여 주어야 함, 누워 지내는 상태임 |

### (3) 전반적퇴화척도(GDS)

전반적퇴화척도(Global Deterioration Scale, GDS)는 임상치매평가척도(CDR)와 마찬가지로 치매의 유무를 판별하기 위한 도구가 아니라, 시간에 따른 환자의 변화(단계 변화)를 파악하여 치료의 경과나 예후를 평가하는데 유용하게 사용될 수 있다. 치매의 진행과정에 따른 단계 설정이므로 일부 환자의 경우, 그 결과에 따라 다른 질환과 감별하는 데도 유용하게 사용될 수 있다. 치매가 의심되는 환자나 치매로 진단된 환자의 임상 양상 및 심각도를 7단계로 평정하도록 제작되었다(표 8-3).

전반적퇴화척도(GDS)는 임상치매평가척도(CDR)와는 달리 단계별로 구체적인 예를 들어 기술하여 검사자가 쉽게 확인하며 판단할 수 있도록 되어 있어서 상대적으

**표 8-3 전반적퇴화척도(GDS)**

| 단계 | 구분 | 내용 |
|---|---|---|
| 1단계 | 인지장애 없음 | 임상적으로 정상, 주관적으로 기억장애를 호소하지 않음, 임상 면담에서도 기억장애가 나타나지 않음 |
| 2단계 | 매우 경미한 인지장애 | 건망증의 시기, 주관적으로 다음과 같은 기억장애를 주로 호소함<br>• 물건을 둔 곳을 잊음<br>• 전부터 잘 알고 있던 사람 이름 또는 물건 이름이 생각나지 않음, 임상 면담에서 기억장애의 객관적인 증거는 없음, 직장이나 사회생활에 문제없음, 이러한 자신의 증상에 적절한 관심을 보임 |
| 3단계 | 경미한 인지장애 | 분명한 장애를 보이는 가장 초기 단계, 그러나 숙련된 임상가의 자세한 면담에 의해서만 객관적인 기억장애가 드러남, 새로 소개 받은 사람의 이름을 기억하기 어려울 수 있음, 책을 읽어도 예전에 비하여 기억하는 내용이 적을 수 있음, 단어나 이름이 금방 떠오르지 않는 것을 주위에서 알아차리기도 함, 귀중품을 엉뚱한 곳에 두거나 잃어버린 적이 있을 수 있음, 낯선 곳에서 길을 잃은 적이 있을 수 있음, 임상검사에서는 집중력의 감퇴가 보일 수 있음<br>직업이나 사회생활에서 수행능력이 감퇴함, 동료가 환자의 일 수행능력이 떨어짐을 느낌, 환자는 이와 같은 사실을 부인할 수 있음, 경하거나 중등도의 불안증이 동반될 수 있음, 현재 상태로는 더 이상 해결할 수 없는 힘든 사회적 요구에 직면하면 불안증이 증가됨 |

**표 8-3 전반적퇴화척도(GDS)(계속)**

| | | |
|---|---|---|
| 4단계 | 중등도의 인지장애 | 후기 혼동의 시기, 자세한 임상 면담 결과 분명한 인지장애, 다음 영역에서 분명한 장애가 있음<br>• 자신의 생활의 최근 사건과 최근 시사 문제들을 잘 기억하지 못 함<br>• 자신의 중요한 과거사를 잊기도 함<br>• 순차적 빼기(예: 100–7, 93–7…)에서 집중력 장애가 관찰됨<br>• 혼자서 외출하는 것과 금전 관리에 지장이 있음<br>그러나 대개 다음 영역에서는 장애가 없음<br>• 시간이나 사람에 대한 지남력<br>• 잘 아는 사람과 낯선 사람을 구분하는 것<br>• 익숙한 길 다니기<br>더 이상 복잡한 일을 효율적이고 정확하게 수행할 수 없음, 자신의 문제를 부정하려고 함, 감정이 무뎌지고 도전적인 상황을 피하려고 함 |
| 5단계 | 초기 중증의 인지장애 | 초기 치매, 다른 사람의 도움 없이는 더 이상 지낼 수 없음<br>자신의 현재 일상생활과 관련된 주요한 사항을 기억하지 못 함(예: 집 주소나 전화번호, 손자와 같은 가까운 친지의 이름 또는 자신이 졸업한 학교의 이름을 기억하기 어려움), 시간(날짜, 요일, 계절 등)이나 장소에 대한 지남력이 자주 상실됨, 교육을 받은 사람이 40에서 4씩 또는 20에서 2씩 거꾸로 빼나가는 것을 하지 못함<br>이 단계의 환자는 대개 자신이나 타인에 관한 주요한 정보는 간직하고 있음, 자신의 이름을 알고 있고 대개 배우자와 자녀의 이름도 알고 있음, 화장실 사용이나 식사에 도움을 필요로 하지는 않으나 적절한 옷을 선택하거나 옷을 입는 데는 문제가 있을 수 있음(예: 신발의 좌우를 바꾸어 신음) |
| 6단계 | 중중의 인지장애 | 중기 치매, 환자가 전적으로 의존하고 있는 배우자의 이름을 종종 잊음, 최근의 사건이나 경험을 거의 기억하지 못함, 오래된 일은 일부 기억하기도 하나 매우 지상적임, 일반적으로 주변 상황, 년도, 계절을 알지 못 함, '1~10' 또는 거꾸로 '10~1'까지 숫자를 세는데 어려움이 있을 수 있음<br>일상생활에 상당한 도움을 필요로 함(예: 대소변 실수가 있음), 또한 외출 시 도움이 필요하나 때때로 익숙한 곳에 혼자 가기도 하며, 낮과 밤의 리듬이 자주 깨짐<br>그러나 거의 항상 자신의 이름은 기억함, 잘 하는 사람과 낯선 사람을 대개 구분할 수 있음, 성격 및 감정의 변화가 나타나고 기복이 심함<br>• 망상적인 행동(예: 자신의 배우자가 부정하다고 믿음, 주위에 마치 사람이 있는 것처럼 얘기하거나 거울에 비친 자신과 얘기함)<br>• 강박적 증상(예: 단순히 바닥을 쓸어내는 행동을 반복함)<br>• 불안증, 초조, 과거에 없었던 난폭한 행동이 나타남<br>• 무의지증, 즉 목적 있는 행동을 결정할 만큼 충분히 길게 생각할 수 없기 때문에 나타는 의지의 상실임 |
| 7단계 | 후기 중증의 인지장애 | 말기 치매, 모든 언어구사능력이 상실됨. 흔히 말은 없고 단순히 알아들을 수 없는 소리만 냄, 요실금이 있고 화장실 사용과 식사에도 도움이 필요함, 기본적인 정신운동능력이 상실됨(예: 걷기), 뇌는 더 이상 신체에 무엇을 하라고 명령하는 것 같지 않음<br>전반적인 피질성 또는 국소적 신경학적 증상이 자주 나타남 |

로 짧은 시간에 쉽게 치매의 진행 과정을 확인할 수 있다는 장점이 있다. 또한 임상치매평가척도(CDR) 0.5군을 전반적퇴화척도(GDS)는 2~4점까지로 구분하고 있어서 초기 인지장애의 평가에 임상치매평가척도(CDR)보다 우수하다.

### (4) 한국형 몬트리올 인지평가(MoCA-K)

한국형 몬트리올 인지평가(Montreal Cognitive Assessment, MoCA-K)는 경도인지장애의 유무를 판별하기 위한 평가도구로, 단기기억 5점, 시공간/실행력 5점, 주의집중력 6점, 언어능력(문장성, 유창성, 단어) 6점, 추상력 2점, 지남력 6점으로 총 30점

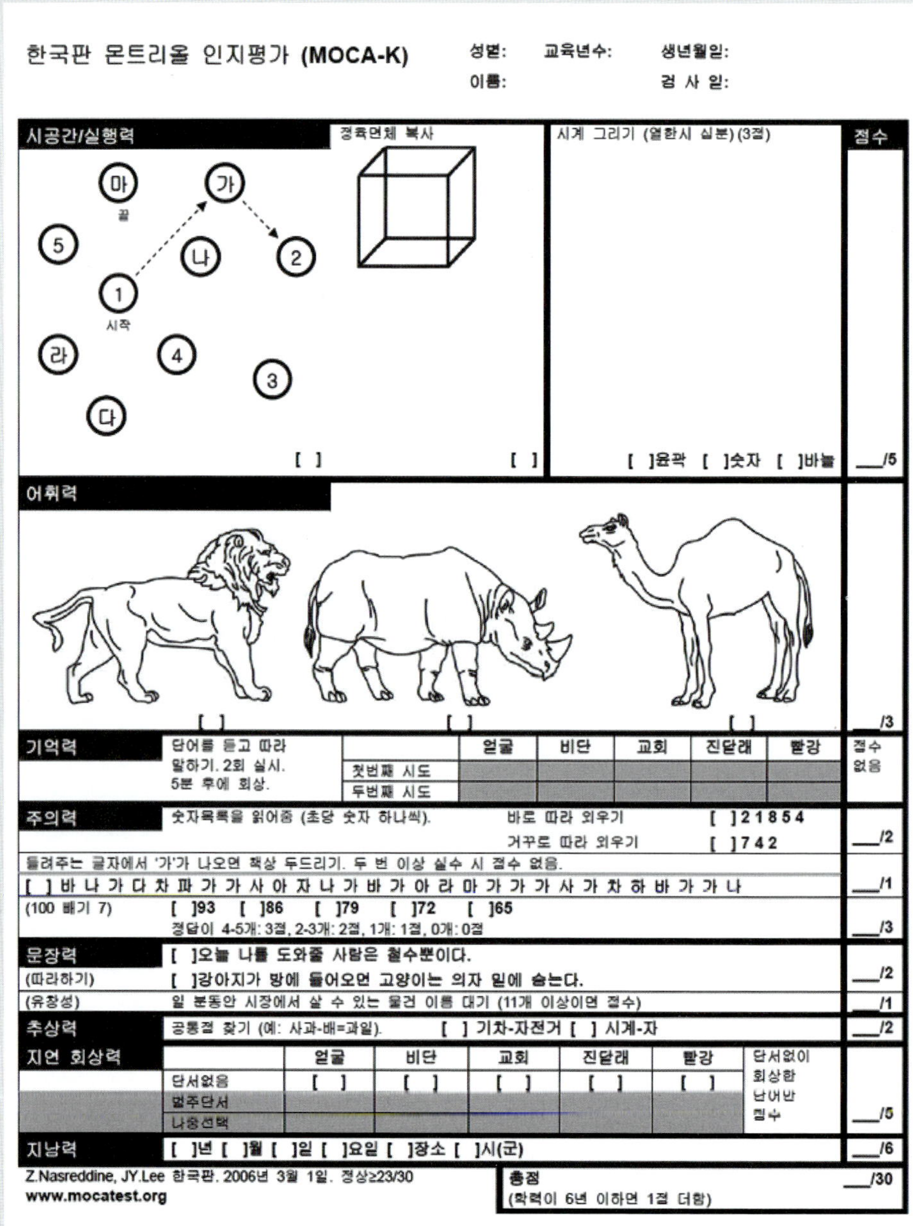

한국판 몬트리올 인지평가 (MOCA-K)　성별:　교육년수:　생년월일:
이름:　검 사 일:

시공간/실행력　정육면체 복사　시계 그리기 (열한시 십분) (3점)　점수
마 끝 가 5 나 2 1 시작 라 4 3 다
[ ]　[ ]　[ ]윤곽 [ ]숫자 [ ]바늘　___/5

어휘력
[ ]　[ ]　[ ]　___/3

기억력　단어를 듣고 따라 말하기. 2회 실시. 5분 후에 회상.

| | 얼굴 | 비단 | 교회 | 진달래 | 빨강 |
|---|---|---|---|---|---|
| 첫번째 시도 | | | | | |
| 두번째 시도 | | | | | |

점수 없음

주의력　숫자목록을 읽어줌 (초당 숫자 하나씩).　바로 따라 외우기 [ ]2 1 8 5 4
거꾸로 따라 외우기 [ ]7 4 2　___/2
들려주는 글자에서 '가'가 나오면 책상 두드리기. 두 번 이상 실수 시 점수 없음.
[ ] 바 나 가 다 차 파 가 가 사 아 자 나 가 바 가 아 라 마 가 가 가 사 가 차 하 바 가 가 나　___/1
(100 빼기 7)　[ ]93 [ ]86 [ ]79 [ ]72 [ ]65
정답이 4-5개: 3점, 2-3개: 2점, 1개: 1점, 0개: 0점　___/3

문장력 (따라하기)　[ ]오늘 나를 도와줄 사람은 철수뿐이다.
[ ]강아지가 방에 들어오면 고양이는 의자 밑에 숨는다.　___/2
(유창성)　일 분동안 시장에서 살 수 있는 물건 이름 대기 (11개 이상이면 점수)　___/1

추상력　공통점 찾기 (예: 사과-배=과일).　[ ] 기차-자전거 [ ] 시계-자　___/2

지연 회상력

| | 얼굴 | 비단 | 교회 | 진달래 | 빨강 |
|---|---|---|---|---|---|
| 단서없음 | [ ] | [ ] | [ ] | [ ] | [ ] |
| 범주단서 | | | | | |
| 다중선택 | | | | | |

단서없이 회상한 단어만 점수　___/5

지남력　[ ]년 [ ]월 [ ]일 [ ]요일 [ ]장소 [ ]시(군)　___/6

Z.Nasreddine, JY.Lee 한국판. 2006년 3월 1일. 정상≥23/30
www.mocatest.org

총점 ___/30
(학력이 6년 이하면 1점 더함)

**그림 8-1** 한국형 몬트리올 인지평가(MoCA-K)

만점으로 구성되어 있다. 총 학력수준이 6년 미만인 경우 총 점에 1점을 더하여 계산할 수 있다. 각각의 항목에서 알 수 있듯이, 경도인지장애를 감별하기 위해 간이정신상태검사(MMSE)보다 까다로운 항목이 포함되어 있다.

우리나라에서는 2008년 표준화되었으며, 22점 이하일 경우에 경도인지장애 또는 치매를 의심할 수 있다(그림 8-1).

## 2) 신경심리검사

### (1) 한국판 CERAD 평가집(CERAD-K)

한국판 CERAD 평가집(Korean version of the Consortium to Establish a Registry for Alzheimer's Disease Assessment Packet, CERAD-K)은 치매와 관련 깊은 인지영역들을 포괄하면서도 노인에게 무리가 없도록 검사가 구성되어 있으며, 전체 검사시간이 30~40분 정도로 비교적 짧고, 검사시행과 평가가 다른 검사에 비해 상대적으로 용이하다. 또한 총 점에 대한 규준도 제공하고 있어 세부 인지영역뿐만 아니라 전반적 인지기능에 대한 지표로 활용할 수 있어 추적관찰 및 전후변화 확인 등 임상 현장에서 유용하게 사용되고 있다. 소검사들은 기억력(언어적 즉각회상, 언어적 및 비언어적 지연회상, 언어적 재인), 언어능력(유창성 및 이름대기), 시·공간능력, 그리고 집행기능(길만들기 검사와 스트룹 검사)을 평가하도록 구성되어 있고 MMSE-KC도 포함되어 있다(그림 8-2, 박스 8-1).

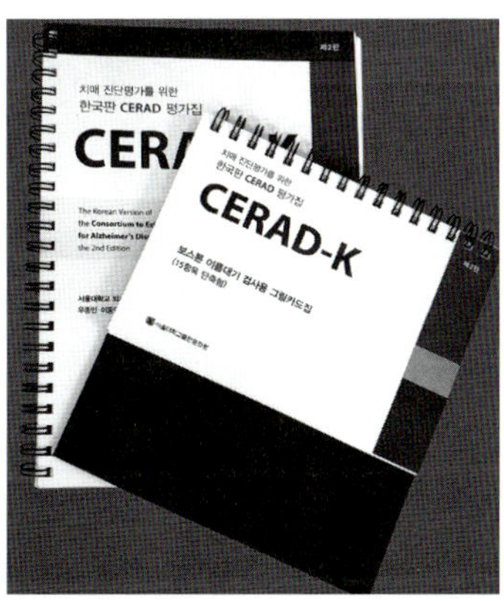


**그림 8-2** 한국판 CERAD 평가집(CERAD-K)

**박스 8-1 한국판 CERAD 평가집(CERAD-K) 구성**

J 신경심리학적 검사
J0 검사요약
J1 언어유창성 검사
J2 BNT
J3 MMSE-KC
J4 단어목록기억검사
J5 구성행동검사
J6 단어목록회상검사
J7 단어목록재인검사
J8 구성회상검사
J9 길만들기 검사 A와 B

### (2) 서울신경심리검사(SNSB)

서울신경심리검사(Seoul Neuropsychological Screening Battery, SNSB)는 인지기능의 다양한 면을 검사할 수 있는 자세한 신경심리검사로, 환자가 가지고 있는 다양한 인지기능 중 어느 기능의 장애가 심한지를 알 수 있고, 뇌에서 어느 부위가 손상되었는지를 알 수 있어 치매의 원인과 정도를 밝히는데도 도움을 준다. 서울신경심리검사(SNSB)는 종합적인 신경심리검사 총집으로 인지기능 전반을 모두 평가하는 다양한 검사들로 구성되어 있다. 검사항목으로는 주의집중력, 언어 및 관련 기능, 시공간능력, 기억력 및 이마/실행기능 등 5가지 인지영역이 있으며, 이 외에도 짧은 시간에 전반적인 인지기능을 평가하고 치매를 선별하기 위해 널리 사용되고 있는 K-MMSE가 포함되어 있다. 또한 피검자의 정서적 상태와 신체적 상태가 서울신경심리검사(SNSB)에서 평가된 인지적 기능에 어떤 영향을 미치고 있는지에 대한 정보를 제공하는 노인우울척도(Geriatric Depression Scale, GDS)와 바델 일상생활동작 평가(Barthel ADL, B-ADL)도 포함되어 있다(**표 8-4**). 검사에 소요되는 시간은 1시간 30분에서 2시간 정도이며, 피검자의 상태와 조건에 따라 다소의 변화가 있을 수 있고 치매가 심한 경우에는 실시하기 힘들다는 단점이 있다(**그림 8-3**).

### (3) 노인인지기능검사(LICA)

노인인지기능검사(Literacy Independent Cognitive Assessment, LICA)는 비문해 노인 특성반영 인지기능검사로, 기존의 읽고 쓰는 것이 가능해야 실시할 수 있는 인지기능 평가와 달리 비문해 또는 저학력 노인들에게도 쉽게 검사를 시행하는 목적으로 만든 도구이다. 시·공간 구성능력(10문항), 언어능력(의미 모양-색깔 속성/이름대기 15문항), 수행기능(숫자 스트룹 2문항, 단어유창성-동물이름대기 1문항), 주의력(시

**표 8-4 서울신경심리검사(SNSB)**

| 검사항목 | 검사 방법 |
|---|---|
| 주의집중력 | • 숫자 외우기: 앞/뒤<br>• 글씨소거 검사 |
| 언어 및 관련 기능 | • 자발적인 언어표현/이해/반복<br>• 한국형 보스턴 이름대기 검사<br>• 읽기/쓰기<br>• 손가락 이름대기/좌우 구별/계산/신체부위 인식<br>• 실행증 검사: 안면, 운동 |
| 시공간 능력 | • Korean Mini-Mental Status Examination, K-MMSE: Drawing<br>• 레이복합도형 검사: 따라 그리기 |
| 기억력 | • K-MMSE: Registration/Recall<br>• 서울언어학습 검사<br>• 레이복합도형 검사: 즉시, 지연회상/재인 |
| 이마/실행기능 | • Contrasting Program/Go-No-Go Test<br>• 주먹-손날-손바닥 검사/양손교차운동 검사<br>• Alternating Square & Triangle/Luria Loop<br>• 통제단어연상 검사<br>– 의미 유창성 검사<br>– 글자 유창성 검사<br>• 한국형 스트룹 검사 |
| 그 외 영역 | • K-MMSE<br>• 노인우울 척도<br>• 기본적 일상생활동작 평가<br>• 치매척도 검사 |

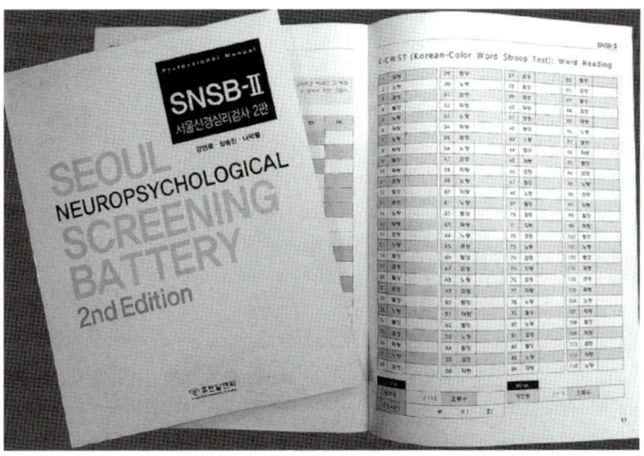


**그림 8-3** 서울신경심리검사(SNSB)

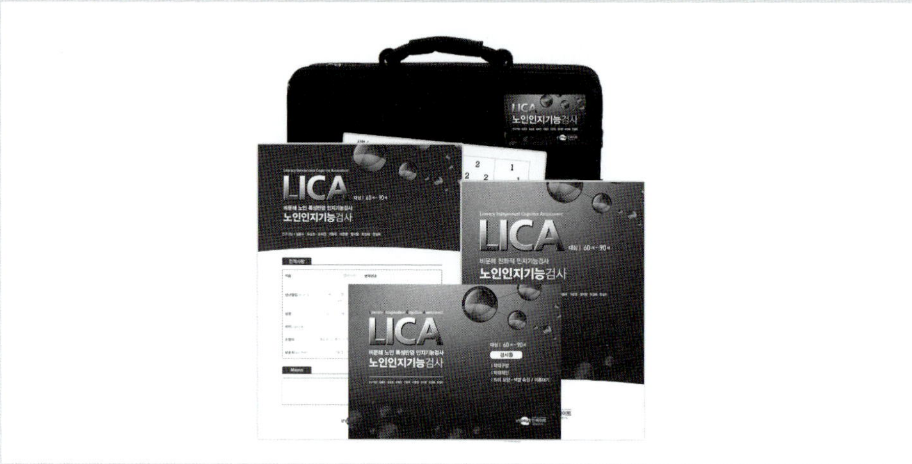


**그림 8-4 노인인지기능검사(LICA)**

공간주의력 바로 따라하기 8문항, 거꾸로 따라하기 8문항), 계산력(더하기 6문항, 빼기 6문항, 곱하기 6문항, 나누기 6문항), 기억력(이야기-즉각회상 20문항, 지연회상 20문항, 재인 10문항, 단어 즉각회상 10문항, 지연회상 10문항, 재인 20문항)의 여섯 가지 인지영역을 평가하며 13개의 소검사로 구성된다. 본 검사 소요시간은 40분 내외이다. 온라인 채점프로그램으로 자동채점이 가능하며, 개인의 연령과 학력수준을 고려한 규준집단에서 각 측정치의 z점수를 산출할 수 있다. 노인인지기능검사(LICA)의 문해 여부를 확인할 수 있도록 간략한 스크리닝 검사를 개발하여 추가하였다. 총 300점 만점으로, 문해자는 186점 미만이면 치매를 의심하며, 비문해자는 154점 미만이면 치매로 의심한다(그림 8-4).

## 3) 기타 검사

### (1) 삼성치매질문지(SDQ)

삼성치매질문지(Samsung Dementia Questionnaire, SDQ)는 환자를 잘 아는 보호자가 발병 전과 후의 임상증상에 대한 정보를 제공함으로써 치매를 선별할 수 있게 개발된 설문지이다.

32개의 항목으로 구성되어 있으며, 17점 이상이면 치매로 진단할 수 있다. 이 검사법은 간이정신상태검사(MMSE)와 높은 상관관계를 가지고 있으며, 환자의 연령이나 교육의 정도에 영향을 받지 않는 장점이 있다. 그러나 설문 시간이 상대적으로 길고, 내용이 기억력에 치우쳐 설문의 문항에 반복이 있으며, 읽기와 쓰기에 관한 문항이 있어 문맹의 노인들에게는 적용하기 어려운 단점이 있다. 이러한 단점을 보완하여 개발된 검사가 단축형 삼성치매질문지(Short-Samsung Dementia Questionnaire, S-SDQ)이다. 단축형 삼성치매질문지(S-SDQ)는 삼성치매질문지(SDQ)의 32문항을 15문항으로 단축해 삼성치매질문지(SDQ) 보다 짧은 시간에 검사가 가능하게 만들어졌고, 삼성치매질문지(SDQ)가 예/아니오 식의 양분척도로 구성되어 증상의 정도를 알 수 없는 반면, 단축형 삼성치매질문지(S-SDQ)는 3점 척도로 구성되어 비교적 경증의 환자를 선별할 수 있으며, 읽기와 쓰기 문항을 제외해 문맹의 환자들에게도 사용할 수 있는 장점이 있다. 삼성치매질문지(SDQ)는 17점 이상일 때 민감도 89%, 특이도 94%로 치매를 진단할 수 있으며. 단축형 삼성치매질문지(S-SDQ)는 나이와 학력에 관계없이 8점 이상이면 치매로 진단할 수 있다. 민감도 94%, 특이도 90%로 삼성치매질문지(SDQ)와 차이가 없다고 하였다.

### (2) 한국형 치매선별 질문지(KDSQ)

한국형 치매선별 질문지(Korean Dementia Screening Questionnaire, KDSQ)는 치매환자에게서 초기에 흔히 볼 수 있는 임상증상을 기억장애, 언어장애를 포함한 행동장애, 일상생활수행장애의 세 부분으로 나누어 각각 5개의 질문을 포함한 구조로 구성되어 있다. 읽기와 쓰기 항목을 제외하고 성별에 영향을 받는 항목이 없으므로 교육 수준이 낮은 한국의 노인환자에게 검사자의 시간과 노력을 줄이면서 적용할 수 있다. 6점을 기준점으로 제시하고 있으며, 15점 만점에서 6점 이상일 때 민감도 79%, 특이도 80%로 조기치매를 진단할 수 있을 뿐만 아니라, CDR 0.5, 1군 사이의 치매 경증을 판별하는데도 민감한 검사이다.

### (3) 7분 치매 선별검사

7분 치매 선별검사(7-Minute Screen Test)는 1998년 솔로몬(Solomon) 등이 10분 이내에 시행할 수 있는 간편한 치매 조기 선별도구로 개발하였다. 지남력검사, 기억력검사, 시계그리기 및 언어유창성검사의 네 개의 영역으로 구성되어 있다. 장점은 검사 결과가 연령, 성별, 교육 수준에 영향을 받지 않으며, 비전문가도 짧은 시간 내에 간편하게 시행할 수 있으며, 결과 해석에 전문적인 지식이 필요하지 않다는 점이다. 단점은 외국의 지표를 사회문화적, 학력 등의 변수가 다른 우리나라에서 그대로 적용한다는 점이다. 하지만 노화에 따른 단순 인지장애와 알츠하이머병에 의한 인지장애를 효율적으로 감별할 수 있고, 치매의 초기감별도 유용하며 민감도와 특이도가 높아 일차 의료기관에서 유용하게 사용할 수 있다.

UNIT

# 03

# 치매작업치료의 실제

CHAPTER

09

# 인지관리

## 학습목표

1. 인지에 대한 개념 및 치매환자의 인지기능장애를 이해한다.
2. 치매환자의 인지기능을 평가하기 위한 표준화된 검사도구를 이해한다.
3. 치매환자의 인지재활 목표 및 전략을 학습한다.
4. 치매환자의 개인 및 집단 인지재활 적용 프로그램을 이해한다.
5. 치매환자의 인지관리 최신 경향을 이해한다.

## 핵심용어

- 인지기능
- 인지기능장애
- 인지기능 평가
- 인지재활
- 치매환자

## 01 개요

사전적 의미로 지식이란 알아서 얻은 성과를 의미한다면, 인지(cognition)는 아는 작용과 얻은 것을 모두 의미하는 경우가 많다. 지각 또는 사고의 대상을 알게 되는 마음의 작용이라 할 수 있으며, 지각, 사고, 기억 등이 여기에 포함된다. 감각이란 어떤 사물이 보이는 것이고, 지각은 예를 들어 신호등에 빨간색 불이 들어 왔다는 것을 아는 것이다. 그리고 신호등에 빨간색 불이 들어 왔을 때는 멈춰야 한다는 것을 아는 것을 인지라고 할 수 있다.

인간은 주위 환경에 능동적으로 적응하며 각종 의미 정보를 파악하고 알아내어 이를 저장하며 활용하는 존재이다. 인지는 능동적·지적 과정들을 포괄하는 개념으로 집중력, 집행능력, 언어, 조직력, 기억력, 통찰력, 문제해결능력, 계산능력 등을 내포한다. 이처럼 인지는 환경 안에서 행동하고 알아가는 것이며, 경험을 통하여 배우는 일련의 복합적인 사고과정이다.

인지는 상호 영향을 미치는 위계를 가지고 있다. 그 위계에는 일차적인 인지기능(지남력, 집중력, 기억력), 높은 수준의 사고력(추론, 개념 형성, 문제해결능력), 메타프로세스(집행기능, 자기인식)가 포함된다.

### 1) 지남력

지남력(orientation)은 과거 및 현재 환경과 자신의 관계를 이해하는 능력이다. 지남력은 사람, 장소, 시간과 관련된 환경과 자신을 인식하는 능력이라 할 수 있다.

### 2) 집중력

집중력(attention)은 주의력을 형성하는 정신자원으로, 크게 다섯 가지 종류로 설명할 수 있다.

#### (1) 반응 집중력

반응 집중력(react attention)은 주변 환경 자극들에 반응하거나 그 차이를 구별하는 능력이다. 예를 들어, 누가 자신의 이름을 부르면 쳐다보거나 대답하는 것을 말한다.

#### (2) 지속적 집중력

지속적 집중력(sustained attention)은 시간이 지남에 따라 지속적으로 수행을 유지할 수 있는 능력을 말한다. 즉, 작업을 할 때 주의집중수준을 일정 기간 동안 지속하여 유지할 수 있는 능력이다.

#### (3) 선택적 집중력

선택적 집중력(selective attention)은 환경에서 방해하는 자극 중에 한 가지 자극에만 집중할 수 있는 능력이다. 관계없는 많은 자극 중에서 한 가지를 선택하는 능력을 말한다.

#### (4) 교대적 집중력

교대적 집중력(shift attention)은 여러 자극에 대해 주의집중을 유연성 있게 옮기는데 필요한 능력이다. 즉, 양쪽 자극에 교대로 집중하거나 상황에 따라 집중을 바꾸는 능력을 말한다.

#### (5) 분리적 집중력

분리적 집중력(divided attention)은 동시에 한 가지 이상의 과제에 반응할 수 있는 능력이며, 지속적 집중력이나 선택적 집중력 이상의 보다 복잡한 정신기술을 가능하게 해준다. 즉, 최상의 과제 수행을 위해 필요한 정보를 나누어 주의하는 것으로, 요리하면서 TV 뉴스를 듣고 해당 내용을 알기, 가족들과 이야기를 나누면서 고기 굽기 등의 능력을 말한다.

### 3) 기억력

기억력(memory)은 이전의 경험이나 인상을 의식 속에 저장하거나 다시 회상해 내는 것이다. 즉, 인간이 경험한 것을 어떠한 형상으로 간직했다가 이후에 회상 또는 재인식, 재구성되는 현상을 말한다.

#### (1) 감각기억

감각기억(sensory memory)은 인간이 다양한 환경에서 받은 정보는 특정 감각에 의해 잠시 동안(1/1,000초) 등록되는 형태로 머문다. 시각적으로 입력되는 감각기억은 영사기억(iconic memory), 청각적으로 입력되는 감각기억은 반향기억(echoic memory)이라 한다. 이 기억의 등록 단계는 환경으로부터 받아들인 정보 중에서 어떠한 것을 저장할 것인가에 대해 결정하는 역할을 한다.

### (2) 순간기억

순간기억(immediate memory)은 매우 순간적인 정보의 저장을 의미한다. 즉, 몇 초 안에 주어진 감각 등록 정보를 다시 상기시키는 것을 말한다.

### (3) 단기기억/작업기억

단기기억(short-term memory)은 단기간(수초~수분) 동안 감각자극을 통해 들어온 정보를 일시적으로 저장하는 것을 말한다. 이 과정에 주의과정이 추가되어 학습하고 이해하는 것과 같은 인지적 작업 수행에 필요한 정보를 일시적으로 저장하는 것을 작업기억이라고 한다. 작업기억(working memory)이라는 말은 인지자원을 동원하여 쓴다는 뜻이다. 즉, 감각 등록으로 들어온 정보를 장기기억으로 저장하기 위해서는 약 30초 동안의 작업기억에 집중해야 한다. 장기기억이 기억의 영원한 저장기능이 있는 반면, 작업기억은 동시에 처리할 수 있는 정보의 양이 한정되어 있어서 숫자를 기억할 때 7±2 정도의 정보를 수용할 수 있다.

### (4) 장기기억

장기기억(long-term memory)은 일시적 형태의 단기기억을 통해 장기간(수시간~수년) 정보를 저장하고 유지하는 것을 말한다. 작업기억 내의 자료는 유지 기간이 짧은 반면, 장기기억에 일단 저장된 정보는 그 사람의 일생 동안 유지된다. 한두 시간 전 혹은 몇 년 전의 사건을 기억해낼 때 우리는 장기기억에 저장된 정보의 위치를 찾아 회상할 수 있으며, 의식적인 주의와 사고를 위해 한정된 공간인 작업기억영역으로 가져 온다. 장기기억의 저장은 뇌 조직의 영구적인 변화에 의해 가능한 것으로 알려져 있다. 그러나 기억의 저장을 위해 한 개의 뇌영역만을 사용하지 않으며, 장기기억은 다음과 같이 구분할 수 있다.

#### ① 서술기억

서술기억(declarative memory)은 사실에 입각한 실제적인 정보를 기억하며, 다시 의미기억(semantic memory)과 삽화기억(episodic memory)으로 나눌 수 있다. 의미기억은 세상에 대한 사실적 지식 및 사전적 의미를 아는 것과 관련된 기억이고,

삽화기억은 개인적 정보와 개인적으로 경험한 사건에 대한 기억을 말한다.

② 절차기억

절차기억(procedural memory)은 '어떻게'와 관련된 지식 정보를 기억하는 것을 말한다. 예를 들어, 스키를 타거나 핸드폰 조작을 하는 등의 숙련된 운동기술을 배우거나 수행할 수 있는 방법을 기억하는 것이다.

### 4) 추론

이미 알고 있는 사실이나 가정으로부터 결론 및 추론(reasoning)을 이끌어 내는 과정을 말한다. 순서화, 범주화, 연역법이 이 과정에서 사용될 수 있다. 순서화는 정보를 올바른 순서로 나열하는 것이며, 범주화는 대상이나 생각을 그 특성에 따라 그룹으로 묶는 것을 말한다. 연역적인 추론과정에서 사람들은 추론을 위한 증거들을 사용하는데, 이것은 쓸 수 있는 정보를 가설 생성 및 검정에 사용함을 의미한다.

### 5) 개념 형성

개념 형성(concept formation)은 추론 능력과 밀접한 관련을 가지고 있으며, 여러 가지 경험을 통하여 대상의 공통 속성을 추상하여 새로운 개념을 만드는 과정이라고 정의할 수 있다. 개념을 형성하기 위해서는 주어진 개념의 중요한 특징을 확실히 이해하고, 이러한 특징들의 관련성을 규정할 수 있어야 한다. 개념 형성 능력이 손상된 사람들의 가장 흔한 증상은 고착화된 사고이다.

### 6) 문제해결 능력

자신이 바라는 상황이나 목표와는 전혀 다른 상황에 직면할 때면 언제라도 문제해결 능력(problem solving)을 발동해야 한다. 실제로 모든 사람들이 일상적이고 습관적으로 수행하는 기초적인 낮은 수준의 반응에서도 문제해결 능력이 관여한다. 문제해결 능력의 일반적인 단계는 문제 확인, 목표 설정, 해결방안 선택, 해결방안 실행, 설정한 목표에 대한 성과수준 평가로 구분된다.

### 7) 집행기능

비구조화된 여러 단계의 과제를 성공적으로 수행하고, 매일의 작업을 잘 수행하기 위해서는 정상적인 집행기능(executive functions)이 필수적이다. 집행기능의 구성요소는 의지, 기획, 목적에 부합하는 행동, 효과적인 수행의 네 가지로 구분한다.

#### (1) 의지

의지적 행위는 자신이 필요로 하는 것이 무엇인지 결정하여 목표를 세우고, 행동으로 옮기고자 하는 것을 말한다.

#### (2) 기획

기획은 최종 목표를 향한 실행 단계를 확인하고 순서화하는 것이다.

#### (3) 목적에 부합하는 행동

목적에 부합하는 행동은 기존의 계획대로 복잡한 행동 순서들을 시작, 유지, 중지, 변경하는 등의 생산적인 활동으로 이행하는 것이다.

#### (4) 효과적인 수행

효과적인 수행을 위해서는 과제를 수행하는 동안 속도, 전략, 강도 등의 요소에 대한 감독과 자기수정이 필요하다.

### 8) 자기인식

자기인식(self-awareness)은 뇌에서 일어나는 정보처리과정 중에서 가장 높은 수준의 능력이다. 자기인식은 자신에 대한 정보를 처리하는 능력이며, 끊임없는 자기평가라고도 말할 수 있다.

## 2 치매환자의 인지기능장애

### 1) 기억력 장애

기억력 장애(memory disorder)는 치매의 대표적인 증상으로, 알츠하이머병의 초기부터 나타난다. 새로운 정보를 학습하는 능력이 손상되고, 최근에 일어난 일에 대한 기억을 회상하는 능력이 어려워진다. 병이 진행되면 오래전에 습득한 장기기억도 손상된다. 그러나 초기증상은 건강한 노인에게 발생하는 건망증과 유사하여 감별하기가 쉽지 않다. 기억력의 감퇴는 추리력과 판단력에도 영향을 미치며, 이것으로 인해 사회적 인식이나 도덕감 등이 상실된다. 이러한 이유로 환자는 물건을 훔치거나 비도덕적 행위를 하게 된다.

다음은 알츠하이머 환자의 기억력 장애로 인하여 초래되는 증상이다.

① 열쇠나 지갑 등 중요한 물품을 잘 잃어버린다.

② 사람 이름이나 집 주소를 잘 잊어버린다.

③ 가스레인지에 음식을 데우고 있던 사실을 잊어버려 자주 음식을 태운다.

④ 한 번 했던 말을 반복하거나 똑같은 질문을 반복한다.

⑤ 병이 진행되면 자신의 이름을 기억하지 못할 뿐만 아니라 자신의 얼굴과 가족의 얼굴을 알아보지 못한다.

⑥ 기억장애로 인해 일상생활에 영향을 받으며 자신에게 있었던 일을 기억하지 못한다.

### 2) 지남력 장애

지남력은 기억력과 주의력에 의존하기 때문에 환자는 점차 시간, 장소, 사람에 대한 지남력 장애(disorientation)가 발생한다. 지남력의 상실로 인하여 외출했다가 도중에 길을 잃어버려 방황하게 된다. 또한 날짜와 요일, 시간 등을 제대로 파악하지 못하고 현재 자신이 어디에 있는지 잘 모르며, 심지어는 화장실과 자기 방을 찾지 못하기도 한다.

### 3) 주의력 장애

주의력 장애(attention disorder)로 인하여 환자는 산만하게 행동하며 대화의 흐름이 일정하지 않고 분주한 행동을 한다. 집중시간이 저하되고, 관련없는 자극이나 생각으로 인해 초점을 잃거나 반대로 한 가지 자극에 과도하게 집중하기도 한다.

### 4) 계산능력 저하

계산능력이 저하(calculation disorder)되어 돈 관리가 어려워지고 쇼핑이나 시장에서 물건을 살 때 거스름돈을 받는 데 실수를 하게 된다. 요리를 할 때 정확한 양을 계량하여 넣거나 뺄 수 없다.

### 5) 판단력 장애

환자는 연속극의 내용을 잘못 이해하여 흥미를 잃을 수 있다. 또한 판단력이 저하되고 집안의 시시콜콜한 이야기를 다른 이웃사람에게 이야기해서 곤란한 상황이 생기기도 한다. 판단력 장애(judgement disorder)는 계산능력과도 관련된다.

### 6) 실행증 및 실인증

실행증(apraxia)이란 근육약화, 실조증, 감각상실, 근긴장도의 장애가 없음에도 불구하고 목적 있는 운동활동을 수행하지 못하는 것이다. 일상적으로 잘 하던 가사일이나 직장 일뿐만 아니라 세수나 면도 등과 같은 일상생활활동도 하지 못하는 것으로, 심하게 되면 가장 기본적인 음식섭취나 대변관리도 못하게 된다.

실인증(agnosia)은 알츠하이머병에서 흔히 나타나는 증상으로 지적기능, 언어기능, 감각기능에 이상이 없음에도 사물을 인지하지 못하고 그 의미도 파악하지 못하는 것이다.

### 7) 시공간기능장애

시공간기능은 뇌의 우측마루엽과 관련이 있다. 알츠하이머 환자는 시공간기능 손상으로 길을 잃어버리고, 작업수행 시 필요한 물건들을 적절히 배치하지 못한다. 또한 도형이나 그림을 주고 그대로 그리게 하면 제대로 그리지 못하는 것을 볼 수 있다. 환자는 시공간기능장애(visual-space dysfunction)로 인하여 방향감각이 떨어져 길을 잃고 헤맬 수 있다. 익숙하게 잘 다니던 길에서도 길을 잃거나, 어려서부터 살아온 자신의 집을 찾지 못해 방황하는 경우가 발생할 수 있다. 운전 시에도 접촉사고를 자주 낸다거나 익숙한 도로에서도 방향을 잃어 헤매는 경우가 발생하여 더 이상 운전을 할 수 없게 된다.

## 3 인지기능 평가

작업치료사는 의무기록이나 면담을 통해 환자의 진단명, 병력, 교육 정도, 작업 및 직업 이력, 가족상황, 문화적 배경, 약물 복용상태, 주 증상 등의 정보를 수집하고, 평가 시 영향을 미칠 수 있는 언어나 읽기 등의 의사소통 문제, 피로 등의 정보 수집을 통해 환자의 우선순위를 확인한다. 이렇게 수집한 정보들을 도대로 환자의 인시기능을 평가할 평가도구를 선택한다. 인지기능 평가는 표준화된 평가도구의 사용이 권장되는데, 이때 환자의 상태를 고려하여 선택한다. 일부 표준화된 평가도구는 신체적 기능이 손상된 환자의 경우 운동반응을 요구하는 항목은 수행하지 못할 수도 있다. 작업치료사는 표준화된 평가를 실시할 때 지침에 따라 검사하고 결과를 기록한다. 점수는 지침서의 점수체계에 따라 채점하고 해석한다.

대부분의 인지기능 평가도구는 인지 및 지각기술과 정보처리능력을 종합적으로 다루고 있는데, 인지-선별 평가가 여기에 속한다. 이 평가는 검사를 통해 어떤 하위 인지기능에 장애가 있는지, 남아 있는 인지기능에 대한 정보를 얻고, 중재를 위한 정보를 수집하기 위해 필요하다. 인지-선별 평가는 주의집중력, 지남력, 시각적 처리, 기억, 집행기능 등 다양한 인지 하위 기술들로 구성된다. 그러나 인지-선별 평가는 대개 평가항목의 폭과 깊이가 제한되어 환자들에게 나타나는 경미한 인지장애를 놓칠 수 있다는 단점이 있다.

많은 인지-선별 평가도구들이 뇌졸중, 외상성 뇌손상, 치매 등의 특정 환자군에게 적용될 수 있게 고안되었다. 이 장에서는 로웬스테인 작업치료 인지평가(Lowenstein Occupational Therapy Cognitive Assessmens, LOTCA), 간이정신상태검사(Mini Mental Status Examination, MMSE), 한국형 몬트리올 인지평가(Montreal Cognitive Assessment-Korean, MoCA-K) 등을 소개하고자 한다.

### 1) 로웬스테인 작업치료 인지평가(LOTCA)

로웬스테인 작업치료 인지평가(Lowenstein Occupational Therapy Cognitive Assessmens, LOTCA)는 이스라엘의 Lowenstein 병원에서의 임상적 경험을 토대로 뇌손상 환자의 인지기능을 세분화하여 평가할 목적으로 개발되었다. 초기에 개발된 LOTCA는 지남력, 지각, 시각운동 구성, 사고조작의 4개 영역의 20개 항목과 피검자의 검사태도를 관찰하여 채점하는 1개 항목(주의력/집중력)으로 이루어졌다.

로웬스테인 작업치료 인지평가(Lowenstein Occupational Therapy Cognitive Assessmens, LOTCA-R)은 지각을 시지각, 공간지각, 운동실행으로 나누어 6개의 영역(지남력, 시지각, 공간지각, 운동실행, 시각운동구성, 사고조작)의 26개 항목과 추가 관찰항목(주의력/집중력) 1개로 이루어져 있다. 각 문항마다 1~4점(예외, 지남력 항목: 1~8점, 분류하기 및 ROC 분류: 1~5점)으로 총점 범위는 26~115점이며, 점수가 높을수록 인지기능이 높음을 의미한다.

노인형 로웬스테인 작업치료 인지평가(Lowenstein Occupational Therapy Cognitive Assessmens-Geriatric population, LOTCA-G)는 노인 환자들의 특성에 맞게 기억영역을 추가하여 7개의 영역(지남력, 시지각, 공간지각, 운동실행, 시각운동 구성, 사고조작, 기억)의 23개 항목과 추가 관찰항목으로 이루어져 있다. 검사시간은 30~45분이 소요된다.

### 2) 간이정신상태검사(MMSE)

간이정신상태검사(Mini-Mental State Examination, MMSE)는 폴스테인(Folstein) 등(1975)에 의해 개발된 검사도구로, 적용이 비교적 쉽고 5~10분 내의 짧은 시간에 간단하게 시행할 수 있다. 연습효과가 작으므로 질병의 진행과정 동안 반복 측정함으로써 시간에 따른 변화를 볼 수 있다는 장점이 있다. 중등도 및 중증치매환자 선별에 신뢰도와 타당도가 검증되어 우리나라에서 가장 널리 사용되는 검사법이다. 우리나라에서 표준화되고 사용되는 도구로는, MMSE-K(Korean Version of Mini-Mental State Examination)와 K-MMSE(Korean Mini-Mental State Examination)가 있으며, 한국판 CERAD 평가집(Korean version of the Consortium to Establish a Registry for Alzheimer's Disease Assessment Packet, CERAD-K)에 포함되어 있는 MMSE-KC(Mini-Mental State Examination in the Korea Version of the CERAD Assessment packet)가 있다. MMSE-K는 지남력 10점, 기억등록 3점, 기억회상 3점, 주의집중 및 계산 5점, 언어기능 7점, 이해 및 판단 2점으로 구성되어 있으며, 총점은 30점이다. 또한 무학인 경우 가산점을 주어 점수를 보정한다. 총점 24점 이상은 정상, 18~23점은 경도인지장애, 17점 이하는 명백한 인지기능장애로 해석한다. K-MMSE는 시간에 대한 지남력 5점, 장소에 대한 지남력 5점, 기억등록 3점, 기억회상 3점, 주의집중 및 계산능력 5점, 언어능력 8점, 시각구성 1점으로 구성되어 있으며, 총점은 MMSE-K와 같이 30점으로, 학력과 연령에 따른 각각의 기준치를 제시하고 있다. 간이정신상태검사(MMSE)는 실시방법이 어렵지 않기 때문에 간단한 교육 이후 쉽게 실시할 수 있다는 장점이 있다. 하지만 연령, 교육수준, 문화와 언어 차이에 많은 영향을 받고, 난이도의 범위가 좁으며, 이마엽기능을 평가하는 항목이 부족하여 혈관성 치매나 이마관자엽 치매를 정확히 감별할 수 없어 아주 경미하거나 심한 기억장애를 구별하지 못하는 단점이 있다.

### 3) MMSE 수정판(3ME)

간이정신상태검사(MMSE)의 장점을 최대한 유지하면서 단점을 보완한 평가도구인 MMSE 수정판(Modied-MMSE, 3ME)이 국내에 표준화되어 있다. 이 평가도구는 기존의 간이정신상태검사(MMSE)에 사용되지 않은 과거기억, 유창성, 추상적 사고, 지연기억검사의 4가지 간단한 검사를 추가하였고, 총점을 100점으로 하여 평가범위를 세분화한 것이 특징이다. 72점 이하를 치매로 진단하였을 때 특이도 74%, 민감도 73%를 보이며, 연령과 교육수준에 따라 보정한 정상규준을 제시하였다. 하지만 기존 간이정신상태검사(MMSE)보다 검사시간이 다소 오래 걸리므로 널리 사용되지 않고 있다.

### 4) 한국형 몬트리올 인지평가(MoCA-K)

한국형 몬트리올 인지평가(Montreal Cognitive Assessment-Korean, MoCA-K)는 경도인지장애를 선별하기 위하여 개발된 도구이다. 단기기억(5점), 시공간구성 기능을 위한 시계그리기(3점), 3차원 블록 그리기(1점), 수행력에 대한 검사로 trail-making test-B(TMT-B, 1점), 언어유창성(1점), 2-item verbal abstraction task(2점), 집중력 유지(1점), 숫자 차례로 빼기(3점), digit span forward & backward(2점), 동물 이름대기(3점)와 복잡한 문장 따라 말하기(2점), 그리고 시간 장소에 대한 지남력(6점) 항목으로 이루어져 있으며, 총점은 30점이다. 2008년에 우리나라에서 표준화되었으며, 23점 이상은 정상, 22점 이하일 경우에는 경도인지장애 또는 치매를 의심할 수 있다.

### 5) 알렌 인지수준 판별검사(ACLS)

알렌 인지수준 판별검사(Allen Cognitive Level Screening Test, ACLS)는 인지기능을 평가하는 도구로 알렌 인지 배터리(Allen Cognitive Battery)의 한 부분이다. 세 가지의 다른 바느질 과제를 수행하는 과정을 통해 인지수준을 판별할 수 있다. 검사시간은 약 20~30분 정도 소요되며, 가죽판 한 개(시각적인 문제가 있을 경우 큰 크기의 가죽판, Large-ACLS으로 시행할 수 있음), 가죽끈에 사용되는 바늘 두 개, 가죽끈 두 개, 한 쌍의 왁스칠된 실과 바늘로 구성되어 있다. 검사자의 시범과 지시에 따라 난이도가 증가하는 홈질(Running stitch), 감침질(Whipstitch), 코도반 바느질(Single cordovan stitch)을 순서대로 실시한다. 점수는 3.0~5.8점까지이며, 점수가 높을수록 인지수준이 높음을 나타낸다. 검사-재검사 신뢰도는 .75, 검사자 간 신뢰도는 .95로 나타났다.

### 6) 7분 치매 선별검사(7-MS)

7분 치매 선별검사(7-Minute Screen Test, 7-MS)는 1998년 솔로몬(Solomon) 등이 10분 이내에 시행할 수 있는 간편한 치매 조기 선별도구를 개발한 것으로, 지남력검사, 기억력검사, 시계그리기 및 언어유창성 검사의 네 개의 영역으로 구성되어 있다. 장점은 성별, 연령, 교육 수준에 영향을 받지 않고, 비전문가도 짧은 시간 내에 간편하게 시행할 수 있으며, 결과 해석에 전문적인 지식이 필요하지 않다는 것이다. 경도의 알츠하이머 환자에 대해서 높은 민감도와 특이도를 보이고 신뢰도가 높아 알츠하이머병의 조기 선별도구로 사용할 수 있다는 보고가 있다. 하지만 국내 표준화 연구에서는 학력에 따른 차이가 관찰되었다.

## 4 치매환자의 인지접근

인지재활이란 손상된 인지기능을 개선 및 유지시킬 목적으로 집중력, 기억력, 문제해결능력 등에 대해 체계적으로 개입하여 중재하는 치료 전략이다. 중추신경계의 뇌세포는 뇌가소성으로 인해 손상된 기능이 어느 정도 호전될 수 있다. 특히 급성기 뇌손상 환자들의 경우, 발병 후 조기에 적절한 인지자극 제공 및 인지훈련을 실시함으로써 뇌의 재회복과정을 촉진하여 인지능력 회복을 가속화할 수 있다.

치매환자의 경우, 급성기 뇌손상 환자들과는 달리 퇴행성 질환의 특성으로 인해 인지능력 회복을 가속화하기에는 어려움이 있지만, 인지기능을 유지 및 증진하는 것을 목표로 인지재활을 적용한다. 이를 통해 환경에서 정보를 처리하고 해석하는 능력을 유지 및 향상시킴으로써 일상생활 수행능력 또한 유지 및 증진시킬 수 있다.

### 1) 인지치료프로그램의 분류

치매환자들에게 적절한 인지치료프로그램을 제공함으로써 인지적인 활동을 증가시키는 것은 가능하다. 인지치료프로그램은 치료프로그램의 방법 및 내용에 따라 흔히 인지훈련, 인지재활, 인지자극으로 나눠 볼 수 있다. 하지만 이러한 인지치료프로그램에 대한 분류는 때에 따라 명확하지 않으며, 여러 치료자와 연구자들 사이에서 인지훈련, 인지재활, 인지자극이 개념상 특별하게 구분되지 않고, 서로 혼용되어 사용되기도 한다.

#### (1) 인지훈련

인지훈련(cognitive training)은 주로 특정 인지영역을 훈련시키기 위해 표준화된 과제를 수행하는 방식으로 진행된다. 주로 집중력, 기억력, 지남력, 문제해결능력 등의 인지영역을 훈련한다. 기억력, 집중력 및 인지기능을 증진시킬 수 있는 전략을 교육하는 것 또한 프로그램에 포함되기도 한다. 이러한 훈련을 통해 인지기능을 증진 및 회복시키는 것을 목적으로 하며, 경우에 따라서는 보존된 인지기능을 유지시키는 것을 목적으로 한다. 인지훈련에 의해 특정 인지영역의 기능이 향상되면 이는 다른 인지영역의 기능 또한 향상시킬 수 있으며, 이를 통한 일상생활 수행능력의 향상 등으로 훈련 효과의 일반화가 이루어질 수 있다.

① 시간차 회상훈련

시간차 회상훈련(spaced retrieval training)은 제시된 정보의 회상간격을 점차 늘려나가면서 반복적으로 회상시킴으로써 학습과 정보 저장을 촉진하는 기법이다. 환자에게 정해진 정보를 학습시킨 후 1.5분, 3분, 6분, 12분, 24분의 시간 간격 후에 회상시켜 성공적으로 재생하면 회상간격을 점차 증가시켜 나가고, 실패하면 다시 정보를 학습시킨 다음 동일 간격으로 회상시키는 과정을 반복하는 것이다.

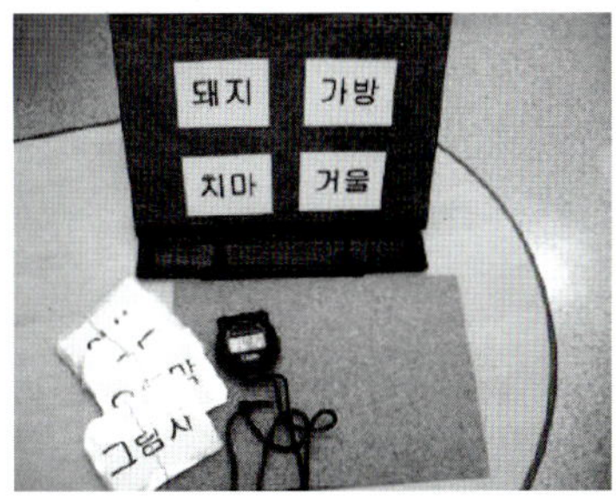


그림 9-1 시간차 회상훈련

시간차 회상훈련 중 회상을 기다리는 시간에는 회상 간 활동을 시행하며, 집중력과 기억력, 문제해결능력, 소근육 활동을 초점으로 구성된다(그림 9-1).

② 오류 배제 학습훈련

오류 배제 학습훈련(errorless learning)은 정보를 최초로 학습하는 단계에서 발생할 수 있는 착오(틀림)를 제거하여 기억 효율을 증가시키는 방법이다. 치매노인의 경우, 학습 단계에서 발생하는 착오의 영향을 크게 받을 뿐 아니라 스스로 교정하는 데도 한계가 있다. 따라서 새로운 것을 알려주거나 학습해야 하는 경우에 착오가 발생되지 않도록 정보를 제공해 주는 기법이다(박스 9-1).

**박스 9-1 오류 배제 학습훈련 예시**

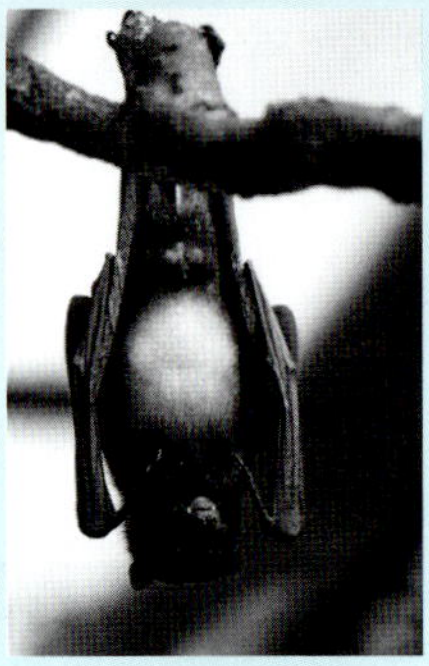

**[1단계]**

치료사: 이것은 무엇일까요?

환　자: 잘 모르겠는데요.

치료사: 이것은 박쥐입니다. 따라해 보세요.

환　자: 박쥐!

**[2단계]**

치료사: 제가 방금 이 동물을 무엇이라고 했나요?

환　자: 박쥐입니다.

③ 점진적 단서 소실기법

점진적 단서 소실기법(vanishing cues)은 기억하고자 하는 정보의 단서를 점차 줄여나가는 방법이다. 기억하고자 하는 정보의 단서를 점차 줄여가면서 반복적으로 회상시켜 학습과 정보의 저장을 촉진하는 기법이다(**박스 9-2**).

**박스 9-2 점진적 단서 소실기법 예시**

- 서울시 송파구 잠실동
- 서울시 송파구 (　)
- 서울시 (　) (　)

## (2) 인지재활

인지재활(cognitive rehabilitation)은 인지기능장애가 있는 환자에게 유지되고 있는 기능을 최적화하여 발휘할 수 있도록 돕는 치료이다. 일반적으로 작업치료사는 환자, 가족과 함께 환자의 상황에 맞춰 적절한 치료 목적을 설정하게 된다. 인지훈련과 같은 특정 인지영역에 대한 과제수행능력 향상을 목적으로 하지 않고, 일상생활활동 수행능력 유지 및 향상에 초점을 두고 치료한다. 인지재활은 주로 실제 일상생활활동에서 목표로 하는 활동의 실행능력에 중점을 두고 접근하며, 인지재활을 통해 전반적 인지기능이 향상될 것이라는 효과의 일반화에 대해서는 가정하지 않는다. 환자에게 상대적으로 잘 유지되고 있는 인지기능을 통해 손상된 인지영역으로 인한 장애를 보완할 수 있도록 한다. 알람, 메모지, 요일 약통 등과 같은 외부 기억 보조도구를 이용하는 전략이 인지재활에 이용되기도 한다. 질병이 진행된 치매환자에서는 인지훈련의 적용에 제한이 많고, 치료를 통한 실제적인 도움을 줄 수 있다는 면에서 인지재활이 유용할 수 있다.

① 컴퓨터 보조 인지재활

컴퓨터 보조 인지재활(computer assisted cognitive rehabilitation)은 컴퓨터를 통하여 집중력, 기억력, 의사결정, 운동기능 및 의사소통기능을 훈련하는 방법이다. 거동이 불편한 치매노인의 경우, 병원이나 시설에 방문하지 않고 집에서도 컴퓨터를 통해 훈련할 수 있다. 컴퓨터 보조 인지재활은 쉽고 간단한 활동에서 다양하고 어려운 활동으로 구성되어 있으며, 난이도에 맞게 선택하여 훈련할 수 있다. 컴퓨터 보조 인지재활을 통해 스스로 성취감을 느끼고 좌절감을 줄일 수 있다.

많은 연구를 통해 컴퓨터 보조 인지재활의 효과가 검증되고 있다. 컴퓨터 보조 인지재활은 뇌졸중 및 치매환자의 대인관계능력 향상, 일상생활수행능력, 인지기능과 작업수행 만족도를 향상시킨다. 또한 컴퓨터 보조 인지재활프로그램을 적용한 연구에서 지남력, 단어지연회상, 재인지, 최근 기억, 과거기억에서 의미 있는 효과를 나타냈다.

### (3) 인지자극

인지자극(cognitive stimulation)은 인지활동을 촉진하도록 하는 광범위한 중재들을 포함한다. 치료 프로그램은 일반적으로 기억, 집중, 추론 등과 관련된 정신활동을 유도하고 촉진시키는 다양한 활동으로 구성되어 있다. 낱말 게임, 퍼즐 맞추기, 악기연주에서부터 요리, 원예 등 다양한 활동이 인지자극프로그램에 포함될 수 있다. 인지자극은 정상 노화성 인지저하를 보이는 노인에서부터 치매환자까지 다양한 대상자들에게 적용될 수 있다.

## 5 인지영역별 인지훈련프로그램의 예시

### 1) 주의집중

주의집중(attention)은 어떤 대상에 초점을 맞추는 정신적 활동이다. 후에 초점에 맞추고 있던 정보를 사용할 수 있다(**박스 9-3**).

**박스 9-3** **주의집중 예시 및 과제**

**▌예시 | 다음의 빈 칸에 들어갈 숫자를 모두 채워 적으세요.**

| 1 | 2 | 3 |  | 5 |  | 7 | 8 |  |
|---|---|---|---|---|---|---|---|---|
| 10 | 11 |  | 13 | 14 | 15 |  | 17 | 18 |
| 19 |  | 21 | 22 |  | 24 |  | 26 | 27 |
|  | 29 |  |  | 32 | 33 | 34 |  | 36 |
| 37 |  | 39 | 40 |  | 42 | 43 |  | 45 |

**▌과제 | 네모 칸의 점 위치와 같은 것을 모두 찾아 × 표시하세요.**

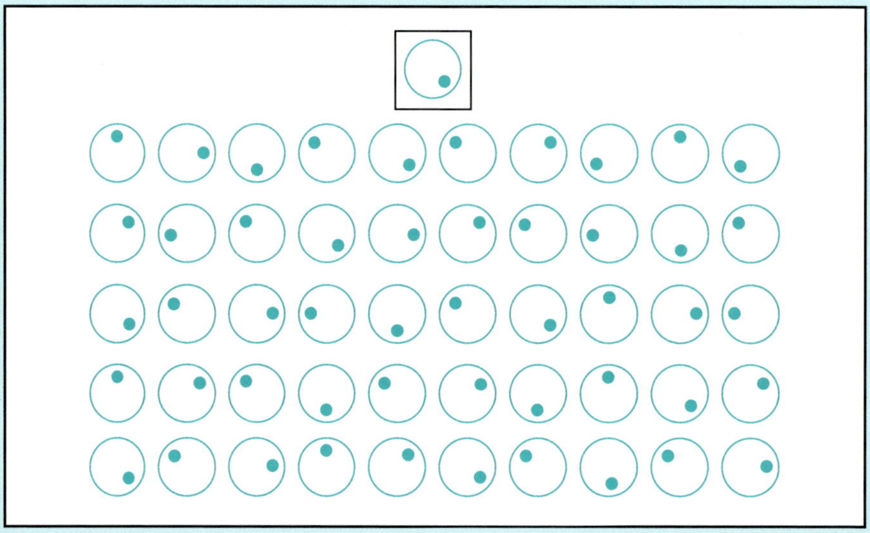

출처: 양영애(2019). 두뇌 커뮤니케이션. 동주.

## 2) 작업기억

작업기억(working memory)은 단기기억 과정에서 정보를 단순히 수동적으로 받아들이는 것이 아닌 인지적 작업과 노력을 통해 기억을 더 오래 유지시켜 주거나 장기기억으로 넘어가는 역할을 하는 것이다(박스 9-4).

**박스 9-4 작업기억 예시 및 과제**

**▌예시**

■ **다음의 그림을 잘 보고 기억하세요.**

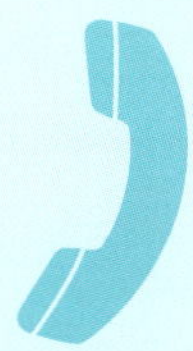

■ **(앞의 그림을 가리고) 앞에서 봤던 그림을 찾아 보세요.**

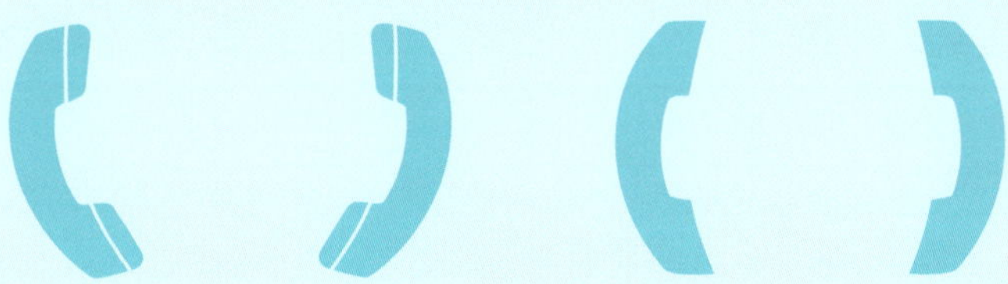

**▌과제**

■ **다음 문장을 읽고, (페이지를 넘긴 후) 맨 끝 단어를 말해 보세요.**

**SET 1**

| 문장 | 〈정답〉 |
|---|---|
| 자동차가 달린다<br>종달새가 노래를 부른다 | |
| 네가 화가 났구나<br>인내심을 갖고 끝까지 듣기 시작했다<br>모든 자녀에게는 보석이 숨겨져 있다 | |

출처: 양영애(2019). 두뇌 커뮤니케이션. 동주.

### 3) 메타인지와 자기인식

메타인지와 자기인식(metacognition & self-awareness)은 과제를 수행하는 자신과 과제 자체에 대해 이해하며 자기평가, 모니터링, 계획수립이 가능하게 하는 것이다(**박스 9-5**).

**박스 9-5** **메타인지와 자기인식 과제**

**매우 좋아하는 것은 '1', 좋아하는 것은 '2', 싫어하는 것은 '3', 매우 싫어하는 것은 '4'라고 빠짐없이 모두 표시하세요.**

| | | | | | | | |
|---|---|---|---|---|---|---|---|
| 과자 | | 비 | | 가을 | | 음악 | |
| 비행기 | | 천문학 | | 봄 | | 돈 | |
| 역사 | | 텔레비전 | | 휴가 가기 | | 사진 | |
| 친구사귀기 | | 라디오 | | 새옷 사기 | | 전쟁 | |
| 학교 | | 여행 | | 발레 | | 새로운 것 배우기 | |
| 오페라 | | 춤 | | 하이킹 | | 고전음악 | |
| 새로운 사람 만나기 | | 시험 | | 병원 | | 콘서트 | |
| 과학 | | 가요 | | 책 | | 인형 | |
| 환경보전 | | 경제 | | 화분가꾸기 | | 대화 | |
| 유령 | | 눈 | | 집안일 돕기 | | 영화 | |
| 시 | | 음식 | | 노래 | | 정치 | |
| 연극 | | 애완동물 | | 게임 | | 수학 | |
| 잔치 | | 여름 | | 팝송 | | 종교 | |
| 꽃 | | 겨울 | | 전쟁 | | 자동차 | |
| 우주여행 | | 스포츠 | | 건축 | | 기차 | |
| 커피 | | 핸드폰 | | 컴퓨터 | | 건강 | |

출처: 양영애(2019). 두뇌 커뮤니케이션. 동주.

## 4) 집행기능

집행기능(execution)은 이마엽과 앞이마엽을 중심으로 다른 대뇌피질과의 연합을 통해 진행되는 정신작용으로 단편적인 인지기능 구성보다 더욱 광범위한 개념이다(박스 9-6).

**박스 9-6 집행기능 과제**

**점심으로 혼자 라면을 끓여서 간단히 먹고자 한다. 그런데 집에 라면이 없다.**
**라면을 끓여 먹는 절차 중 잘못된 부분을 지적하고 수정해 보세요.**

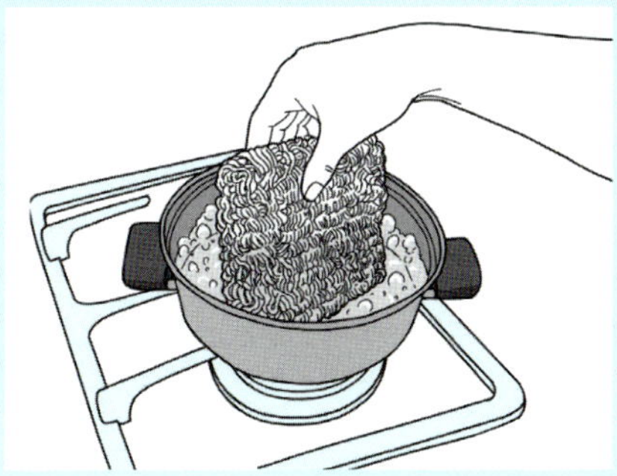

| | |
|---|---|
| 1. 마트에서 라면을 사온다. | 순서를 수정해 보세요. |
| 2. 라면을 맛있게 먹기 위해서 라면에 계란을 넣는다. | |
| 3. 냄비에 물을 끓인다. | |
| 4. 라면을 넣는다. | 불필요한 절차의 번호를 쓰세요. |
| 5. 라면 봉투를 뜯는다. | |
| 6. 라면에 쌀을 같이 넣고 끓인다. | 추가해야 할 절차를 넣어 보세요. |
| 7. 라면이 모두 익으면 식탁으로 가져와서 맛있게 먹는다. | (  )번과 (  )번 사이 ____________<br>(  )번과 (  )번 사이 ____________ |

출처: 양영애(2019). 두뇌 커뮤니케이션. 동주.

## 5) 범주화하기

범주화하기(categorization)는 사물이나 개념이 지닌 공통적인 속성, 용도, 관계 등을 이용하여 사물이나 개념을 조직하는 전략을 뜻한다(**박스 9-7**).

**박스 9-7 범주화하기 과제**

**다음의 단어들을 분류하고 기준을 설명하세요.**
**(다른 기준으로도 분류해 보세요)**

해변 책상 밑물

요리사 요트 야구

시금치 웨이터

배추 분필 태권도

물안경 가지 칠판 나이프

와인 수영

접시 오이

시간표 조개 당근

스키 탁구

출처: 양영애(2019). 두뇌 커뮤니케이션. 동주.

## 6) 순서화

순서화(sequencing)는 항목을 일정한 규칙에 따라 순서대로 배열하는 것이다(박스 9-8).

**박스 9-8 순서화 예시 및 과제**

**예시**

■ **그림을 보고 양치질하는 올바른 순서대로 숫자를 아래 빈칸에 쓰세요.**

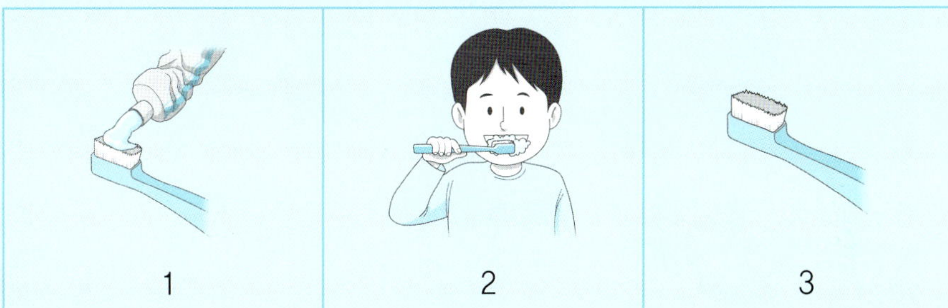


(　　) → (　　) → (　　)

**과제**

■ **그림을 순서대로 번호를 붙이고 이야기를 만들어 보세요.**

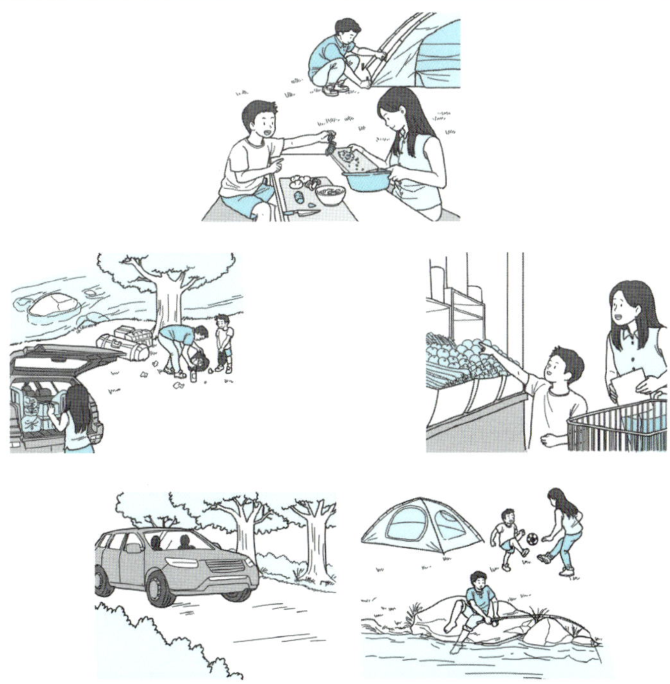

출처: 양영애(2019). 두뇌 커뮤니케이션. 동주.

### 7) 문제해결능력

문제해결능력(problem solving)은 사람의 기능하는 능력을 말한다. 여러 가지 서비스를 통해 스스로가 문제를 해결해가는 정서적, 지적, 구체적 능력의 총체이다(박스 9-9).

**박스 9-9 문제해결능력 예시 및 과제**

**▌예시**

**■ 다음의 가격표를 보고 질문에 대한 답을 작성하세요.**

| | |
|---|---|
| 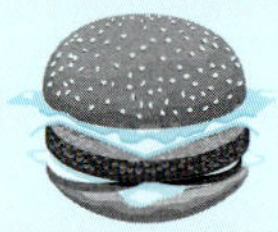 햄버거 1개<br>2,550원 | 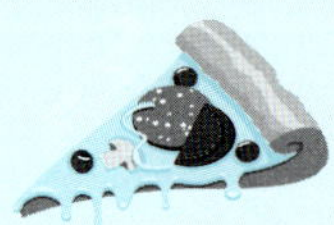 피자 1조각<br>1,700원 |
| 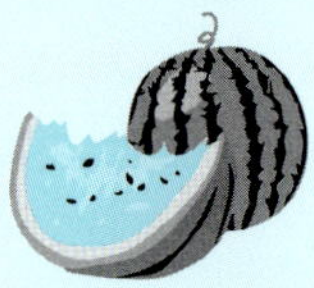 수박 1통<br>5,000원 | 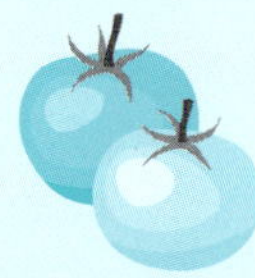 토마토 1개<br>600원 |
| 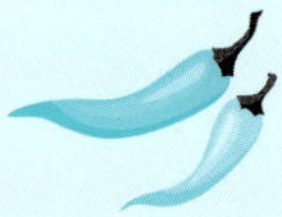 고추 1봉지<br>1,200원 | 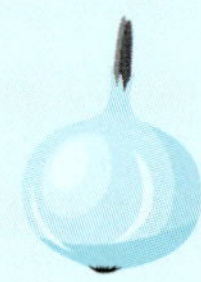 양파 1망<br>1,200원 |

→ 10,000원으로 수박을 몇 개 사먹을 수 있을까요? ________ 개

→ 토마토 1개와 양파 1망을 사려고 합니다. 얼마가 필요합니까? ________ 원

→ 식사대신으로 햄버거 1개와 피자 1조각을 사먹으려 합니다. 최소 필요한 비용은 얼마일까요?
________ 원

→ 현재 지갑에 2,000원이 있습니다. 2,000원으로 살 수 있는 것은 어떤 것이 있을까요?
(                    )

**▌과제**

**■ 다음 제시되는 낱말을 보고, 각 단어가 다 포함될 수 있는 짧은 이야기를 구성해 보세요.**

1. 요리, 학교, 우유

2. 영수증, 돈, 선물

3. 아기, 울음, 젖병

4. 공주, 숲, 마술

출처: 양영애(2019). 두뇌 커뮤니케이션. 동주.

## 6 그룹 인지훈련프로그램

그룹 프로그램을 통해 다른 사람과의 관계를 형성하고 공통된 즐거움이나 목적을 가짐으로써 집단 참가자 간에 신뢰감과 소속감이 생긴다. 참가자는 그 안에서 안심하고 공간적, 시간적으로 공유할 수 있다.

### 1) 집중력 활동

**박스 9-10 집중력 활동 과제**

| 탠그램 조각놀이 | |
|---|---|
| 활용 도구 | 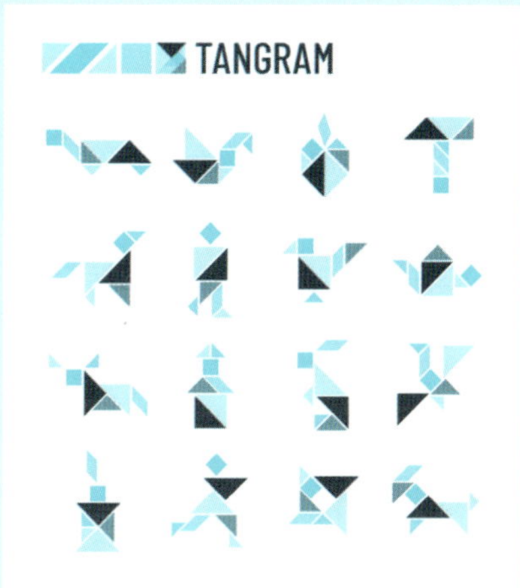  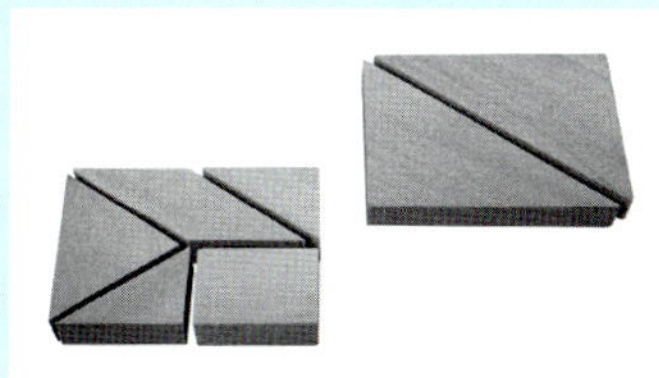 |
| 활동 목적 | 다양한 탠그램 조각들을 조합하여 그림책에 제시된 완성물을 만들어봄으로써 시지각능력 및 집중력을 향상시킬 수 있다. |
| 대상자 | 아동에서 노인까지 광범위하게 참여 가능 |
| 참여인원 | 개인, 그룹 모두 가능 |
| 진행장소 | 참가자들이 편안하게 집중할 수 있는 장소 |
| 주의사항 | 탠그램 조각의 조합이 어려운 사람들은 완성 작품이 그려진 그림을 옆에 놓고 활동을 수행할 수 있다. |
| 프로그램 진행 | ① 활동에 대한 목적과 간단한 소개를 진행한다.<br>② 탠그램 조각놀이를 할 주제(예: 동물, 식물, 건축물, 글자 등)를 정한다.<br>③ 주제 중 완성하고 싶은 그림을 정한다.<br>④ 참가자들은 그림을 보고 조각을 맞추도록 한다.<br>⑤ 탠그림 조각의 조합이 어려울 경우, 진행자에게 단서를 얻거나 세세한 조각으로 조합되어 있는 완성 작품이 그려진 그림을 참고하여 만들도록 한다. |

**박스 9-10 집중력 활동 과제(계속)**

| 탠그램 조각놀이 | |
|---|---|
| 프로그램 진행 | ⑥ 탠그램 조각놀이는 개인별로, 그룹별로 수행할 수 있다. 가장 먼저 완성 작품을 만든 개인 또는 집단을 뽑아보고 작품을 빠르게 완성할 수 있었던 방법에 대해 이야기를 나누는 시간을 갖는다.<br>⑦ 이 외에도 작품의 주제를 정하여 탠그램 조각을 이용한 창의적인 작품 만들기도 수행할 수 있다. |
| 준비물 | 탠그램 조각세트 |

출처: 양영애(2014). 인지플러스 워크북. 동주.

## 2) 기억력 활동

**박스 9-11 기억력 활동 과제**

| 똑같은 그림 맞추기 | |
|---|---|
| 활용 도구 | 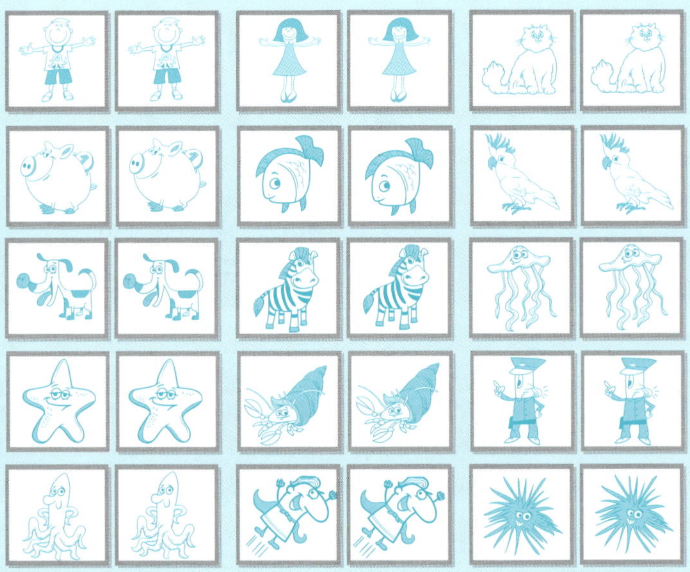 |
| 활동 목적 | 블록에 그려진 그림들을 기억한 후, 똑같은 그림을 맞추어봄으로써 기억력을 향상시킬 수 있다. |
| 대상자 | 아동에서 노인까지 광범위하게 참여 가능 |
| 참여인원 | 블록의 개수에 따라 인원 조정 가능(적정인원 2~4명) |
| 진행장소 | 참가자들이 편안하게 집중할 수 있는 장소 |
| 주의사항 | 그림 블록의 위치에 대한 기억이 어려운 사람들은 옆에서 단서를 주거나 블록 개수를 조정하여 활동을 수행할 수 있다. |

**박스 9-11 기억력 활동 과제(계속)**

| 똑같은 그림 맞추기 | |
|---|---|
| 프로그램 진행 | ① 활동에 대한 목적과 간단한 소개를 진행한다.<br>② 똑같은 그림이 2개씩 그려진 블록을 섞어서 책상 위에 배열한다.<br>③ 똑같은 그림 블록의 위치를 기억할 수 있는 시간을 갖는다.<br>④ 일정 시간이 지난 후, 책상 위에 놓인 블록을 모두 뒤집어 무늬가 그려지지 않은 블록 면이 위에 오게 한다.<br>⑤ 가위·바위·보를 하여 순서를 정한다.<br>⑥ 순서가 오면 블록을 2개 뒤집어 그림이 똑같은지 확인할 수 있다.<br>⑦ 2개의 그림블록이 똑같으면 본인이 블록들을 갖고, 똑같지 않다면 제자리에 다시 뒤집어 놓는다.<br>⑧ 똑같은 그림 맞추기 놀이는 개인별로, 그룹별로 수행할 수 있다. 가장 많은 그림블록을 맞춘 개인 또는 집단을 뽑아보고, 기억을 잘 할 수 있었던 방법에 대해 이야기를 나누는 시간을 갖는다. |
| 준비물 | 다양한 그림이 한 쌍으로 제시되는 그림블록 혹은 그림카드 |

출처: 양영애(2014). 인지플러스 워크북. 동주.

## 3) 문제해결능력 활동 예시

**박스 9-12 문제해결능력 활동 과제**

| 단어를 만들어보자! | |
|---|---|
| 활용 도구 | 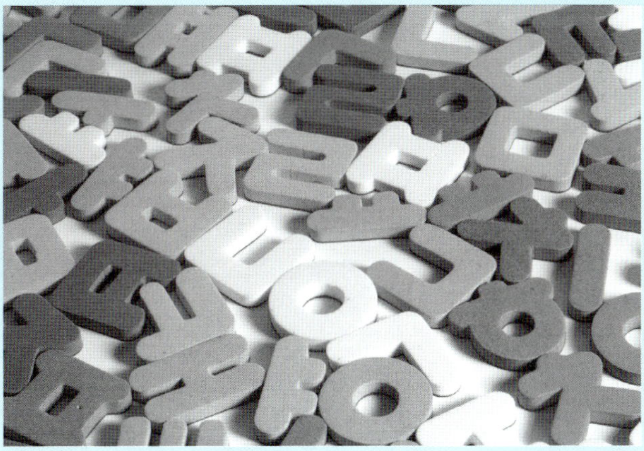 |
| 활동 목적 | 자석글자 도구세트를 이용하여 주제에 맞게 단어를 만들어봄으로써 언어능력을 향상시킬 뿐만 아니라 문제해결능력을 키운다. |
| 대상자 | 아동에서 노인까지 광범위하게 참여 가능 |
| 참여인원 | 개인, 그룹 모두 가능 |
| 진행장소 | 참가자들이 편안하게 집중할 수 있는 장소 |

| 박스 9-12 | 문제해결능력 활동 과제(계속) |
|---|---|
| 단어를 만들어보자! | |
| 주의사항 | 글자조합이 어려운 사람들은 예시를 보고 단어 만들기를 수행할 수 있다. |
| 프로그램 진행 | ① 활동에 대한 목적과 간단한 소개를 진행한다.<br>② 글자를 조합할 주제(예: 과일, 동물, 사물 등)를 정한다.<br>③ 각 그룹별(또는 개인별)로 자음과 모음을 나누어준다.<br>④ 나누어준 자음과 모음 내에서 최대한 많은 단어를 만들어본다.<br>⑤ 단어를 가장 많이 만든 집단 또는 개인을 선정하고, 더 만들 수 있는 단어는 어떤 것들이 있을지 이야기해 본다.<br>⑥ 활동을 마무리하며 소감을 나눈다. |
| 준비물 | 자석글자 도구세트 |

출처: 양영애(2014). 인지플러스 워크북. 동주.

## 4) 집행기능 활동

| 박스 9-13 | 집행기능 활동 과제 |
|---|---|
| 맛있는 음식 주문하기 | |
| 활용 도구 | 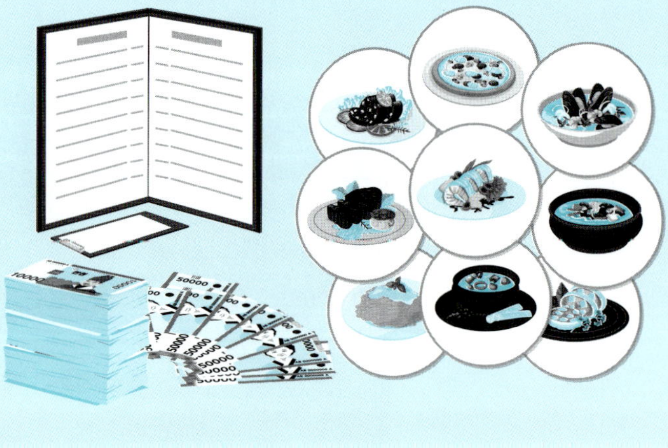 |
| 활동 목적 | 메뉴판을 보고 원하는 음식을 주문하고 계산하는 놀이 활동을 해 봄으로써 재정관리능력 및 집행기능을 훈련할 수 있다. |
| 대상자 | 아동에서 노인까지 광범위하게 참여 가능 |
| 참여인원 | 개인, 그룹 모두 가능 |
| 진행장소 | 참가자들이 편안하게 집중할 수 있는 장소 |
| 주의사항 | 글자 읽기에 어려움을 가지는 노인에게는 메뉴판에 적힌 음식과 가격을 읽어드릴 수 있으며, 참가자의 수준에 따라 음식 가격을 조정할 수 있다. |

| 박스 9-13 | 집행기능 활동 과제(계속) |
|---|---|
| 맛있는 음식 주문하기 | |
| 프로그램 진행 | ① 활동에 대한 목적과 간단한 소개를 진행한다.<br>② 메뉴판에 있는 글자를 함께 읽어본다.<br>③ 음식이 그려진 그림카드를 보고 어떤 음식이 있는지 함께 이야기를 나눈다.<br>④ 참가자에게 장난감 돈을 나눠준다.<br>⑤ 참가자가 가진 돈 안에서 음식을 구입하고 계산할 수 있도록 한다.<br>⑥ 활동 정리 후 오늘 활동에 대해 이야기하는 시간을 갖는다. |
| 준비물 | 음식주문 도구세트(메뉴판, 음식 그림카드, 장난감 돈) |

출처: 양영애(2014). 인지플러스 워크북. 동주.

## 7 치매환자 인지관리의 최신 경향

나이가 들수록 노인성 질환인 치매유병률은 급속하게 늘어나며, 65세 이후에는 그 수가 5년마다 두 배씩 증가한다. 우리나라에서도 인구 고령화에 따라 치매환자 수 또한 증가하고 있으며, 2030년에는 1백만 명, 2050년에는 2백만 명에 이를 것으로 예측되어, 이에 따른 사회·경제적 부담 또한 크게 증가할 전망이다. 이에 따른 사회·경제적 예방 및 관리 대책을 마련하기 위한 노력이 필요하다.

최근 근거중심 임상활동(evidence-based practice)을 통해 적정한 의료비 지출로 가장 효과적인 치료를 제공하기 위해 노력하는 경향이 대두되고 있다. 근거중심이란 용어는 주로 의학 분야에서 사용되어 왔으나, 최근에는 재활 분야뿐만 아니라 작업치료에서도 필요성 및 중요성이 강조되고 있다. 근거중심 임상활동은 "현재 존재하는 최선의 과학적인 근거와 임상적 경험을 신중하고, 현명하게 이용하여, 적절한 의사결정을 내리는 것"으로 정의할 수 있다. 즉, 진정한 환자중심의 의료서비스를 위해서는 체계적인 연구를 통해 얻은 최선의 근거를 임상에 적용해야 한다는 것이다. 다양한 치료접근법에 대한 체계적인 연구와 자료의 종합이 근거중심 임상활동의 필수적 요소이다.

치매환자 치료방법은 크게 약물치료와 비약물치료 두 가지로 나눌 수 있다. 약물치료는 현재 치매증상을 완화시켜 주는 치료가 연구되고 있으며, 증상을 치료하거나 호전시킬 수 있는 약물은 아직까지 입증되지 않았다.

가장 대표적인 비약물치료인 작업치료는 다양한 전략적인 방법을 사용하여 치매환자의 삶의 질을 향상시키고, 보호자의 부담감을 줄여주는 방법을 제시하고 있다. 또한 치매환자의 문제행동은 개별적인 접근방법으로 문제행동 자체에 초점을 맞추는 것이 효과적이다. 명확한 원인 없이 불안, 초조 증상이 반복될 경우 비약물치료를 먼저 시도하여 행동조절 또는 환경조절을 해야 한다. 이처럼 치매환자의 문제행동은 비약물치료적 방법인 환경 수정을 통해 도움을 받을 수 있다. 대부분의 치매환자는 자신이 계속 생활해 온 익숙한 장소인 가정에서 생활하며 자기다운 생활을 할 때 정서적 안정감을 느끼고 혼란을 최소화할 수 있다. 따라서 지역사회에 거주하는 치매환자와 보호자를 중심으로 일상생활활동 수행능력을 증진시키고 일과를 규칙화시키는 작업치료의 필요성이 높아지고 있다.

치매환자에게 인지자극이 적용되면서 치매에 대한 효과를 검증하기 위한 연구들이 있었다. 현실인식훈련(reality orientation)은 여러 연구에서 인지능력 및 행동 향상의 효과가 있다고 확인되었다. 인지자극 치료 또한 인지기능과 삶의 질, 의사소통능력 향상과의 연관성이 확인되었다. 인지훈련이 치매를 예방하거나 진행을 늦추는 효과가 있을 것이라는 가정하에 여러 연구가 진행되었다. 가장 많이 시도된 것은 기억력 증진훈련이다. 여러 연구에서 인지재활이 목표수행능력과 기억력, 삶의 질에 대한 환자의 주관적 역량과 만족도 향상을 유도했음을 보고하였다.

치매환자의 인지재활은 인지저하의 개선뿐만 아니라 치매로 인해 유발되는 장애의 관점에서 접근하여야 한다. 이를 위해 환자, 가족뿐만 아니라 여러 환경적인 조건들을 고려한 현실적이고 실제적인 목표설정이 필수적이고, 그에 맞는 적절한 인지훈련, 행동치료, 정서적 관점의 관리 등이 통합적으로 적용되어야 한다. 치매환자의 인지재활을 위한 근거중심 임상활동을 적용하기 위해서는 최선의 근거를 확보하기 위한 지속적인 연구와 노력이 필요하다.

CHAPTER

# 10

# 일상생활활동

## 학습목표

1. 치매환자에게 적용되는 일상생활활동을 이해하고 설명할 수 있다.
2. 치매환자에게 적용되는 일상생활활동 평가도구를 이해하고 설명할 수 있다.
3. 치매환자의 단계와 중재에 사용되는 일상생활활동을 이해하고 설명할 수 있다.

## 핵심용어

- 일상생활활동(ADL)
- 수정 바델지수(MBI)
- 기능적 독립수준 평가(FIM)
- 캐나다 작업수행(COPM)
- 국제기능장애건강분류(ICF)

## 1 개요

치매는 일상생활활동의 수행능력을 방해하고 인지능력의 점진적인 저하가 특징인 장애이다. 치매는 다양한 인지증상을 가지고 있으며, 이로 인해 일상생활활동에 문제가 나타나면서 독립적인 생활이 어렵게 된다(박스 10-1). 기억 손실은 일상생활을 방해하고 최근 정보를 기억하는 데 저하가 있어 계획을 세우거나 문제해결을 할 때 어려움을 야기한다. 매월 청구서나 일정을 정리함에 있어 힘들어 하며, 작업 완료에 오랜 시간이 걸린다. 익숙한 작업을 완료하는 데도 어려움이 있어서 운전 및 게임 규칙 등 일상적인 여가활동도 힘들고, 시간 또는 장소의 지남력 혼란으로 정확한 장소와 날짜를 인지하는 것이 어렵다.

또한 시각적 이미지와 공간적 관계에 대해 이해하기 어려워 깊이 지각이 힘들고, 말하기 또는 쓰기장애로 적절한 단어 선택이 어려워 대화가 힘들어진다. 물건을 잘못 배치하고 물건을 찾는 단계가 힘들어져서 이상한 장소에 물건을 놓거나 물건을 찾을 수 없으면 다른 사람이 훔친 것으로 비난한다. 판단력의 감소와 오류로 돈관리가 힘들어지고 자기관리가 어려워져서 계속 같은 옷을 입거나 더러운 옷을 입는다. 대화나 사회적 규칙을 따르지 못하여 직장 또는 사회생활을 포기하고 고립되기 쉬우며, 기분과 성격의 변화로 혼란, 두려움, 불안한 모습을 보일 수 있다. 따라서 치매환자를 위한 작업치료는 치매 단계에 따른 적합한 일상생활활동을 제공하고 가정환경 평가와 환경적응 및 개조로 안전한 환경을 조성한다.

일상생활활동(Activity of Daily Living, ADL)은 인간이 하루를 보내는데 필요한 기초적인 활동으로서 일상적으로 매일 수행하고 있는 활동이다. 일상생활활동은 모든 인간의

**박스 10-1 치매환자의 일상생활활동에서 나타나는 주요 증상**

- 같은 질문을 계속 반복한다.
- 같은 이야기, 같은 단어를 계속 반복한다.
- 정기적으로 쉽게 수행해 오던 활동(요리나 카드놀이 같은)들을 잊어버린다.
- 요금을 지불하는 등의 간단한 수행능력을 잃어버린다.
- 친숙한 환경에서 길을 잃거나, 집 안의 물건을 잘못 배치시킨다.
- 목욕과 같은 개인위생을 무시하거나, 같은 옷을 반복해서 입는다.
- 질문에 대답을 하거나 혼자 해오던 의사결정도 다른 사람에게 의존한다.

일상에서 관찰할 수 있는 기본적이고 공통된 활동이다. 다른 사람의 도움 없이 매일의 삶에서 일상생활을 독립적으로 수행하는 것은 개인의 자기관리능력 유지, 가정생활뿐만 아니라 주위 환경의 적응행동을 가능하게 하고 삶의 질을 향상시킨다. 크게는 성공적인 역할을 통해서 사회의 일원으로 참여하게 되고 자아성취를 이루는 밑바탕이 된다.

일상생활활동은 자신의 몸을 관리하기 위한 활동인 기본적 일상생활활동(Basic Activity of Daily Living, BADL)과 가정과 지역사회에서 환경과 상호작용 기술이 요구된 수단적 일상생활활동(Instrumental Activity of Daily Living, IADL)로 나뉜다. 작업치료 실행체계에서 정의하는 기본적 일상생활활동의 범위는 목욕 및 샤워, 화장실 사용 및 화장실 위생, 옷 입고 벗기, 삼키기와 먹기, 식사, 기능적 동작, 개인도구 관리하기, 개인위생 및 몸치장, 성생활이 있다. 수단적 일상생활활동은 다른 사람 돌보기, 애완동물 돌보기, 자녀 양육, 의사소통 도구관리, 운전 및 지역사회 이동, 재정관리, 건강관리 및 유지, 가정

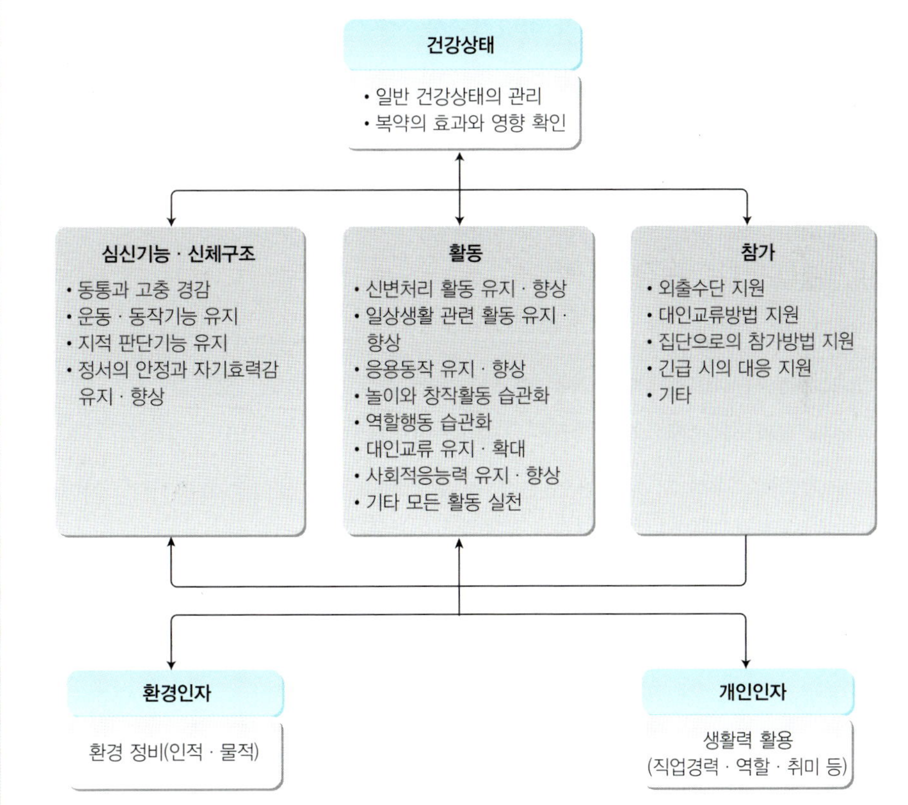


**그림 10-1** 국제기능장애건강분류(ICF)와 목표

관리 및 유지, 식사준비 및 설거지, 종교적/영적 활동과 표현, 안전조치 및 긴급 상황 대처, 쇼핑이다.

세계보건기구(WHO)의 국제기능장애건강분류(ICF)를 통한 치매환자의 대응목표는 그림 10-1과 같다.

## 2 일상생활활동 평가

### 1) 수정 바델지수(MBI)

수정 바델지수(Modified Barthel Index, MBI)는 가장 많이 알려진 객관화된 평가도구로, 마호니(Mahoney)와 바델(Barthel)(1965)에 의해 개발되었다. 기능적 의존 정도를 완전 독립, 최소 보조, 중등도 보조, 심한 보조, 완전 보조의 5점 척도로 평가한다. 평가 항목은 총 10개 항목으로 점수는 총 100점이다. 각 항목에 대한 가중치가 달라 평가 시 주의해야 한다. 오스트리아 작업치료사 시아(Shah)와 먼셀(Muncer)(1989)이 발표하여 민감도와 내적 신뢰감이 가장 높고 많이 사용된다. 한국판 수정 바델지수(K-MBI)는 정한영(2007)에 의해 MBI를 우리나라 실정에 맞도록 수정·보완하여 표준화하여 사용되고 있다.

### 2) 기능적 독립수준 평가(FIM)

기능적 독립수준 평가(Functional Independence Measure, FIM)는 바델지수를 기본 개념으로 사용하면서 인지기능 및 의사소통 항목을 추가한 도구로, 칼 그랜거(Carl Granger)(1983)에 의해 개발되었다. 신뢰도 및 타당도가 높으며 가정에서 사용하는 수행력을 측정한다. 수행 시 보호자의 도움 정도에 따라 1~7점으로 측정하며, 최대 점수는 126점(완전독립)이고, 최소 점수는 18점(완전 의존)이다.

### 3) 운동과 처리기술 평가(AMPS)

운동과 처리기술 평가(Assessment of Motor and Process Skills, AMPS)는 안네(Anne, 1994)에 의해 3세 이상의 기본적 일상생활활동과 수단적 일상생활활동을 운동 및 처리기술 수행의 질을 평가하기 위해 개발되었다. 16개의 일상생활활동 운동기술항목과 20개의 일상생활활동 처리기술항목 수행의 질을 노력 정도(effort), 효율성(efficiency), 안정성(safety), 자립성(independence) 등급으로 나누어 평가하며, 수행수준에 따라 1~4점으로 채점한다. 컴퓨터 프로그램을 통해 원점수를 능력치로 환산하여 지역사회 자립도를 예측할 수 있다.

### 4) 캐나다 작업수행(COPM)

캐나다 작업수행(Canadian Occupatioanal Performance Measure, COPM)은 캐나다 작업치료협회에서 로우(Law) 등(1998)에 의해 개발되었고, 만7세 이상을 대상으로 기본적·수단적 일상생활활동을 평가하고 환자 및 보호자를 대상으로 작업치료 수행영역에서 인식할 뿐만 아니라 수행의 변화 정도를 알 수 있도록 고안되었다. 수행도, 중요도, 만족도 중심의 인터뷰 형식으로 진행되고 문제 확인(1단계), 우선순위 설정(2단계), 수행도와 만족도 측정 및 총점계산(3단계), 재평가(4단계)의 순서로 진행된다.

### 5) 한글판 기본적 일상생활활동(K-ADL)

한국판 일상생활활동과 수단적 일상생활활동 평가는 노인의 일상생활활동을 평가하기 위한 것으로 원장원 등(2002)에 의해 개발되었다. 기본적 일상생활활동(Korean-Activity Daily of Living, K-ADL)은 7개 항목(옷 입고 벗기, 세수하기, 목욕, 식사하기, 이동, 화장실 이용, 대소변 조절)을 의존 정도에 따라 1~3점 척도로 측정하여 7개 항목의 총점을 구한다. 전체 의존이면 21점이다.

### 6) 한국판 수단적 일상생활활동(K-IADL)

한국판 수단적 일상생활활동(Korean-Instrumental Activity Daily of Living, K-IADL) 평가는 가정 및 지역사회에서 자신의 역할을 어느 정도 수행하고 있는가를 알아보기 위한 10개 항목으로 구성되어 있다. 복합적인 인지기능을 요하는 활동(전화사용, 돈관리, 대중교통 이용 등)을 통하여 치매의 초기 여부를 적절히 평가할 수 있다.

### 7) 아나도티르 작업-일상생활활동 신경행동 평가(A-ONE)

아나도티르 작업-일상생활활동 신경행동 평가(Arnadottir Occupation-Activity daily living Neurobehaviolal Evaluation, A-ONE)는 일상생활활동과 신경행동학적 손상의 종류, 장애 정도가 얼마나 관련 있는지 확인하기 위해 개발되었다. Part 1과 Part 2로 구성되어 있으며, Part 1은 기능적 독립척도와 신경행동 손상척도로 구성되어 있다. 기능적 독립척도는 옷 입고 벗기, 신변처리, 이동/보행, 식사, 의사소통의 5가지 ADL 영역에 대해 평가한다. 신경행동 손상척도는 운동실행증, 관념실행증, 편측무시, 체성감각 실인증, 공간관계 지각장애, 비정상적 근긴장도, 보속증, 조직화, 순서화, 지남력 장애, 실어증의 11가지 신경행동학적 손상을 포함하고 있다. ADL과 신경행동 손상은 5점 서열척도로 0~4점까지 점수를 매긴다. 기능적 독립척도의 점수가 높을수록 ADL을 독립적으로 수행할 수 있으며, 새로운 환경에 적응할 수 있는 능력이다. Part 2는 신경행동 손상척도 요약으로 신경학적 결함과 관련된 손상위치를 확인할 수 있다. 진단도구는 아니지만 적절한 중재계획을 세우는데 도움을 준다.

## 3 단계별 일상생활활동훈련

### 1) 경도인지장애 단계

일상생활활동을 수행하는 능력에 심각한 장애가 없으며, 약물치료 및 재정관리, 운전능력과 같은 과제를 수행할 수 있는 환자의 능력을 평가할 수 있다. 중요한 정보를 적어두는 것과 약속을 지키기 위한 달력을 사용하는 것도 기억을 잊어버리지 않고 일상생활을 수행하도록 하는 예방법의 하나이다. 모든 일상생활활동에서 과제를 쉽게 완료할 수 있도록 시간관리 및 환경 수정을 돕기 위한 전략을 수립할 필요가 있다. 일상생활활동을 도움 없이 완료하기 위해서는 환자에게 복잡한 과제인지 확인하는 과정이 필요하다. 복잡한 과제를 힘들게 수행하기보다는 한 번에 하나의 작업에 집중하고 매일 수행하는 일상생활이 유지되도록 주변의 도움과 협조가 요구된다. 독서, 단어퍼즐과 같이 인지활동에 참여하도록 하고 걷기와 규칙적인 신체활동을 통하여 일상생활을 유지할 수 있도록 돕는다.

### 2) 경도치매 단계

성공적인 작업수행을 완수하기 위해서 일상생활활동을 구조화하여 환자를 돕는다. 예로 찢어진 옷이나 같은 옷을 매일 입지 않도록 옷장을 잘 청소하고 정리하도록 돕고, 옷을 잘 선택하도록 준비해둔다. 세탁물 바구니도 밤에 옷을 벗는 곳에 놓아 두어 입기 전에 세탁할 수 있도록 한다. 재정관리 및 약 복용은 가족의 도움이 필요하다. 감각 및 인지훈련을 실시하고, 걷기나 규칙적인 신체기능 활동을 제공하고, 하루 일과 중 일상생활 활동 훈련을 꾸준하게 수행하도록 한다. 안전한 환경 조성을 위하여 낙상 위험요소인 문턱, 전기줄 및 미끄러운 바닥 등을 수정하고 보행 및 낙상예방을 위한 운동을 실시한다. 보호자에게는 치매환자를 위한 일상생활관리의 중요성과 주의사항을 교육한다.

### 3) 중등도치매 단계

전반적으로 일상생활활동의 감소가 두드러지고 상기시켜 줄 사람이나 물건이 없으면 기억하지 못한다. 집안일이 어렵고 몸 단장 및 개인위생을 유지하거나 옷을 갈아입는데 많은 보조가 필요하다. 간단한 일상생활활동만 수행할 수 있기 때문에 간단한 방법으로 일상생활을 할 수 있도록 돕는다. 대부분의 도구 사용이 어려워지게 되어 편리하게 사용하는 방법을 가르쳐야 한다. 집 안의 구조를 단순하게 하고 복잡한 속옷 대신 요실금용 팬티나 신축성 있는 허리띠, 풀오버셔츠 및 미끄럼방지 신발, 낙상예방을 위해서 안전손잡이가 있는 변기 사용, 집 안에 배회감지기를 설치하여 외부 밖으로 나가지 않도록 주의한다. 하루 중 일상생활을 규칙적으로 실시하게 하고 목욕하기, 화장실 사용, 대소변 처리 등은 보호자가 도와주고 규칙적으로 즐거운 활동에 참여하도록 돕는다.

### 4) 중증치매 단계

스스로 식사하기가 어려워지고 가끔은 스스로 먹기 과제나 간단한 몸 단장을 시작할 수 있다. 식사시간에 간단한 도구를 사용하도록 하고, 식사 중 알맞은 자세로 사레의 위험 방지 및 음료를 마실 때는 잘 흘리지 않는 교정된 컵을 권한다. 대소변 실금이 심하여 기저귀를 사용하고, 이동이 어려워서 보조기능이나 휠체어 사용이 많아진다. 자발적인 움직임이 줄어들기 때문에 와상상태에서 욕창예방을 위해 침대에 욕창예방 매트리스를 사용한다. 의사소통 및 일상생활 전반에 걸쳐 도움이 필요하며, 스스로 하는 것이 불가능하지만 남아 있는 기능이 있다면 이것을 유지할 수 있도록 인내하고 기다린다. 치매환자에게 여러 가지 이상행동이 나타날 수 있으므로 부드러운 어조로 이야기하며, 머리를 빗겨주거나 손과 등을 마사지 해 주는 등 편안하고 존중 받고 있음을 느낄 수 있도록 도와준다.

### 5) 말기치매 단계

모든 의사소통능력을 잃은 단계이고, 다른 사람에게 전적으로 돌봄을 의존한다. 침대와 휠체어에서 압력을 최소화하는 욕창예방이 필요하고, 자발적인 식사는 곤란하고 대부분 비위관 영양식을 공급한다. 일상생활 동안 부드러운 관절가동범위운동을 실시하면서 환경과의 상호작용을 실시한다. 움직임을 주면서 부드러운 어조로 "음악이 들리나요?"라고 귀에 가까이 물으면서 음악 쪽으로 머리를 돌리도록 격려한다. 머리를 빗겨주거나 손과 등을 접촉하거나 마사지 해 주면서 편안하고 존중 받는 느낌을 느낄 수 있도록 도와준다.

## 4 기본적 일상생활활동 중재

치매환자는 일상생활과 관련된 활동을 수행하는데 어려움이 있으며, 이로 인하여 지역사회의 참여 기회가 줄어들고 힘들어진다. 일상생활활동별 중재 목적은 치매환자의 생활을 소중히 여기고 일상생활활동을 가능한 한 스스로 하도록 하는 것으로 자신감과 동기를 부여할 수 있다. 일상생활은 필요한 만큼의 도움을 단계별로 나누어 제공한다. 단계별로 나눈 지시와 규칙적인 동작 반복 및 생활 반복은 혼란을 경감시키고, 정신적 안정에 도움을 준다.

하루 일과를 정확히 인지하며 매일같이 반복하여 습관화가 되도록 돕는다. 일상생활에 가능한 한 오랫동안 참여할 수 있도록 환경을 수정하거나 단서를 주고, 안전한 환경과 작업 단순화 등의 기술을 이용하여 중간 중간 편안한 휴식을 취할 수 있도록 신체적 안정을 배려한다. 기능 보완에 필요한 보조도구를 제공하여 적질히 사용하고 교육하는 것도 필요하다. 일상생활을 통해서 사회활동에 참여할 수 있는 기회를 제공하면서 감정적 지지, 스트레스 감소 및 환경적 적응을 도우며, 데이케어 등 지역 원조 정보를 제공한다.

### 1) 식사

치매환자는 가능한 한 스스로 음식 섭취를 할 수 있도록 돕는 것이 중요하다. 손의 떨림 및 근력 저하, 음식 섭취 과정에서의 인지적 문제로 인하여 음식 섭취가 어려울 수 있다는 것을 고려하고, 안정된 분위기에서 정해진 시간에 균형 있는 식사를 같은 장소에서 규칙적으로 하도록 한다. 쥐는 힘과 손 기능 저하를 고려하여 손잡이가 달린 큰 수저, 손에 걸 수 있는 젓가락, 윗부분이 오무려져 담기 좋은 식기가 도움이 되므로 가능한 식판 사용은 제한하고, 특히 뜨거운 음식은 온도를 고려한다(**그림 10-2**). 음식을 잘 먹을 수

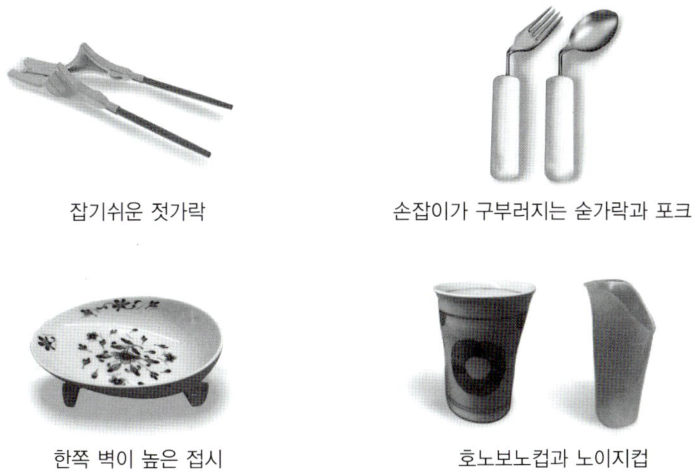


**그림 10-2 식사 보조도구**

있도록 썰어서 목이 막히지 않게 주의하며, 상태에 따라 음식을 으깨거나 주스로 만들어서 먹기 쉽게 해준다.

식사의 올바른 자세는 엉덩이, 무릎 및 발이 90도를 이루고 무게가 양쪽 몸에 균형적으로 나뉘는 것이 좋고, 발을 바닥에 붙인다. 머리는 똑바로 세워서 약간 앞으로 기울이는 것이 좋고, 턱을 올리거나 목 부위를 지나치게 뒤로 젖히지 않도록 하면서 삼키기 쉬운 자세를 유지하도록 한다(그림 10-3). 식탁보는 화려한 꽃무늬는 피하고 단색으로 선택하여 밥과 반찬이 잘 보이도록 한다. 식탁과 그릇의 색은 음식과 반대색으로 선택하고, 식판은 미끄러지지 않는 안전한 식기를 사용하는 것이 좋다.

식사는 가능한 한 본인이 직접 먹도록 하며, 재촉하지 않고 충분한 시간을 주고 하루 평균 1.5L 이상 수분을 섭취하도록 한다. 치매환자의 경우, 수분 섭취가 어려울 수 있어 탈수로 이어질 수 있다. 물로 인하여 흡인이 발생할 수 있으니 머리를 뒤로 젖히지 않도록 코컵(Nosey cup)을 사용하거나 액체를 젤로 만드는 점도증진제가 필요하다. 식사 중에는 턱받침 사용하고, 식사를 돕는 보조자의 교육이 필요하며 가능한 한 스스로 식사하여 개인의 존엄성을 유지하는 것이 중요하다.

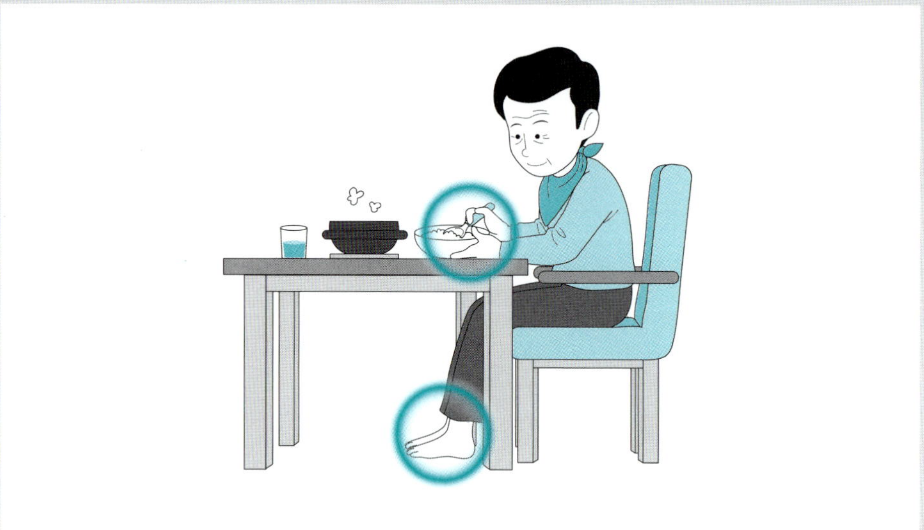

그림 10-3 올바른 식사 자세

## 2) 구강위생

치매환자는 기억력 및 기능이 감소함에 따라 구강관리에 소홀해지기 쉬워 구강 질환이 발생하게 된다. 규칙적으로 식사 후와 취침 전에 이 닦기를 실시하도록 격려하고 관찰한다. 칫솔과 치약을 나란히 세면대 위에 올려 놓아서 스스로 이를 닦도록 유도한다. 식사 후 구강에 음식물 처리가 완벽하지 못하여 음식이 남아 있을 수 있고, 이것이 수면 중에 폐로 넘어갈 수 있으므로 식사 후 양치질을 규칙적으로 시행하는 것이 필요하다.

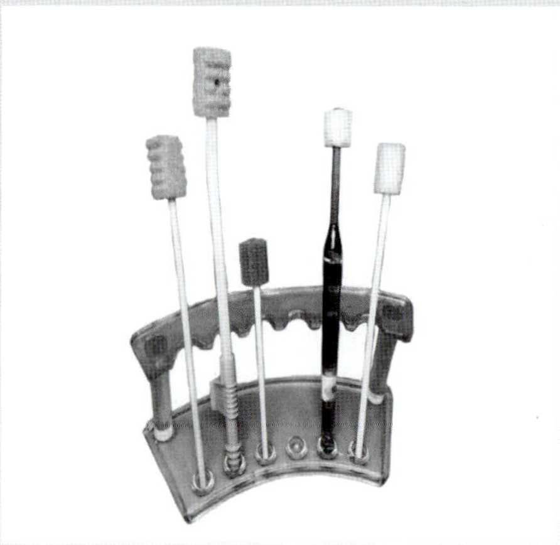

그림 10-4 360도 칫솔

치매환자는 약 복용으로 인하여 침 분비가 감소하고 치매로 인하여 자신의 구강 문제를 제때 호소하지 못하여 치료가 늦어지고, 치과방문이 어려워 구강에 문제가 많이 발생한다. 구강에 문제가 있으면 식사를 먹지 않거나 얼굴이나 입을 잡아 당기는 등 공격성 또는 차분하지 못함을 보이거나 입술, 혀 또는 손을 뜯는 것으로 자신의 불편함을 나타낼 수 있으며 구강과민증을 보일 수 있다.

치매환자는 구강 세척을 위한 활동에 예민할 수 있어서 조심스럽게 잘 접근하도록 한다. 다양한 구강위생을 유지하는 전략을 사용하고, 매일 부드러운 칫솔로 양치를 시작하여 양치질을 하도록 훈련하고, 긍정적인 강화를 주면서 혀와 치아를 닦도록 한다. 눈을 맞추고 방해를 최소화하는 환경을 만들고, 자신을 밝히고 이름을 불러주면서 차분하게 이를 닦도록 도와준다(**그림 10-4**).

칫솔은 부드러운 것을 사용하여 잇몸과 치아의 출혈을 방지한다. 세면도구를 순서대로 놓아둠으로써 혼자서 칫솔질을 할 수 있도록 하며, 이때 옆에서 칫솔질하는 동작을 보여주는 것도 좋은 방법이다. 약물 사용 시 침 분비를 감소시키므로 껌이나 사탕을 한 번씩 먹게 하는 것도 도움이 된다.

### 3) 수면

치매환자는 수면장애가 많이 나타날 수 있다. 정상인보다 깊은 잠을 잘 이루지 못하고 밤낮이 바뀌거나 자주 깨게 된다. 그러면 다음날에 잘 일어나지 못하고 부족한 잠을 보충하기 위해 낮잠을 자게 되면 또 다시 수면장애가 나타나는 악순환이 반복된다. 따라서 수면상태를 관찰하고 낮 동안 적절하게 하루 일과를 계획하고 규칙적인 생활을 하도록 하는 것이 좋다.

하루에 낮 동안 30분 정도 햇볕을 쬐이며 가벼운 산책이나 체조와 같은 신체적 활동을 하는 것도 잠을 자는 데 도움이 되고 야외활동도 유익하다. 충분한 수면을 취할 수 있도록 조명과 커튼 등을 고려하여 수면을 취하기 쉬운 안정된 환경을 조성한다. 침실의 온도, 조명 및 소음을 적절하게 하며, 취침 전에 화장실을 다녀오고 야간에는 음식섭취를 줄인다. 밤에 잠을 안 자고 배회하는 경향이 있으면 은은한 조명이 있는 곳에서 따뜻한 차를 마시도록 하며, 잠이 오는 음악을 틀어주면서 손과 발 또는 등을 가볍게 마사지하면서 잠을 유도한다.

### 4) 피부 및 욕창관리

치매환자는 움직임이 줄어들고 오랜 시간 자리에 눕거나 앉게 되어 욕창 발생의 가능성이 높다. 특히 욕창은 뼈가 돌출한 부분에 잘 발생하고, 피부가 몸에 눌리는 압력이 강하거나 마찰로 인해 자극을 받을 때나 습기가 많을 때 발생한다(**그림 10-5**). 욕창치료를 제때 하지 않으면 피부 속 근육까지 손상을 입게 되며 심하면 패혈증 감염으로 사망하게 된다.

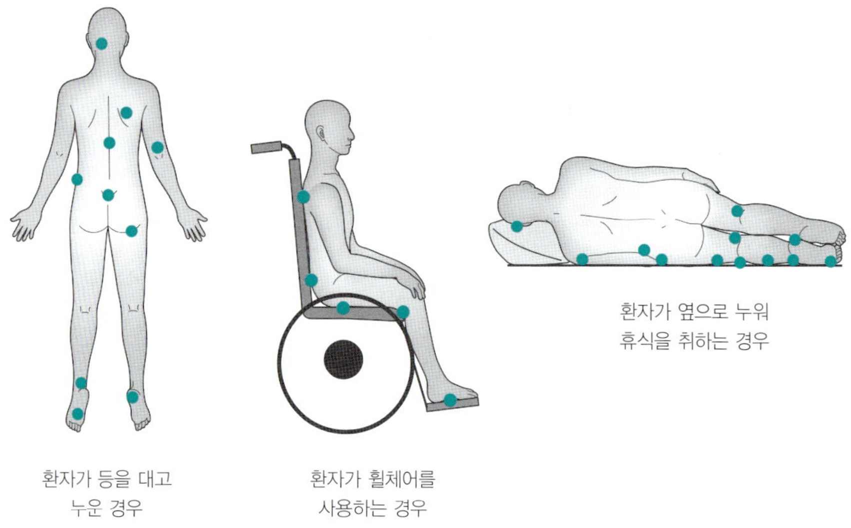


**그림 10-5 욕창 발생 주요 부위**

욕창예방법은 운동을 실시하고 그 시간마다 자세를 자주 변경하고 피부조직이 마찰에 의해 밀리지 않도록 주의한다. 자주 목욕을 하여 혈액순환을 촉진하고, 사용하는 침구와 옷이 몸에 자극이 되지 않도록 주름을 제거해 주고, 마찰압력을 덜 받는 욕창예방 매트리스를 사용한다. 기저귀를 자주 교환하고 설사 등 실금관리를 잘하여 피부가 축축하지 않도록 한다. 특히 단백질과 비타민이 풍부한 음식을 섭취하는 것도 필요하다.

### 5) 옷 입고 벗기

치매환자는 옷을 계절에 따라 선택하여 입거나 순서대로 입는 것에 어려움을 갖게 된다. 옷은 입고 벗기 좋도록 목이 들어가기 쉽고 팔을 넣기 쉬운 편한 옷으로 바꿔 주고, 지퍼나 단추도 크기가 크거나 편리한 것으로 바꿔야 한다. 의복은 항상 갈아입기 편한 것으로 준비해 둔다. 혼자서 옷을 입을 수 있도록 순서대로 놓아 주고, 시간이 걸려도 가능한 한 혼자하도록 한다. 옷을 갈아입지 않으려고 하는 경우에는 평소에 좋아하는 색상이나 스타일의 옷을 준비하여 흥미를 유발하도록 하며, 반복해서 옷을 입는 방법을 가르쳐 주도록 한다. 특히 속옷과 겉옷을 순서대로 놓아주면서 가능한 한 본인이 입을 수 입도록 한다.

입는 것은 힘들지만 벗기는 쉬우므로 가능한 한 벗는 것은 스스로 하도록 한다. 바지를 입을 때는 가능한 앉아서 입도록 하여 넘어지지 않도록 한다. 한여름에 겨울옷을 입지 않도록 계절에 맞는 옷만 서랍에 정리하여 선택하기 쉽도록 한다. 또 입었던 속옷을 새옷 사이에 숨기거나 서랍에 숨길 수 있으니 가족들이 주변을 자주 점검하는 것도 필요하다.

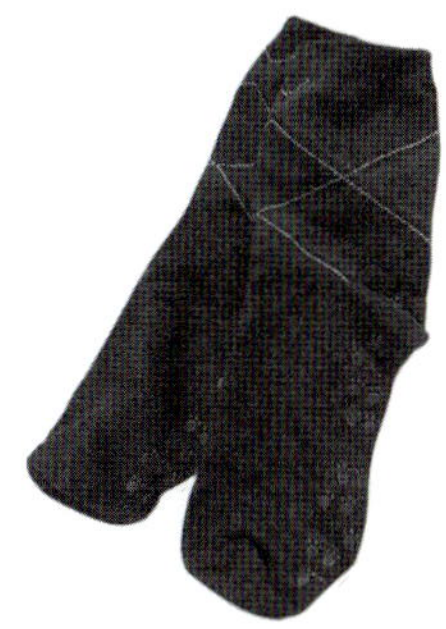

**그림 10-6** 미끄럼방지 양말

양말은 발 손상과 안전에 도움이 되며 양말 밑면은 미끄럼방지 처리(그림 10-6)가 되어 미끄러져 넘어지지 않도록 하고, 발목은 너무 조여서 혈액순환에 문제가 생기거나 헐렁하여 걸려서 넘어지지 않도록 한다. 신발은 밑면에 미끄럼방지가 있고 신고 벗기에 편리한 디자인이어야 하며, 발바닥은 쿠션이 있어 푹신하고 발 만곡에 경사가 있어서 발이 피곤하지 않도록 한다. 균형감이 떨어진 치매환자에게 안전한 신발은 필수이다. 환자에 따라서 의복에 필요한 보조도구를 제공해주어 의복을 잘 입을 수 있도록 도와준다(그림 10-7).

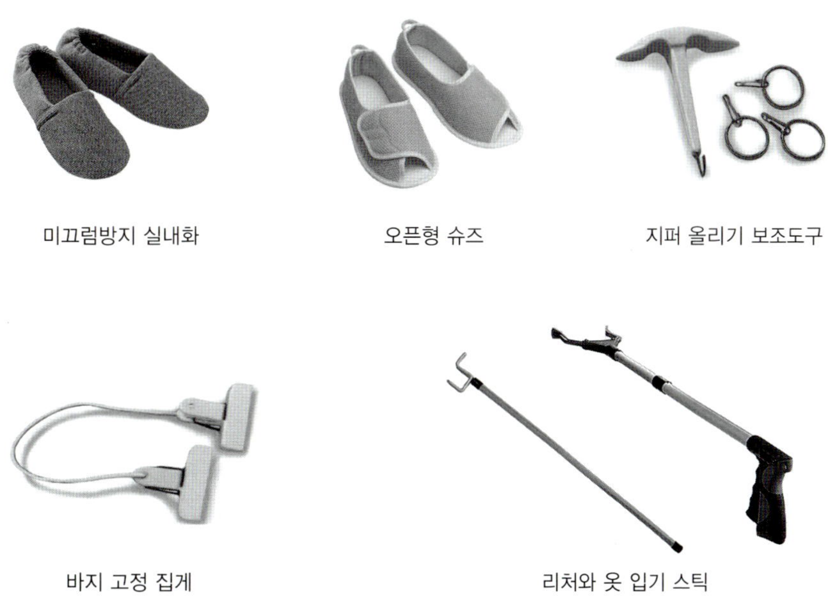


**그림 10-7** 의복 보조도구

### 6) 목욕

일반적으로 나이가 들면 노인들은 피부의 탄력을 잃기 때문에 통목욕은 1주일에 1~2회 정도 하는 것이 좋으며, 목욕시간은 30분 이내로 하는 것이 좋고, 물의 온도는 40도 정도가 적당하다.

목욕 시에는 탈의동작을 먼저 보여주고, 욕탕에 같이 들어가는 것도 좋다. 스스로 닦을 수 있는 부분은 씻을 수 있게 하며, 손잡이나 미끄럼방지용 매트를 이용하여 안전사고를 방지하도록 한다. 목욕은 30분 이내에 마칠 수 있도록 하고 물 온도를 주의하여 화상이나 감기에 걸리지 않도록 한다. 목욕탕 바닥은 물기가 있어 미끄러지기 쉬우므로 미끄러지지 않도록 주의한다. 목욕의자 사용 시 한쪽으로의 체중이동으로 인하여 넘어지지 않도록 하고, 양쪽 엉덩이에 체중을 골고루 주고 발바닥을 바닥에 잘 놓는다. 거동 및 이승이 어려운 경우 욕조 내 이승리프트를 설치하여 욕조로의 이동을 편리하게 해줄 수 있다(**그림 10-8**).

목욕은 가능한 오전에 하는 것이 좋으며, 너무 급하게 목욕물에 몸을 담기보다는 물에 익숙하게 하는 시간을 갖도록 하고, 목욕하기를 주저할 때는 억지로 하지 않도록 한다. 목욕 후에는 겨드랑이와 회음부를 물기 없이 잘 닦도록 하고 물기를 완전히 제거한다. 피부보호를 위해 로션을 사용하여 피부가 건조해지는 것을 방지하고, 오일을 사용할 경우 완전히 스며들도록 피부마사지를 한다.

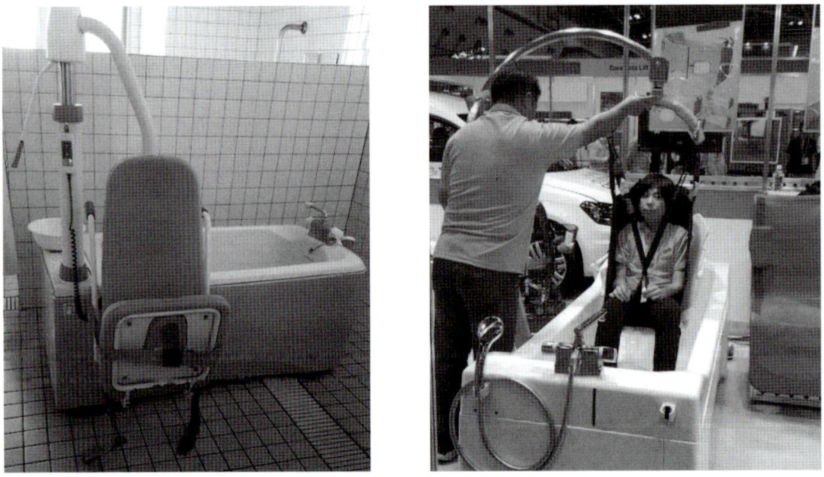

**그림 10-8** 목욕탕 및 이동리프트

### 7) 배설 및 화장실 이용

치매환자는 식사량, 운동량 및 수분의 섭취 저하로 인하여 변비가 발생할 수 있으므로, 섬유질과 수분을 섭취하고 배설 간격을 확인하여 시간표로 작성한다. 배뇨 또는 배변은 가능한 변기를 사용하도록 배설을 유도한다. 변기 사용 시 바닥에 발을 붙이고 약간 수그려서 배에 힘이 들어가도록 한다. 화장실 문을 찾기 쉽도록 커다란 글씨나 밝은 색상을 사용해서 환자 스스로 장소를 찾고 인식할 수 있도록 도와준다.

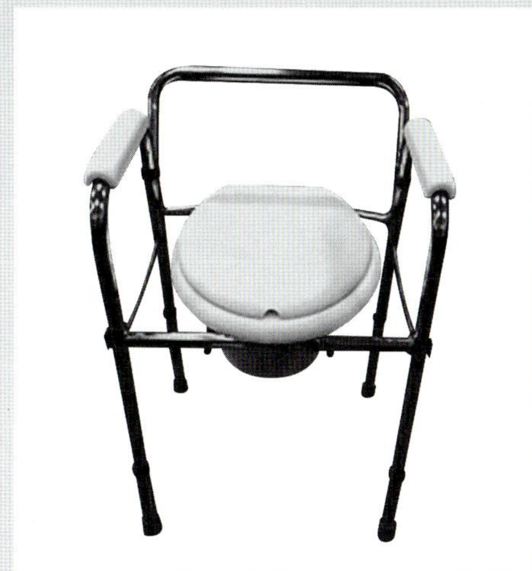

**그림 10-9** 이동변기

다리 근력의 약화로 화장실을 가는 동안 실수하거나 어려움이 있다면 이동변기를 사용하여 침대 가까이에서 놓고 사용하는 것도 필요하다(**그림 10-9**). 이때 개인의 사생활을 생각하여 커튼으로 가리는 등 배려가 필요하다. 배설에 실수하더라도 너무 소란스럽지 않도록 하고 조용하게 처리해준다. 방광, 요도 및 장 기능장애가 있어 실금하는 경우에는 기저귀 사용도 고려하지만, 기저귀 사용은 최대한 하지 않도록 한다. 기저귀 사용 시에는 피부질환 등을 고려하고 자주 새것으로 갈아주고 환기시키도록 한다.

### 8) 기능적 이동

기능적 이동은 다른 사람과 교류하고 사회생활을 하는데 필요한 영역으로, 치매환자는 운동기능에 문제가 나타날 수 있다. 대부분 구부정한 자세가 되고 앉거나 눕는 자세도 느려지면서 일어날 때도 도움을 받아야 한다. 부축하는 사람은 몸을 앞으로 기울이지 말아야 하고, 나아갈 때도 몸을 너무 굽히는 자세를 취하지 않는다. 환자와 보조하여 걷도록 하며 이동 시에 옷을 잡지 않고 허리띠를 사용하여 안전하게 이동하도록 돕는다. 신체 상태에 따라서 지팡이, 보행기 및 휠체어를 이용하여 이동을 도와주고 이동 보조기구를 안전하게 사용하여 사고를 예방하는 것도 필요하다(**그림 10-10**).

지팡이는 높이가 중요하며 길이가 너무 길거나 낮지 않도록 하고, 팔의 팔꿈치 각도는 30도 정도로 유지하는 것이 좋으며, 지팡이 고무를 자주 확인하는 것이 중요하다. 보

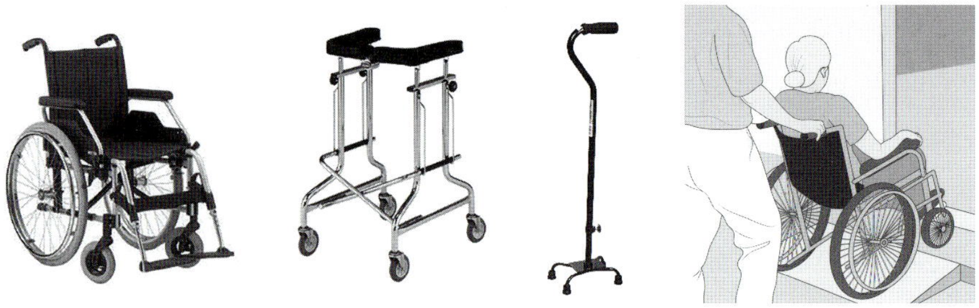


**그림 10-10** 이동 보조기구

행기는 편리하지만 자세가 너무 앞으로 구부려지고 종종걸음을 하고 시야가 밑을 향하여 안전 문제가 발생할 수 있으니 시야는 자주 앞을 보도록 한다. 특히 브레이크가 손 위치에 있으므로 위험상황에 대처 가능하도록 보행기의 브레이크 작동법을 숙지시키고, 낙상 위험요인을 제거하여 낙상을 예방하도록 한다. 휠체어는 이동 시 우선적으로 브레이크나 발받침을 제거하는 방법 등을 환자와 가족에게 가르쳐서 사고를 예방하고 침대에서 휠체어로 이동하는 능력을 교육한다.

### 9) 몸치장

치매환자는 몸치장을 하는 방법을 잊어버릴 수 있다. 남자의 경우, 면도하는 방법도 잊어버릴 수 있으니 수염을 깎는 동작을 시범으로 보여주고, 상처가 나지 않도록 조심하도록 한다. 여자의 경우는 평소 기본 화장을 하였다면 얼굴에 로션을 바르거나 단징하게 하는 것을 도와주어 자존감과 삶의 활력을 높여준다.

외국은 치매환자가 손톱 정리, 얼굴 마사지 및 미용서비스를 좋아하는 것으로 조사되어 관련 서비스를 제공하고 있다.

몸치장에 필요한 개인위생용품은 자신의 몸을 관리하고 유지하기 위하여 필요한 사항들을 숙지하여 지속적으로 위생관리를 해나가는 것이 목적이다. 치매환자는 대개 고령이 많아 면역력이 약하고, 세균의 감염이 쉬워 위생관리를 철저히 하여 질병 유발을 미연에 방지할 수 있도록 한다.

개인위생 보조도구는 위생에 필요한 기능이 부족한 대상자를 돕는 것으로 종류는 매우 다양하다(**그림 10-11**).

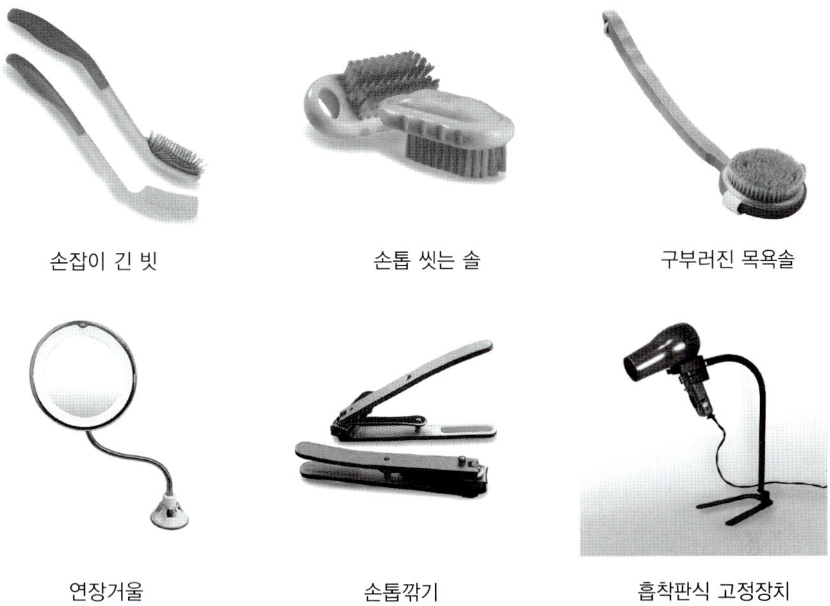


**그림 10-11** 개인위생 보조도구

## 5 수단적 일상생활활동 중재

### 1) 운전 및 지역사회 이동

이동은 다른 사람과 교류하고 사회생활을 하는데 필요한 영역이다. 지역사회로의 이동은 주택을 중심으로 외부와의 관계까지 포함하는 것으로, 지역사회나 지금까지의 익숙한 삶의 일과 속에서 생활하도록 하는 것이 중요하다. 외부 산책은 뛰어노는 아이들을 보고 계절마다 다른 풀과 꽃을 만지고 친숙한 사람들과 인사를 나누는 등 기억을 떠올릴 수 있는 요소들이 많다. 길을 잃지 않도록 하고, 항상 배회감지기를 갖고 다니게 하며, 신호등 및 교통안전에 주의하여 넘어지거나 부딪힐 위험은 없는지, 필요할 때 쉬는 곳은 있는지, 화장실은 적절하게 있는지 등을 살펴본다.

운전능력은 지역사회 이동성에 있어서 독립성을 연장시키는 것으로 지지되지만 운전 시 길을 잃거나, 교통 위반 벌금을 받거나, 사고를 유발하는 등 어려움이 많아서 사고예방을 위해서 계속 운전을 해야 하는지 결정해야 한다. 결정에는 일반적으로 MMSE 검사와 시지각, 공격 및 충동성 성격, 사고 이력, 임상치매평가 척도 등이 포함된다. 대신 버스나 지하철 대중교통을 이용하는 방법을 가르치고 길을 잃지 않도록 도와야 한다.

### 2) 가정관리 및 유지

개인과 가정에 속한 환경을 유지하는 능력으로 세탁, 집수리, 청소, 정리가 포함된다. 여성은 집안 활동의 오랜 경험이 있다. 빨래는 세탁하기, 세탁물 널기·걷기·개기, 정리하기 순으로 진행된다. 활동을 할 때는 무엇을 하는지 알려 주고 각 활동 동안 기다려 주는 것이 필요하다. 세탁물 개기는 세탁물 종류에 따라 난이도가 달라질 수 있다.

치매환자가 되어도 마지막까지 가능한 활동은 청소하기이다. 특히 전기청소기 사용은 조작방법을 잊어버리고 소리가 청각을 자극하여 힘들지만 빗자루와 걸레를 사용한 전통적인 청소방법은 가능하다. 청소 시에는 시작과 마치는 시기를 알려 주고 쓰레기를 처리하여 청소를 마무리 하도록 도와 주며, 계속적인 습관이 되도록 훈련한다. 또한 세탁기나 청소기 사용이 어려울 수 있어 가족에게도 사용방법을 공유하는 것도 필요하다. 남자의 경우는 간단한 집수리 등이 가능하지만 위험한 도구는 조심해야 한다.

### 3) 식사준비 및 설거지

식사준비는 여성에게는 예전 향수를 불러일으킬 수 있고, 남성에게는 맛있는 냄새로 식욕을 자극하면서 예전의 향수와 마음의 위안을 주는 좋은 활동이다. 요리는 시간과 공간 속에서 반복되며 어린 시절의 추억과 관련된 개인의 역사와 가족의 이야기에 관한 기억이 있어 회상하기 좋은 방법이다. 하지만 뜨거운 물과 불, 위험한 칼과 가위 등을 사용하면서 사고 발생이 많아 주의가 필요하다. 전체 식사과정을 준비하기에는 어려움이 있으므로 부분적으로 참여하도록 유도하는 것이 좋다. 혼자 살거나 부부만이 사는 가정에는 유통기한이 지난 안전하지 못한 식품을 사용하여 식사준비를 할 수 있으므로 냉장고 관리에 관한 교육도 필요하다.

음식을 준비하는 환경을 고려하여 주방의 환경은 단순하고 깨끗하고 안전한 환경을 조성하고 돌봐주는 사람의 보호 아래 준비하는 것이 필요하다. 가스레인지에 음식을 올려 놓고 잊어버려 회재가 발생하기 쉬우니 알림타이머를 사용하여 알려주거나 자동적으로 꺼지는 장치를 설치하는 것이 필요하다. 위험한 칼 사용은 제한하고, 화상예방을 위해 손잡이에 스펀지고무처리가 된 그릇, 떨어져도 깨지거나 미끄럽지 않은 식기, 일하기 쉬운 동선을 고려하는 것도 중요하다. 특히 휠체어를 사용하는 경우에는 최소 회전반경은 사방 약 150cm 정도의 공간이 필요하고, 낮은 수납 공간과 싱크대 밑의 무릎 공간 마련이 필요하다. 주방을 밝게 하되 조명의 눈부심을 줄여 주어야 한다. 남은 음식물을 처리하고 사용한 그릇을 깨끗이 설거지하기 위해서는 순서에 맞도록 적절하게 일을 한다.

### 4) 재정관리하기

재정관리는 치매환자에게 어려운 일이다. 가족이나 주변의 관리와 도움이 필요하고 특히 카드사용을 제한하는 것도 필요하다. 하지만 돈 사용을 전혀 못하게 하는 것도 적절한 방법이 아니며, 하루 한도액을 정하여 사용하게 하는 것이 좋은 방법이다.

### 5) 건강관리 및 유지

치매환자는 신체적 건강을 위한 약 복용 및 영양관리 등이 어렵다. 약 복용은 매우 중요하지만 인지장애로 인해 정해진 시간에 약을 복용하기가 어렵다. 만약 조절이 어려우면 약 보조 장치나 약 달력(그림 10-12)을 사용하도록 하고, 최근에는 휴대폰에 정해진 시간에 약을 복용하도록 특정한 시간에 알림을 울리거나 가족들이 전화를 걸어서 복용하도록 알려주기도 한다. 규칙적으로 약을 복용하기 쉽도록 안전한 장소에 약을 보관하는 것이 중요하다. 약복용에 따른 침 분비 감소, 어지러움, 졸림 및 수면의 변화 등도 가족에게도 알려 주어 사고를 예방해야 한다.

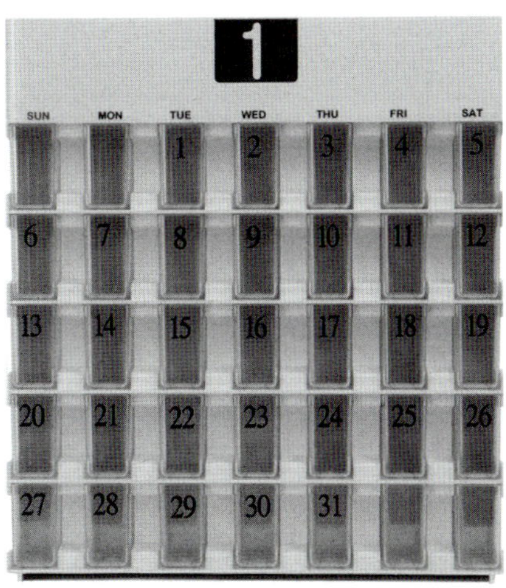


**그림 10-12** 약 달력

치매환자에게는 영양결핍이 일어나지 않도록 영양을 골고루 섭취하는 것의 중요성을 강조하고 있다. 특정한 비타민 결핍과 신진대사 이상들은 기억상실과 치매의 원인이 된다고 알려져 있으며, 티아민(Thiamin, 비타민 $B_1$)과 비타민 $B_{12}$ 결핍은 치매를 유발할 수 있고, 비타민 D 결핍은 기억력 부족과 관련이 있다.

최근에는 치매예방을 위해서 지중해식 식단, 야채기반 식단, 혈청콜레스테롤 조절과 같은 식단 개선이 알츠하이머병과 혈관성 치매의 발병을 예방하는데 중요한 역할을 한다고 한다. 시설에서 제공하는 영양 측면에서의 부실한 식사제공과 단체급식은 개인의 기호와 음식 경험을 무시하는 식사로, 이로 인해 노인들은 우울증의 위험에 빠질 수 있고, 부실한 섭취로 저영양의 위험이 증가할 수도 있다는 문제가 제기되기도 한다.

치매말기의 경우, 식사방법에 따라 흡인(aspiration)의 위험을 증가시킬 수 있어 말기에는 대부분 코를 통해 위로 튜브를 연장하는 비강 영양 튜브[nasogastric(NG) tube]를 통해 영양관리를 한다. 하지만 튜브를 통한 음식공급이 흡인의 위험이 없는 것은 아니여서 안전한 방법을 준수하는 것이 중요하다. 치매환자가 튜브를 편안하게 느끼지 않기에 튜브를 당기거나 없애려고 할 수 있다. 이는 감염의 위험을 증가시키며 삶의 질을 감소시킬 수 있으므로 주의해야 한다.

### 6) 다른 사람 돌보기

치매환자는 다른 사람을 돌보기 위한 능력이 힘들어지고 오히려 타인의 도움을 받아야 한다. 하지만 독거노인이나 노인부부만 사는 가정에서는 치매환자가 가족을 돌봐야 하는 경우가 있으므로 주위의 도움이 필요하다.

### 7) 쇼핑하기

치매환자는 쇼핑하기 위해 목록을 작성하거나 품목을 선택하고 지불하는 방법에서 어려움이 나타나지만 주변의 도움을 받으면 쇼핑이 가능하다. 쇼핑할 품목을 미리 상의하여 선택하도록 하고 계산 등은 주변에서 도움을 주어 쇼핑이 유지되도록 하는 것이 중요하다.

### 8) 의사소통도구관리

치매환자는 단어 생성에 어려움이 있고 듣거나 대화하는 소통에 어려움이 있다. 치매환자는 청각 및 시각의 어려움을 전달하기 어렵기 때문에 타인과의 소통에 더 제한이 온다. 특히 전화의 음성이 누구인지, 전화 내용이 무엇인지 잘 이해하지 못하여 의미전달이 안되기도 한다. 청각의 문제로 인해 보청기 사용 시 적절한 사용이 어렵거나 의사소통 도구 사용이 어렵기 때문에 이를 파악하고 도움이 주는 것은 필요하다. 잘 알아듣지 못한다면 글로 써서 가능한 한 의사소통 유지가 필요하다.

### 9) 종교적 영성활동

종교적 영성활동은 삶에 영향을 준다. 가족 및 도움 제공자가 치매환자의 말을 듣고 이해하고 권리를 도우며 귀를 기울이는 것도 영성을 강화하는 방법이고 역할이라고 생각한다. 표현이 부족하고 어려워서 영성이 힘들 수도 있지만 동기부여를 준다는 측면에서 치매환자의 감정을 이해하고 지지하는 도움을 주는 것이 필요하다.

### 10) 안전조치 및 긴급상황 대처

치매환자는 안전한 환경을 유지하고 갑자기 발생한 응급상황에 대처하는 능력이 떨어진다. 응급상황에 대처하기 위한 전화번호를 집에 잘 보이는 곳에 게시하고, 집 안의 환경을 안전하게 조성하고, 지역사회 및 주변인들과 자주 연락하는 안전시스템이 필요하다.

### 11) 애완동물 돌보기

치매환자에게 애완동물은 마음에 위안을 주는 완화적 존재이다. 하지만 애완동물 돌보기는 점점 힘들어져 씻기거나 먹이를 주는 것에도 가족의 도움이 필요로 하게된다. 현재 외국에서 로봇 동물이 활발하게 개발되는 이유는 애완동물이 치매환자의 마음을 평안하게 하는 존재이며, 돌보는 것에 피로감이 없기 때문이다(그림 10-13).

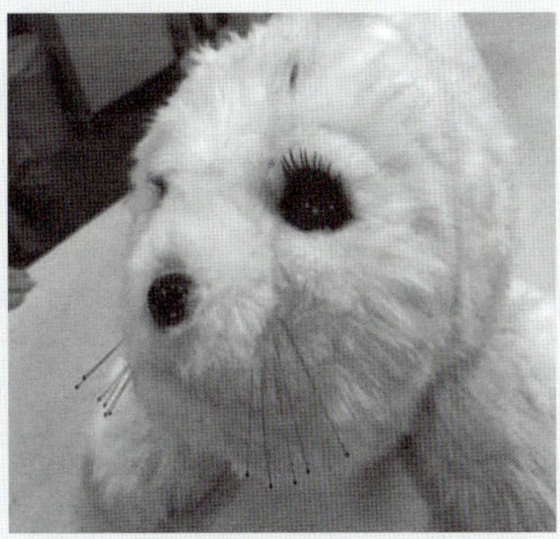

**그림 10-13** 물개로봇 파로

### 12) 생활용품, 가전제품 조작하기

세탁기, 정수기, 레인지, 밥솥 등 생활용품과 가전제품은 다양하다. 하지만 이런 제품은 회사마다 사용방법이 달라서 조작이 복잡하다. 조작방법이 힘들거나 어려울 수 있으니 이를 조작하기 쉬운 것으로 대체하거나 가족에게 알려 주어 사고가 발생하지 않도록 한다.

## 6 환경 수정

### 1) 환경 조성

낙상 및 사고를 예방하고 안심하고 지낼 수 있는 환경을 조성하며, 단계에 따라 적절한 활동을 선택하고 수행할 수 있는 환경을 조성하는 것이 필요하다. 재가 및 시설 등 생활하는 환경과 환경 조성이 다를 수 있지만 근본적으로 안전한 환경 조성이 우선적으로 필요하다(박스 10-2).

### 2) 주택환경

치매환자의 주택환경은 삶의 질에 중요한 영향을 미친다. 사고예방을 위해 집 안을 정리정돈한다. 주방은 화재예방을 위하여 가스 타이머를 설치하며 가능한 한 불꽃이 없는 오븐을 사용하도록 한다. 신체기능의 저하를 고려하여 예측하고 친숙하게 조성하여 불안증세를 없애고 물건을 쉽게 찾을 수 있도록 한다. 자주 움직이는 구역에 장애물이 없도록

**박스 10-2 환경 조성의 기본방법**

- 자주 쓰는 품목들은 잘 보이는 곳에 배치한다.
- 간단하게 한 단계씩 지시한다.
- 가능한 한 습관적인 활동을 유지하고, 간단하게 한다.
- 기억이 손상된 사람이 길을 잃어버린 경우 신분을 증명하기 위한 목걸이나 팔찌를 착용하게 한다.
- 밤에 잠을 잘 자도록 하기 위하여 낮 동안에 신체적 활동을 하도록 장려한다.
- 기억을 자극하는 즐겨듣던 음악과 취미활동 등 회상활동을 하도록 한다.
- 삶을 풍부하게 할 수 있는 활동에 참여하도록 하고 이때 순서나 습관을 강화하여 절차적 기억을 촉진시킨다.
- 치명적인 결과를 초래할 수 있는 지나치게 붐비는 곳이나 익숙하지 않은 환경은 피한다.
- 자원 목록과 지원 그룹에 대해서 지역기관에 문의한다.
- 팔걸이가 있는 의자와 안전한 환경을 구축한다.
- 시계 또는 간판 등 시각적 단서를 사용하여 인지, 시간, 공간 위치를 이해하기 쉽게 한다.
- 환경개선이 필요한 부분이 무엇인지 평가하고 기록해야 한다.

가구를 배치하고, 식탁은 그릇과 대조적인 색깔과 질감으로 대상을 구별해 내도록 한다.

방에서는 침대에서 바닥에 바로 닿을 수 있도록 침대높이를 정하고, 방바닥에는 발을 놓은 곳을 표시하여 인지하도록 하고, 방바닥에 미끄러져 낙상사고가 발생하지 않도록 하는 것이 필요하다.

거실은 일상생활활동 저하에 따라 경사로, 손잡이 및 난간 설치, 미끄럼방지 바닥재 사용이 필요하고, 감각기관의 쇠퇴에 따라 조명, 채광, 색채 등을 고려한다. 치매환자의 배회 특성에 따라 출입문에 소리나는 장치를 장착하고, 자주 밖으로 나가려는 행동을 하면 벽과 문 색깔을 동일한 색으로 하여 밖으로 나가려는 것을 못하게 하는 것과 시건장치 문도 필요하다.

방바닥과 목욕탕은 물기를 자주 닦아서 미끄러지지 않도록 하며, 바닥에 미끄럼방지 매트를 깔고 온수로 인한 화상을 입지 않도록 물 온도를 적절하게 조절한다. 또한 욕실은 이동성 제한이 있는 경우 이용하기 어려운 장소이므로 휠체어로 이동하게 될 경우에는 욕실 문 너비를 넓게 개조하고 턱 제거가 필요하다.

변기의 경우, 좌변기에 오르고 내려오는 것에 어려움이 있으면 변기착석 좌면을 높이거나 좌변기에 팔걸이를 설치하여 안정성 및 편의를 제공할 수 있다. 이동이 어려우면 리프트를 천장에 부착하여 이동을 돕는 방법도 있다. 또한 시력이나 전경배경의 문제로 화장실에서 변기를 찾지 못하는 경우는 변기 색을 빨간색이나 파란색 덮개로 씌워서 찾기 쉽도록 하는 것도 좋다. 세면대의 거울에서 비친 본인의 모습을 보고 놀라는 경우도 있으니 거울을 커튼으로 가리는 것도 좋은 방법이다.

### 3) 보조기기/복지용구/로보틱스

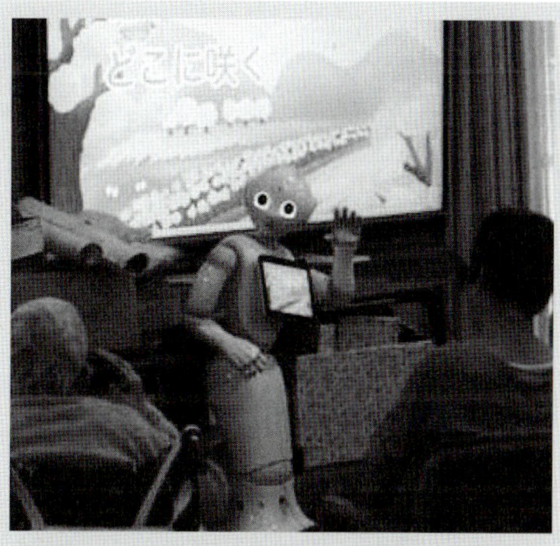

그림 10-14 대화 및 약 알람 로봇(소프트뱅크사 페퍼로봇)

보조기기는 기능적 독립성을 개선시키는데 도움을 주고 과제를 안전하게 완수하는데 도움을 준다. 작업치료사는 치매환자에게 필요한 보조기기를 선택하여 제공할 필요가 있다. 현재 국민건강보험공단 노인장기요양보험에서는 치매환자를 위한 복지용구서비스를 제공하고 있다. 치매환자의 경우, 배회감지기를 침대매트나 방바닥에 설치하여 움직임의 변화가 있을 때 알 수 있도록 하고, 외출 시에는 이동형 배회감지기를 장착하여 움직임을 감지하는 것도 매우 필요하다. 이동을 위한 리프트 사용도 필요하고, 최근에는 로보틱스 기술을 이용하여 이동, 약 복용 알림장치, 침대에서 호흡과 심박동, 수면을 모니터하는 센서기술이 사용된다(그림 10-14). 가정에서는 일반적으로 청소를 도와주는 청소로보틱스를 사용하기도 한다.

복지용구는 국민건강보험에서 심신기능이 저하되어 일상생활을 유지하고 자립적 생활이 가능하도록 혜택을 주는 용품이라고 정의한다. 노인장기요양보험에서는 일상생활 또는 신체활동 지원에 필요한 용구라고 하며, 노인장기요양보험에서 제공하는 복지용구는 구입품목과 대여품목으로 구성되어 있다. 구입품목은 총 11종으로 이동변기, 목욕의자, 안전손잡이, 미끄럼방지 복지용구/용품(매트, 액, 양말), 간이변기, 요실금팬티, 욕창예방방석, 자세변환용구, 성인용 보행기, 지팡이, 욕창예방매트리스로 구성되어 있다. 대여품목은 총 8종으로 수동휠체어, 전동침대, 수동침대, 이동욕조, 목욕리프트, 배회감지기, 경사로, 욕창예방 매트리스가 있다. 욕창예방매트리스는 구입과 대여가 모두 가능하다(그림 10-15).

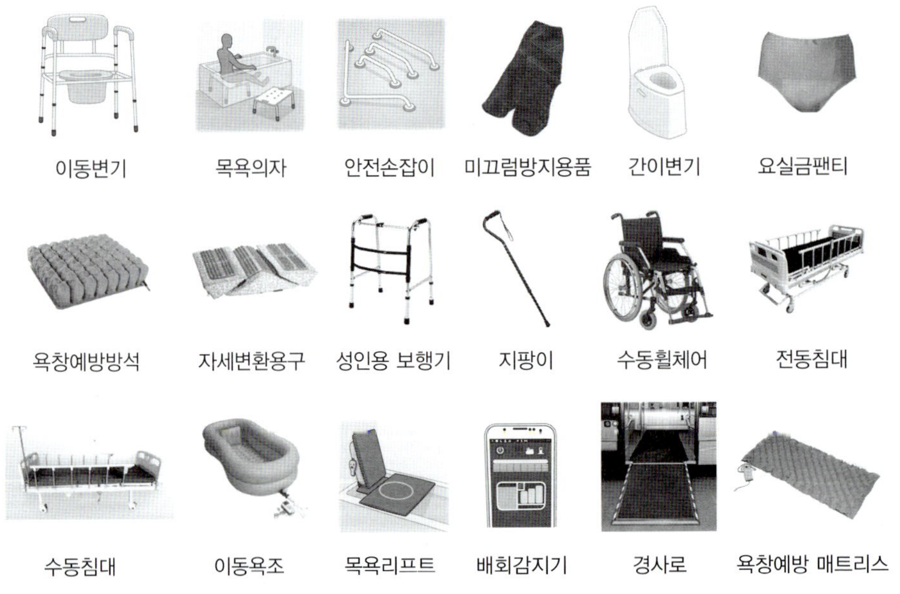


**그림 10-15** 노인장기요양보험에서 제공하고 있는 복지용구

CHAPTER

# 11

# 정신행동증상 관리

## 학습목표

1. 정신행동증상의 개념을 이해한다.
2. 치매환자에게 발생하는 정신행동증상의 특징과 관리방법을 알아본다.
3. 정신행동증상의 평가를 알아본다.
4. 정신행동증상의 치료적인 접근을 알아본다.

## 핵심용어

- 정신행동증상(BPSD)
- 심리
- 행동
- 돌봄
- 관리

## 1 개요

치매환자는 증상이 진행됨에 따라 비현실적인 생각, 조절되지 않는 감정, 현실에서는 존재하지 않는 사물에 대한 지각이나 오인, 부적절한 행동 등이 나타나게 된다. 행동장애가 단순히 기억, 인지기능장애의 이차적 증상으로 발생하는 것이 아니라 인지기능 저하와는 독립적으로 나타난다는 것이 밝혀지면서, 1990년대 중반 이후부터 치매환자의 행동장애에 관한 연구가 본격적으로 이루어지기 시작하였다. 1996년 개최된 세계노인정신의학회(International Psychogeriatric Assosiation, IPA)에서는 이러한 증상들을 아우르면서 질병 분류학, 원인, 임상증상 및 연구 방향에 대한 의견 일치에 도달하며 비인지기능장애를 치매의 정신행동증상(Behavioral and Psychological Symptoms of Dementia, BPSD)이라는 용어로 제정하였다. IPA에서는 정신행동증상을 '치매환자에서 흔히 발생하는 것으로 지각, 사고내용, 정서 또는 행동장애에 의해 발현되는 증상들'로 정의하였다.

정신행동증상은 망각, 환각, 초조/공격성, 우울, 불안, 들뜬 기분, 무감동/무관심, 탈억제, 과민/불안정, 이상 운동, 수면, 식욕/식습관 변화와 같은 내용을 포함한다. 이는 치매환자의 병의 경과 전반에 걸쳐서 나타나며, 대부분의 치매환자들은 인지기능장애와 더불어 정신행동증상을 경험한다. 정신행동증상의 양상은 시간이 경과함에 따라 변화를 보이는데, 우울, 불안, 들뜬 기분, 초조함 등의 정동장애증상은 치매초기에 나타나고, 의심이나 망상 등은 중증도 치매환자에게 나타나다가 병이 더 진행하면 감소하는 경향이 있다. 치매 초기에는 자신의 기억력 저하를 비롯하여 인지기능의 감퇴를 인식하기 시작하면서 우울감을 느끼거나 자신의 상태나 경과에 대해 걱정하고 불안해하다가 자신의 인지적 문제에 대한 불안 수준을 넘어서 두려움을 느끼거나 안절부절못하기도 한다. 중기에서 말기로 접어들수록 성격 변화나 감정기복이 심해지는 증상이 나타나다가 말기 단계에서는 감정표현이 줄어들면서 무관심해지거나 외부자극 자체에 반응이 적은 모습으로 나타나기도 한다.

정신행동증상은 환자의 삶의 질을 떨어뜨릴 뿐 아니라 가족들을 포함하여 주변사람들에게 신체적, 정신적 부담감을 증가시키고, 환자의 인지기능을 너욱 악화시키며, 돌봄을 위해 필요한 비용을 증가시키는 등 심각한 영향을 주기 때문에 임상적으로 중요한 의미를 지닌다.

## 2 분류

정신행동증상은 크게 정신(심리)증상과 행동증상으로 나눌 수 있는데, 행동증상은 환자를 직접 관찰하여 확인하는데 반하여, 정신(심리)증상은 환자나 주위 가족들과의 면담에 기초하여 임상특징을 기술하게 된다. 정신(심리)증상으로는 불안, 우울, 환각과 망상 등이 포함되고, 행동증상으로는 공격행동 소리지르기, 초조, 배회, 부적절한 행동, 성적 탈억제 등이 포함된다(표 11-1). 경우에 따라서는 정신증상과 행동증상이 분명하게 구분되지 않는 경우도 많으며, 내적인 정신증상으로 인해 외적 행동증상이 나타나기도 하고 반대의 경우가 생길 수도 있다. 또한 이 증상들을 빈도와 괴로움의 정도를 정량화하여 1군(most common & distressing), 2군(moderately common & distressing), 3군(less common & distressing)으로 나누기도 한다(표 11-2).

**표 11-1 정신행동증상의 분류**

| | |
|---|---|
| 정신(심리)증상 | • 환자의 정신 안에서 나타나는 내적 증상<br>• 면담을 통해 확인 가능하며, 환자의 행동을 통해 유추<br>• 망상(delusion), 환각(hallucination), 편집증(paranoia), 우울증(depression), 불안(anxiety), 반복(reduplication), 착오(misidentification) 등 |
| 행동증상 | • 환자의 외적 행동으로 나타나는 증상<br>• 환자의 행동관찰을 통해 확인<br>• 공격성(aggression), 배회(wandering), 수면장애(sleep disturbance), 부적절한 식사행동(inappropriate eating behavior), 부적절한 성행동(inappropriate sexual behavior) 등 |

**표 11-2 정신행동증상의 빈도 및 고통에 따른 분류**

| 증상 | 1군 | 2군 | 3군 |
|---|---|---|---|
| 정신(심리) 증상 | 망상, 환각, 우울감, 불면증, 불안 | 착오 | |
| 행동증상 | 신체 공격성, 배회, 안절부절 | 초조, 탈억제 행동, 문화적 부적절한 행동, 고함 | 울음, 욕설, 의욕상실, 반복질문, 따라다니기 |

## 3 원인

### 1) 신경생물학적 원인

콜린체계는 중요한 신경조절 신경전달물질 체계로서 선택적 집중을 조절하는데 필수적이며, 세로토닌 활성화 감소와 노르아드레날린 활성의 증가는 공격적 행동과 관련이 있다는 연구들이 있다. 여러 신경전달물질의 균형이 정신행동증상의 발생 및 조절에 중요한 역할을 하는 것으로 보고 있다.

### 2) 생리적·심리적 원인

대상자의 생리적·심리적 원인에 의해 정신행동증상이 나타나기도 한다. 생리적으로 나타나는 증상인 통증이나 가려움, 목마름, 배고픔, 소변이나 대변이 마려운 상황 등을 표현하지 못하거나 원활하게 의사소통되지 않을 경우 또는 심리적으로 무료하거나 지루함을 느끼는 경우에 불안, 초조, 배회, 공격성 등의 정신행동증상이 나타날 수 있다.

### 3) 인지기능장애에 따른 원인

초기 치매환자는 인지기능의 저하로 인해 예전에 할 수 있었던 것을 못하게 되는 경우가 있다. 이로 인해 좌절감, 우울감, 불안감, 자존감 저하 등을 느끼며 정신행동증상이 나타나기도 하고, 이러한 감정이 지속되면 우울이나 불안증상이 증가될 수 있다.

### 4) 기타 정신행동증상에 따른 원인

한 가지 정신행동증상이 발생함으로 인해 다른 정신행동증상이 발생하기도 한다. 우울증이 심해지면 망상이나 환청이 생길 수 있고, 수면장애나 불안, 초조, 공격성, 배회의 원인이 되기도 한다. 망상이나 환청으로 인해 불안이나 초조가 발생하기도 하며, 수면부족으로 인해 낮 동안의 초조나 공격적인 행동이 발생하기도 한다.

### 5) 건강상태에 따른 원인

뇌졸중이나 급성 뇌손상, 경련 등의 뇌신경질환으로 인해 환각, 감정기복, 망상, 분노조절의 어려움이 생기기도 하고 공격적인 성향이 나타나기도 한다. 신체적인 질환으로 인해 우울증이 나타나기도 하며 수면에 영향을 끼치기도 한다. 또한 약물부작용이나 약물의 중단, 감량으로 인해 정신행동증상이 나타나기도 한다.

### 6) 주변 환경에 따른 원인

개개인에 따라 주변 환경이 주는 영향이 다를 수 있지만 자신이 환경을 조정하고 예측할 수 없어지기 때문에 자극이 너무 많은 환경이라면 더 혼란스러워질 수 있고, 반대로 자극이 너무 없는 환경에서도 환각이나 착각 등의 증상이 생길 수 있다. 새로운 환경에 대한 적응력이 떨어지기 때문에 예측할 수 없는 상황으로 인해 대상자의 정신행동증상이 심해질 수 있다. 또한 위협적으로 인식되는 환경에 대한 반응으로 정신행동증상이 발생하기도 하는데, 신체적 환경, 사회적 환경, 의학적 치료 환경, 보호자의 태도 등에 의해서도 많은 영향을 받는다.

### 7) 돌봄제공자의 태도에 따른 원인

여러 가지를 동시에 요구한다거나 조급함을 표현하는 경우, 할 수 없는 것들에 대해 과도하게 요구하거나 부정적인 언어 표현, 이해와 공감을 받지 못하는 생각이 들게 하는 등 돌봄제공자의 태도는 치매환자에게 스트레스로 작용할 수 있다. 보호자가 불안해 하거나 짜증을 내면 환자도 불안해 하거나 망상이 나타나기도 하며, 화내거나 다그치게 되면 공격적인 행동이 나타나기도 한다.

## 4 대처방법

### 1) 정신증상

#### (1) 우울증

슬픔의 정도가 심하고 오래 지속될 경우를 우울이라고 하는데, 보통의 경우 사고나 행동에 영향을 주어 죄책감과 사회적 철회를 동반하기도 한다. 우울증(depression)은 치매환자의 40~50%에서 나타나는 증상으로 매우 흔하다. 주로 치매 초기에 발생하며, 치매가 진행되어 나타날 경우 체중 감소, 수면장애, 초조 등의 행동증상이 발생하기 때문에 치매증상과 우울증의 감별이 어려울 수도 있다. 하지만 우울증은 치료를 하면 효과적으로 조절이 가능하므로 우울증상이 있을 경우 적극적으로 치료를 고려하는 것이 좋다.

치매환자의 경우 우울증상이 있더라도 잘 드러나지 않고, 특히 언어상실이 있을 때에는 우울감에 대한 주관적 경험을 스스로 표현하지 못하는 경우가 많으므로 말수가 줄어 들고 기력이 떨어지며, 의욕이 없고 식욕 감소나 수면양상이 변화하는 등의 증상이 나타나는 것을 주의깊게 관찰할 필요가 있다.

주요 우울증은 최근 2주일 동안 우울한 기분, 흥미 상실, 의욕 저하, 식욕 변화,

**표 11-3 주요 우울증 진단기준(DSM-5)**

| |
|---|
| A. 다음의 증상 중 다섯 가지(또는 그 이상)가 동일한 2주일 기간 동안에 나타났고, 과거의 기능과 차이를 나타냈다. 적어도 하나의 증상이 (1) 우울한 기분 또는 (2) 흥미나 즐거움의 상실이다. |
| 1. 주관적 보고나 타인에 의한 관찰에 의해 나타난 거의 매일 또는 거의 하루 내내 우울한 기분<br>2. 거의 매일, 모든 것 또는 거의 모든 것에 대해 하루 내내 우울한 기분<br>3. 식이요법을 하지 않는 중에 의의 있는 체중 감량과 체중 증가 또는 거의 매일 식욕의 감소 또는 증가<br>4. 거의 매일 불면 또는 과수면<br>5. 거의 매일 정신운동 흥분 또는 지체<br>6. 거의 매일 피로 또는 에너지 상실<br>7. 거의 매일 무가치감 또는 과도하고 부적절한 죄책감<br>8. 거의 매일 사고와 집중능력의 감퇴 또는 결정 곤란<br>9. 반복적인 죽음 대한 생각, 구체적 계획이 없는 반복적 자살사고 또는 자살시도나 자살하려는 구체적 계획 |
| B. 증상이 사회적, 직업적 또는 다른 중요한 기능영역에서 임상적으로 심각한 고통이나 손상을 일으킨다. |
| C. 증상이 물질이나 다른 의학적 상태에 따른 것이 아니어야 한다. |
| D. 주요 우울삽화의 발생이 정신분열정동장애, 조현병, 조현형 장애, 망상장애나 다른 정신병적 장애로 더 잘 설명되지 않는다. |
| E. 조증이나 경조증 삽화가 없어야 한다. |

**박스 11-1 우울증 대처방법**

- 2주 이상 우울을 느끼는 경우 담당 의사를 찾아가 전문적인 상담을 지속적으로 받게 하거나 약물치료를 받을 수 있도록 한다.
- 어떤 활동에의 참여를 강요하기보다 조용하고 따뜻하고 수용적인 태도로 대상자와 의사소통이 가능함을 보여준다.
- 치매환자는 표현력이 떨어져도 감정을 느끼고 있다는 것을 인식하며, 자존심이 상하지 않도록 일상생활을 세심하게 도와준다.
- 대상자가 할 수 있을 만한 일을 찾아서 할 수 있도록 하고 성공할 수 있도록 도와준다.
- 평소에 좋아하고 즐거워하는 활동의 양을 증가시켜 우울한 생각을 전환시킨다.
- 대상자가 편안하고, 좋아하는 상황으로 환경을 변화시키거나 조절한다.

수면 변화, 자살사고 등이 하루의 대부분 동안 지속되는 경우를 말한다. 이 중 5가지 이상이 나타나고 우울한 기분이나 흥미 상실이 나타나면 주요 우울증으로 간주한다(표 11-3).

### (2) 무감동

무감동(apathy)은 감정적으로 둔하며 멀어짐과 무관심으로 인해 방관자처럼 느끼는 것으로, 즐거운 일이나 슬픈 일에 대해 감정을 느끼거나 표현하지 못하며, 특별한 감정이 생기지 않는 상태를 말한다. 무감동은 엄밀하게는 감정의 측면뿐만 아니라 행동이나 인지적인 측면을 통해 드러나는 목표지향적인 행동에 대한 동기의 결여로 정의될 수 있으며, 초기나 중기 치매환자의 약 50%에서 발생하고 종종 우울증의 증상으로 오인되기도 한다. 하지만 무감동은 우울증과 달리 수면문제나 식욕 변화와 같은 증상을 동반하지 않는다.

**박스 11-2 무감동 대처방법**

- 무감동의 원인을 파악하고, 환자가 관심을 보이는 활동 위주로 환자의 능력에 맞는 적당한 환경 자극을 제공하며, 환자가 수용하는 정도에 따라 그 수준을 다시 조절한다.
- 환자가 무표정하고 반응이 없다고 하더라도 지속적으로 자극을 제공하고 활동에 참여시킨다.
- 환자의 관심도 변할 수 있기 때문에 관심과 흥미를 유발할 만한 활동, 자극의 형태나 수준을 지속적으로 변경해서 제공한다.
- 자극의 효과가 한 번에 나타나지 않더라도 계속 다시 시도해 보고, 여러 격려나 시도에도 불구하고 환자가 반복해서 좌절하면 활동을 중단하거나 변경한다.

### (3) 불안

불안(anxiety)은 외부적인 위험이 실제 하느냐 하지 않느냐에 상관없이 주관적으로 느끼는 두려움의 상태로, 이전에는 드러내지 않았던 일인데도 불구하고 아직 일어나지 않거나 불확실한 일에 대해 부정적인 결과를 우려하고 걱정하는 증상을 말한다. 불안은 주로 치매초기에서 나타나는데, 인지기능이 떨어져 예전보다 독립적인 생활능력이 떨어지는 것에 대한 반응으로 나타나기도 한다.

치매환자의 불안은 이미 잊혀진 사건에 대한 과거의 감정으로부터 기인하는 경우가 많다. 이전에는 드러내지 않던 경제상태나 미래, 건강 등 이전에는 고민하거나 문제가 없었던 상황에 대해서 걱정하는 것이 특징이다. 또한 혼자 남겨지는 것을 두려

**박스 11-3 불안 대처방법**

- 불안이 되는 원인을 파악하여 가급적 빨리 해결하도록 하여 안심시킨다.
- 대상자의 감정에 대해 이해하고 있음을 공감하고, 표현한다.
- 재촉하지 않고, 편안한 마음이 들도록 손을 잡아 주는 등의 스킨십으로 불안한 마음을 안정시키며, 인내를 가지고 반복적으로 안심시켜준다.
- 지지적인 태도를 취하며, 불안이 병에 대한 걱정과 연관되어 있다면 초기 단계에서는 상담이 효과적일 수 있다.

워하거나 공포를 느끼게 되는 경우도 있는데, 불안이 심해지면 대상자의 주의력에 영향을 미쳐 인지기능장애를 악화시킬 수 있다.

### (4) 의심

의심(suspiciousness)은 기억력이 떨어진 치매환자가 기억이 나지 않는 부분을 남의 탓으로 돌리면서 의심하게 되는데, 의심이 심해져서 다른 사람의 설득이나 설명으로 바로 잡아지지 않을 경우에 망상으로 진행되기도 한다.

**박스 11-4 의심 대처방법**

- 환자 앞에서 환자의 이야기를 하지 말고, 다른 사람들에게 귓속말을 하지 않는다.
- 환자가 주장하는 것에 대해 부정하거나 설득하지 말고 환자의 감정을 받아들여 안심시킨다.

### (5) 망상

망상(delusion)은 잘못된 내용에 대한 비정상적이고 주관적인 생각에 의해 형성된 확고한 생각이나 믿음으로, 현실과는 동떨어진 생각을 하며, 본인의 교육 정도나 환경에 부합되지 않고, 이성적이고 논리적인 방법으로 교정되지 않는 신념을 말한다. "내 물건을 훔쳐갔다"는 도둑망상(delusion of theft), "가족들이 나를 버리려고 한다"는 유기망상(delusion of abandonment), "내 남편이 바람을 피운다", "여기는 내 집이 아니다"는 부정망상(delusion of infidelity) 등이 있다. 환자 본인이 망상의 내용을 굳게 믿기 때문에 그에 반응하는 감정이나 행동이 생기게 된다.

**박스 11-5 망상 대처방법**

- 환자의 감정을 이해하고 수용한다.
- 서두르지 말고 천천히 다가간다.
- 물건을 잃어버렸다고 하는 상황에서는 같이 찾아보도록 하며, 도와주는 행동을 하고, 환자가 물건을 찾도록 한다.
- 환자의 생활공간을 단순하며 안전하게 유지한다.
- 주의를 전환시킬 수 있는 다른 활동으로 유도한다.

### (6) 환각

환각(hallucination)은 감각기관에 대한 적절한 외부자극 없이 발생하는 감각적 경험, 즉 없는 자극을 있는 것처럼 경험하는 것을 말한다. 헛것을 보거나 듣거나, 맡거나 느끼는 것이다. 환각은 치매환자의 12~49%에서 나타나며, 치매환자에게 나타나는 환각은 실제 없는 사물이나 사람을 있는 것으로 지각하는 환시가 가장 흔하며, 실제로는 들리지 않는 소리를 듣는 환청이 그 다음으로 흔하다. 환각을 경험하는 환자는 실제로 그 감각을 경험하는 것이기 때문에 그것이 진짜인지 아닌지를 구별하기가 어렵고, 이에 따른 감정이나 행동의 변화가 나타날 수 있다. 환자가 자신이 직접적으로 표현하거나 보호자를 통해 간접적으로 경험한 것을 이야기한 경우를 말하며, 환자의 행동으로 유추를 해서는 안 된다.

**박스 11-6 환각 대처방법**

- 단순하고 조용하게 환경을 유지하고, 편안하고 익숙한 환경을 제공한다.
- 주의를 전환시킬 수 있는 다른 활동으로 유도한다.
- 과도한 자극이나 피로를 예방하고 차분한 활동을 할 수 있도록 한다.
- 잔잔하고 조용한 음악을 틀거나 평소에 좋아하는 노래를 틀어 따라 부를 수 있게 하는 등 주의를 전환시킨다.
- 주변 환경을 밝게 하고 어두워서 잘못 볼 수 있는 물건들은 치워둔다.

### (7) 착각

착각(illusion)은 외부의 자극을 잘못 지각하는 것으로, 실제로 어떤 대상이 존재하는데 잘못 인식하는 것으로 환각과는 구별된다. 착각은 인지기능이 떨어진 치매환자가

**박스 11-7 착각 대처방법**

- 편안하고 익숙한 환경을 제공한다.
- 예상 가능하고 일상적인 활동계획을 만든다.
- 천천히 잘 알아들을 수 있도록 이야기한다.
- 희미하거나 어둡지 않도록 방을 적절한 밝기로 유지한다.

순간적으로 사물이나 사람을 제대로 알아보지 못하거나 시각과 청각이 떨어져서 나타나기도 한다. 착각이 지속적으로 계속되어 잘못된 생각이 발전하면 착오(misidentification)가 생기기도 한다.

## 2) 행동증상

### (1) 초조

초조(agitation)는 분명한 욕구나 의식의 혼돈 없이 나타나는 부적절한 언어, 음성, 운동으로 정의하는데, 의식이 저하된 상태에서 일어나는 행동이나 의도적 목적을 가지고 나타나는 행동도 아니다. 초조는 치매환자의 약 50%에서 나타나며, 안절부절못하고 같은 행동을 반복하는 등 증상이 매우 다양하다.

환자는 가치가 없는 물건을 수집하여 모아두기도 하고, 매사에 부정적으로 말하거나 비협조적으로 대하며, 끊임없이 보호자의 관심을 요구하며, 가만히 있지 못하고 왔다 갔다 하기도 한다.

**박스 11-8 초조 대처방법**

- 환자가 느끼는 문제를 빨리 발견하고 대처한다.
- 환자의 행동보다는 불안함을 느끼는 감정에 초점을 두어 감정이 이해되었음을 알도록 한다.
- 논쟁을 삼가고 이유를 캐묻지 않는다.
- 지나친 환경 자극을 주지 않도록 조정하고, 주의를 전환시키는 활동을 한다.

### (2) 배회

배회(wandering)는 주변 사람이 보기에 뚜렷한 목적이 없음에도 지속적이면서 반복적인 신체적 움직임을 말한다. 치매환자의 3~53%에서 나타나며, 배회증상에 이유가

**박스 11-9 배회 대처방법**

- 배회의 기간, 시기, 형태 등의 패턴을 관찰하고 기록한다.
- 배회의 시간을 예측할 수 없기 때문에 미리 대비할 수 있는 계획을 세운다(배회감지기, 배회 인식표, 지문등록 등).
- 밝은 색의 옷을 입는 등 다른 사람과 구별하기 쉽도록 하여 대상자가 위험한 상황에 처하지 않도록 한다.
- 환자에게 해가 되지 않는다면 배회를 허락하고 안전한 환경에서 배회할 수 있도록 한다.
- 쉴 수 있는 장소를 마련하거나 다른 상황이나 활동으로 전환한다.
- 규칙적인 운동이나 산책을 하도록 하여 신체적 에너지를 소모함으로써 야간 배회를 줄이고 수면에 도움이 되도록 한다.

있는 경우도 있고, 이유나 목적 없이 배회가 나타나기도 한다. 배회환자는 사고의 위험이 크기 때문에 조심해야 한다.

### (3) 공격적 성향

치매환자는 소리를 지르고 욕을 하는 등 언어적인 공격성을 보일 수도 있고, 때리고 밀고 할퀴고 발로 차는 등 신체적 공격성을 보일 수도 있다. 때로는 물건을 집어 던지거나 무기를 사용할 수도 있다. 적절하게 대처하지 않으면 환자를 더 흥분시킬 수 있기 때문에 주의해야 한다. 공격적 성향(aggression)은 치매환자에게서 흔하게 나타나는 문제이기도 하지만 보호자들이 도움이 청하는 가장 흔한 문제 중 하나이며, 성격 변화가 밖으로 표현된 행동으로 설명하기도 한다. 공격적인 성향을 보이는 것이

**박스 11-10 공격적 성향 대처방법**

- 공격적인 행동의 시간, 대상, 발생 상황에 대해 자세히 파악한다.
- 공격적인 행동이 발생하면 즉시 환자를 조용한 곳으로 이동시키고, 사람을 포함한 모든 외부자극을 제거한다.
- 부드럽고 낮은 어조로 환자를 안심시키고, 안전거리를 유지하며 단순히 조용하게 지켜본다.
- 여유를 두고 관심을 다른 곳으로 돌린다.
- 환자의 마음을 이해한다는 표현을 하고, 왜 그런 행동을 했는지 상기시키거나 논쟁하지 않는다.
- 공격적인 행동을 유발하는 사건을 미리 파악하여 예방하도록 하고, 일상생활활동은 가능한 한 변형을 주지 않고 자신의 활동을 예측할 수 있도록 한다.
- 항상 앞에서부터 접근하고 놀라게 하지 않는다.
- 행동문제를 보이더라도 이러한 행동에 대해 비난하지 않는다.

휴식이나 수면 부족, 약 부작용이나 통증, 조명의 변화나 친숙하지 않은 주변 환경 등의 영향과 관련이 있는 것은 아닌지 확인한다.

### (4) 수면장애

치매환자는 불면증이나 낮과 밤이 뒤바뀌는 수면장애(sleep disturbnce)가 생길 수 있다. 잠들기 어려운 경우나 중간에 자주 깨는 경우, 새벽에 일찍 깨는 경우 등으로 인해 낮에 수면을 취하는 경우가 발생하는데, 이로 인해 낮과 밤이 바뀌게 된다. 수면장애는 신체적 문제, 심리적 문제, 약물이나 음주·카페인 섭취, 신체활동 부족 등으로 발생할 수 있다. 배회, 불안, 환각, 공격성 등 다양한 행동문제를 함께 보이는 경우가 많기 때문에 가족들도 덩달아 수면을 취하지 못하는 일이 발생하므로 쉽게 교정되지 않으면 가족들에게도 큰 부담이 발생한다.

**박스 11-11 수면장애 대처방법**

- 취침시간을 정하여 규칙적으로 잠자리에 들도록 하며, 되도록 낮잠을 자지 않도록 한다.
- 주간에 무리가 가지 않는 신체운동이나 활동을 한다.
- 술이나 흡연, 카페인을 섭취하지 않도록 한다.
- 배고픈 채로 잠들지 않도록 한다.
- 친숙한 환경을 유지하고 편안하고, 안전한 침실 환경을 조성한다.

### (5) 거부와 저항

거부와 저항(renial and resistance)은 두려움이나 어떤 원인으로 인해 무언가를 하지 않으려고 하는 행동을 말하며, 거부나 저항의 태도는 매일 다르게 나타날 수 있고, 돌봄제공자, 환경에 따라 다를 수 있다. 무감동, 우울, 의심증상으로 인해 거부하거나 시끄럽고 자극적인 환경으로 인해 거부나 저항이 나타나기도 하며, 돌봄제공자의 재촉이나 비난에 의해 발생하기도 한다.

**박스 11-12 거부와 저항 대처방법**

- 대상자가 일반적이지 않은 반응을 보일 경우 문제가 되는 상황이 누구와 언제, 어디에서 발생한 것인지 객관적으로 질문한다.
- 무엇인가를 해야 하는 상황의 이유를 설명하며 천천히 할 수 있도록 한다.
- 기분전환을 할 수 있는 활동을 시행한 후 다시 시도한다.

### (6) 뒤적거리기와 모아두기

뒤적거리기와 모아두기(rummage and collect)는 무언가를 뒤지고, 만지고, 옮기는 행위가 무엇인가를 찾고 있는 것처럼 보이지만 몇 시간 동안 서랍이나 가방을 계속해서 뒤적거리거나 옷장을 여닫거나 이곳저곳으로 물건을 옮기는 증상 또는 폐지나 봉지, 음식의 일부 등 가치가 없는 물건들을 모으는 증상이 발생하기도 한다. 귀중한 물건을 잘 숨긴 후, 그것을 어디에 놓았는지 기억하지 못하고 여기저기 뒤지는 행동이 반복되기도 한다.

**박스 11-13 뒤적거리기와 모아두기 대처방법**

- 서랍이나 옷장을 잠그되, 한두 가지 정도는 열어 두어 제한적으로 행동할 수 있도록 한다.
- 주변 환경을 구조화하여 조정하며, 다른 방향으로 관심을 유도하는 활동을 한다.
- 귀중품이나 소중한 물건을 담을 수 있는 상자를 제공하여 한 곳에 모아둘 수 있도록 유도한다.

### (7) 반복행동

반복행동(stereofypical behavior)은 어떤 말이나 행동을 반복적으로 계속해서 하는 증상으로, 치매로 인한 인지기능장애 또는 불안한 상황, 공포나 분노 등의 감정표현을 적절히 할 수 없는 상황 등에서 발생한다.

**박스 11-14 반복행동 대처방법**

- 신체적 불편함이 없는지, 환자가 느끼는 문제를 빨리 발견하고 대처한다.
- 환자와 눈높이를 맞추어 대화하고 놀라게 하지 않는다.
- 주의를 전환시키는 활동을 시행한다.
- 같은 이야기를 반복할 때는 이전에 들었다고 잘라 말하지 말고, 대화의 방향을 바꾸거나 관심을 다른 곳으로 돌린다.
- 가벼운 신체접촉을 통해 지지의 느낌을 받도록 한다.
- 반복적으로 손을 움직이거나 두드리는 경우, 공처럼 손에 쥘 수 있는 물건을 제공한다.
- 규칙적인 일상생활을 만든다.

### (8) 부적절한 성적 행동

옷을 벗는 등의 노출을 한다거나 성적 욕구에 대한 변화 등의 부적절한 성적 행동은 우울감이나 신체적 불편감, 신제적 질병, 적절한 행동에 대한 인식 부족 등이 원인으로 발생하며, 다양한 형태로 표현될 수 있다. 대상자의 성욕과 성적 친밀감을 표현하는 방식에 변화를 가져오게 되며, 부적절한 성적 행동으로 인해 주변사람들이 당황하기도 한다.

**박스 11-15 부적절한 성적 행동 대처방법**

- 대상자의 반응을 개인적으로 받아들이지 말고, 과민반응을 보이거나 화를 내지 않도록 한다.
- 부적절한 행동을 할 때 환자의 행동이 옳지 않음을 말하고, 관심을 전환시키는 활동을 한다.
- 화장실에 가고 싶다거나 불편함의 표현 등 부적절한 행동의 원인을 있는지 확인한다.
- 불편한 옷을 입거나 온도에 맞지 않는 옷을 입은 경우, 가려움증으로 인하여 옷을 벗는 행위를 부적절한 성적 행동으로 오인하는 경우도 있으므로 1차적으로 방향 전환을 시도한다.
- 남녀를 같이 앉지 않도록 한다.
- 동성의 간병인을 이용하도록 한다.
- 쉽게 벗을 수 없는 옷을 입히거나 뒤에 단추나 지퍼가 있는 옷을 입히도록 한다.
- 손을 잡아주거나 안아주는 등 평소에 충분한 스킨십을 주어 관심을 가지고 있다는 것을 보여준다.
- 비약물적 방법이나 환경 수정으로 개선되지 않을 경우, 약물치료를 위한 전문의의 상담을 받도록 한다.

## 5 평가

정신행동증상의 원인이 될 수 있는 신체질환을 감별·치료하기 위해 병력 청취, 신체검사 및 신경학적 검사를 포함한 일련의 검사를 시행한다. 치매진단과 치료를 위해 정확한 평가가 중요하며, 이상행동이 꾸준히 진행되는 것이 아니라 치매 진행에 따라 나타나는 유형이 변화하기 때문에 증상에 맞는 관리를 위해서는 치매 진행에 따라 지속적으로 재평가가 시행되어야 한다.

정신행동을 평가하는 데 주로 사용되는 도구는 신경정신행동 검사(NPI)와 알츠하이머병 행동정신병리 평가척도(BEHAVE-AD), 치매정신행동 평가척도(BRSD) 등이 있다.

## 1) 한국 신경정신행동검사(K-NPI)

신경정신행동검사(NPI)는 커밍스(Cummings) 등(1994)에 의하여 개발된 반구조화된 검사도구로서 보호자와의 면담을 통해 치매환자에게 나타나는 정신행동증상을 평가하기

### 표 11-4 한국 신경정신행동검사(K-NPI)

■ **망상(delusions)**

사실이 아닌 것을 사실이라고 믿습니까? 예를 들어 사람들이 자기를 해치려고 한다든가, 무엇을 훔쳐갔다고 주장합니까? 또는 가족을 다른 사람이라고 믿거나 자기 집을 자기 집이 아니라고 믿습니까? 단순히 의심하는 정도가 아니라 실제로 그렇다고 확신하고 있는 정도를 말합니다.

☐ 아니오 : 다음 선별 질문으로 넘어간다. ☐ 예 : 세부 질문으로 넘어간다.

| 세부질문 |
|---|
| ☐ 1. 다른 사람이 환자분을 해치려고 한다고 믿습니까?<br>☐ 2. 다른 사람들이 물건을 훔쳐간다고 믿고 있습니까?<br>☐ 3. 배우자가 바람을 피운다고 믿고 있습니까?<br>☐ 4. 모르는 사람이 자기 집에 살고 있다고 믿습니까?<br>☐ 5. 배우자나 가족을 다른 사람이라고 믿고 있습니까?<br>☐ 6. 자기 집을 다른 사람의 집으로 믿고 있습니까?<br>☐ 7. 가족들이 자기를 버린다고 믿고 있습니까?<br>☐ 8. TV나 잡지의 등장인물이 현재 집에 있는 것으로 믿고 있습니까?<br>(실제로 그 사람과 이야기하거나 같이 응대해 줍니까?)<br>☐ 9. 그 밖에 제가 질문하지 않은 것 중에서 비정상적으로 믿고 있는 것이 있습니까? |

• **빈도**

1. 드물다 - 일주일에 1회 미만
2. 가끔 - 일주일에 1회 정도
3. 자주 - 일주일에 몇 번 그러나 매일은 아님
4. 매우 자주 - 하루에 한 번 이상

• **심한 정도**

1. 경함 - 망상이 있으나 해가 되지 않을 정도이며, 환자에게 거의 고통이 되지 않는다.
2. 보통 - 망상이 고통을 야기하고, 생활을 방해한다.
3. 심함 - 망상이 매우 생활을 방해하며, 행동장애의 가장 큰 원인이 된다.
   (망상 때문에 약이 처방되고 있다면, 이는 망상이 매우 심함을 말해 주고 있다.)

• **고통 정도**

이와 같은 행동이 감정적으로 보호자에게 얼마나 고통이 됩니까?

0. 고통이 전혀 없다.
1. 고통이 매우 적다.
2. 고통이 경한 편이다.
3. 고통이 보통이다.
4. 고통이 심한 편이다.
5. 고통이 매우 심하다.

위해 사용되는 평가도구로 여러 나라의 언어로 번역되어 사용되고 있다. 국내에서도 표준화된 한국 신경정신행동검사(Korean-Neuropsychiatric Inventory, K-NPI)가 개발되어 여러 치매질환에 적용하여 타당도와 신뢰도가 검증되었다. 평가영역은 망상(delusion), 환각(hallucination), 초조(agitation)/공격성(aggression), 우울(depression)/낙담(dysphoria), 불안(anxiety), 다행감(euphoria)/들뜬 기분(elation), 무감동(apathy)/무관심(indifference), 탈억제(disinhibition), 과민성(irritability)/불안정성(lability), 비정상적인 운동행동(aberrant motor behavior), 수면/야간행동(sleep/night-time behavior)과 식욕/식습관의 변화(appetite/eating change)의 12개 영역이며, 치매환자의 행동증상에 따른 보호자의 고통 정도를 동시에 평가하게 된다(**표 11-4**).

현장에서 간편하게 사용하기 위해 제작된 신경정신행동검사 설문지(Neuropsychiatric Inventory Questionnaire, NPI-Q)를 사용하기도 하는데, 12가지 항목 모두 NPI와 상관관계가 우수하였고, 설문지 형식으로 진행되어 소요시간이 5분 이내로 단축되는 장점이 있다(**표 11-5**).

## 표 11-5 신경정신행동검사 설문지(NPI-Q)

다음은 기억장애나 치매가 생긴 환자의 행동에 어떤 변화가 있었는지에 대한 질문입니다. 다음과 같은 증상이 현재 있다고 하더라도 기억장애나 치매가 있기 전부터 있었던 증상이라면 없다고 답해야 합니다. 질문에 성실하게 답변하여 주십시오.

다음과 같은 증상들이 지난달(시기)에 있었으면 "예"라고 답해 주시고, 그렇지 않으면 "아니오"로 답해 주십시오. 그리고 각 문항마다 증상의 심한 정도와 그로 인해서 가족들이 겪는 고통의 정도를 아래를 참고하여 표시하여 주십시오.

**가. 얼마나 심한가(심한 정도)**

1 = 경함: 증상이 있기는 하지만, 병나기 전에 비해 큰 차이는 없다.
2 = 보통: 증상이 뚜렷하게 있으나, 병나기 전에 비해 심한 변화는 아니다.
3 = 심함: 병나기 전에 비해 매우 두드러지고 심한 변화이다.

**나. 보호자의 고통 정도(환자의 이상행동 때문에 보호자가 느끼는 고통 부담)**

0 = 고통이 전혀 없음
1 = 매우 적음: 약간 고통이 있기는 하지만, 큰 문제가 되지 않는다.
2 = 경함: 고통이 경한 편이고, 쉽게 극복할 수 있다.
3 = 보통: 꽤 고통스럽고 때로는 극복하기 어렵다.
4 = 심함: 고통을 극복하기 어렵다.
5 = 매우 심함: 고통을 극복할 수 없다.

| | | |
|---|---|---|
| 1 | **망상**<br>예 □ 아니오 □ | 사람들이 무엇을 훔쳐 갔다고 믿거나 자기를 해치려 한다고 잘못 믿고 있습니까?<br>심한 정도: 1 2 3 고통 정도: 0 1 2 3 4 5 |
| 2 | **환각**<br>예 □ 아니오 □ | 누군가의 목소리를 듣는 것처럼 행동합니까?<br>사람이 없는데도 사람이 있는 것처럼 그 사람과 대화합니까?<br>심한 정도: 1 2 3 고통 정도: 0 1 2 3 4 5 |
| 3 | **초조/공격성**<br>예 □ 아니오 □ | 고집이 세졌습니까?<br>또는 주위 사람들이 도와주려 할 때 도와주는 것을 저항할 때가 있습니까?<br>심한 정도: 1 2 3 고통 정도: 0 1 2 3 4 5 |
| 4 | **우울/낙담**<br>예 □ 아니오 □ | 슬퍼보이거나 기분이 처져 있습니까? 울 때가 있습니까?<br>심한 정도: 1 2 3 고통 정도: 0 1 2 3 4 5 |
| 5 | **불안**<br>예 □ 아니오 □ | 보호자와 떨어져 있으면 불안해하거나 화를 냅니까? 다음과 같이 신경이 예민해 보이는 증상이 있습니까? 즉, 숨이 차다고 호소하거나 한숨을 쉬거나 느긋해 할 줄 모르고 매우 긴장되어 보이는 것 등을 말합니다.<br>심한 정도: 1 2 3 고통 정도: 0 1 2 3 4 5 |
| 6 | **다행감/들뜬 기분**<br>예 □ 아니오 □ | 특별한 이유 없이 너무 행복해 보이거나 기분이 좋아 보입니까?<br>심한 정도: 1 2 3 고통 정도: 0 1 2 3 4 5 |
| 7 | **무감동/무관심**<br>예 □ 아니오 □ | 일상생활에 대해 관심이 줄거나 다른 사람의 활동이나 계획에 대해서 흥미가 줄었습니까?<br>심한 정도: 1 2 3 고통 정도: 0 1 2 3 4 5 |
| 8 | **탈억제**<br>예 □ 아니오 □ | 충동적으로 행동합니까? 예를 들어, 모르는 사람에게 마치 잘 아는 것처럼 말을 잘 건냅니까? 또는 상대방의 기분을 생각하지 않고 말하거나 감정을 상하게 하는 말을 합니까?<br>심한 정도: 1 2 3 고통 정도: 0 1 2 3 4 5 |
| 9 | **과민/불안정**<br>예 □ 아니오 □ | 조바심을 내거나 쉽게 화를 냅니까? 예정된 일을 기다릴 때 또는 예정된 일이 늦어졌을 때 잘 참지 못합니까?<br>심한 정도: 1 2 3 고통 정도: 0 1 2 3 4 5 |
| 10 | **이상운동증상**<br>예 □ 아니오 □ | 반복적인 행동을 보입니까? 예를 들어 특별한 목적없이 집 안에서 왔다 갔다 하거나, 단추나 그 밖의 물건을 만지작거리거나 옷장이나 서랍을 뒤지는 등 반복해서 하는 행동이 있습니까?<br>심한 정도: 1 2 3 고통 정도: 0 1 2 3 4 5 |
| 11 | **수면/야간행동**<br>예 □ 아니오 □ | 밤에 자다가 주위 사람을 깨우거나 아침에 너무 일찍 일어나거나 낮에 지나치게 낮잠을 많이 자는 행동을 보입니까?<br>심한 정도: 1 2 3 고통 정도: 0 1 2 3 4 5 |
| 12 | **식욕/식습관의 변화**<br>예 □ 아니오 □ | 체중이 줄거나 늘었습니까? 또는 좋아하는 음식의 종류가 바뀌었습니까?<br>심한 정도: 1 2 3 고통 정도: 0 1 2 3 4 5 |

### 2) 알츠하이머병 행동정신병리 평가척도(BEHAVE-AD)

알츠하이머병 행동정신병리 평가척도(Behavlor pathology in Alzheimer's Disease Rating scale, BEHAVE-AD)는 리스버그(Reisberg) 등(1987)에 의해 개발된 도구로, 약물치료나 기타 치료법으로 치료 가능한 정신행동장애를 중심으로 평가항목이 구성되어 있다. 편집증적 및 망상적 관념(delusion), 환각(hallucination), 이상행동(activity disturbance), 공격성(aggressiveness), 일중주기장애(diurnal rhythm disturbance), 정서적 장애(affective disturbance), 불안과 공포(anxiety and phobias)의 7개 증상군 25항목에 대해 환자의 상태를 잘 알고 있는 보호자에게 질문하여 지난 2주 동안의 환자의 정신행동증상을 평가한다(**표 11-6**).

### 3) 치매정신행동 평가척도(BRSD)

치매정신행동 평가척도(Behavior Rating Scale for Dementia, BRSD)는 임상과제협의체(CERAD)에 의해 1992년 처음 개발되었으며, 1996년 46문항으로 완성되었다. 환자에 대해 잘 알고 있는 보호자와 면담을 하여 한 달 동안의 정신행동증상을 평가한다. 우울증상(depressive feature), 정신병적 증상(psychotic feature), 과민(irritability)/초조

**표 11-6 알츠하이머병 행동정신병리 평가척도(BEHAVE-AD)**

최근 2주 동안 환자의 정신증상에 대해 보호자의 면담에 근거하여 그 증상의 정도에 대해 평가하고, 해당하는 숫자에 체크한다.

**A. 망상관념**

| 1. 누군가 물건을 훔쳐간다는 망상 |
|---|
| 누군가가 자신의 것을 훔치고 있다고 믿고 있습니까?<br>☐ 0 : 없음<br>☐ 1 : 누군가 물건을 숨기고 있다고 생각한다.<br>☐ 2 : 누군가 집에 침입해 물건을 숨기거나 훔치고 있다고 생각한다.<br>☐ 3 : 집에 침입한 사람과 이야기하거나 그 소리에 귀를 기울인다. |
| **2. 여기가 자신의 집이 아니라고 하는 망상** |
| 자신의 집에 있는데, 그곳이 자신의 집이 아니라고 믿고 있습니까?<br>☐ 0 : 없음<br>☐ 1 : 그렇게 확신하고 있다(짐을 싸면서 집에 데려다 달라고 호소한다).<br>☐ 2 : 집에 간다고 말하면서 나가려고 한다.<br>☐ 3 : 외출을 못하게 하면 폭력을 휘두른다. |

(agitation), 공격성(aggression), 정동 불안정(affective lability), 생장증상(vegetative features), 자기조절 결여(defective self-regulation), 무감동(apathy)의 8가지 영역의 행동장애를 평가한다.

## 6 관리와 치료적 중재

정신행동증상은 모든 치매환자에게서 나타나는 것이 아니고, 또한 정신행동증상이 관찰되는 경우라도 환자 자신과 처해 있는 환경에 따라서 심한 정도, 유병기간 등이 매우 다르게 나타난다. 때문에 이를 통합하여 과학적으로 분석하고 치료하는 데 어려움이 있으나, 조기에 발견하여 적절하게 치료하면 인지기능 치료보다 반응이 우수할 수 있다. 치료원칙은 첫째, 비약물치료가 약물치료보다 우선적으로 시도되어야 한다. 둘째, 약물치료는 중등도 혹은 고도의 정신행동 문제가 환자 또는 보호자의 삶의 질이나 기능에 영향을 미칠 경우 올바르게 사용해야 한다. 환자를 돌보는 행위는 치매환자의 행동에 상당한 영향을 미치기 때문에 환자가 안전하고 편안하게 느끼는 환경에서 자신이 조절할 수 있다고 느끼며, 스트레스를 적게 받고 만족할 수 있도록 관리해야 한다(그림 11-1).

**박스 11-16 정신행동증상의 관리 목표**

**1. 증상조절**
치매환자가 보이는 정신행동증상을 완전하게 제거하는 것이 어렵기 때문에 치료적 개입을 통해 빈도나 강도를 줄이는 것에 목표를 두고 증상을 조절한다.

**2. 안전확보**
치매환자는 상황에 따라 적절한 판단을 하기 어려우므로 항상 사고의 위험이 있다. 사고가 발생할 가능성을 감소시켜 환자뿐만 아니라 환자를 돌보는 사람들의 안정성을 확보하는 것에 목표를 둔다.

**3. 삶의 질 증가**
정신행동증상으로 인해 발생하는 부정적인 문제를 감소시킴으로써 환자나 돌봄 제공자의 삶의 질을 향상시키는 것에 목표를 둔다.

### 1) 약물치료

정신행동증상을 치료하는 약물로는 항정신병약물, 항우울제, 항경련제, 기분조절제, 진

**"ABC"를 고려**

선행사건(Antecedents): 행동을 유발한 요인인 무엇인가?
- 정신행동증상을 발생시키는 원인 조절
- 정신행동증상에 관여하는 약물 조절

행동(Behavior): 발생된 행동이 무엇인가?

결과(Consequences): 환자와 주변사람들에게 미치는 행동의 결과는 무엇인가?
- 행동이 해롭지 않다면 일반적인 관찰 외에 추가적인 관리는 필요하지 않다.

↓

**정신행동증상의 비약물 관리**

- 환자의 구체적인 필요(needs)와 능력(capability)을 중재와 맞추기(matching)
- 다양한 관리 전략을 동시에 사용할 수 있다.

**불안과 공격성 증상에 대한 고려사항**

- 음악치료
- 마사지/접촉 요법
- 아로마 요법
- 스노젤렌 다감각 자극 요법
- 행동 문제 조절을 위한 보호자 교육
- 광선 요법

*제한된 증거

↓

**정신행동증상의 약물 관리**

- 정신안정제나 관련 약물(예: 졸피뎀)을 사용하지 않는다.
- 과잉투약을 피한다.
  - 하나의 약물로 치료적 시도를 완수
    :약물의 효과가 없으면 지속하지 말고 다른 약물을 시도
- 약물치료의 위험성(예: 항정신제에 의한 죽음)이 종종 이익보다 클 수도 있다는 것을 보호자에게 알림

**불안, 공격성, 정신병 증상에 대한 고려사항**

- 콜린에스테라아제 저해제와 메만틴
  (정신행동증상에 작은 이익이 됨)
- SSRI(세로토닌 재흡수 억제제)
  - Setraline
  - Escitalopam > citalopram
  - Fluoxamine
- Trazodone
- 비전형적인 정신병 약물
  - Risperidone
  - Aripiprazole
- Gabapentin(제한적 증거)
- Carbamazepine(제한적 증거)
- Prazosin(아주 제한적 증거)

- 약물과 약물의 상호작용 관찰
- 부작용 관찰
- 치료 성공 3~6개월 후 환자 재평가
  ㅁ약물을 점점 줄이고 끊는 것을 고려

**그림 11-1** 비 응급상황에서의 정신행동증상 관리(Management of Non-Emergent BPSD)

정-수면제 등이 있다. 약물치료는 대부분의 증상을 효과적으로 줄일 수 있지만 모든 증상이 약물치료의 대상은 아니며, 노인의 경우 여러 종류의 약제를 투여하는 경우가 자주 발생하기 때문에 최적의 용량을 찾기 위해서는 전문가의 도움이 필요하다. 약물치료를 시작하기 전에 대상자의 통증, 감염, 탈수, 전해질 불균형 등과 같은 신체질환의 발생이나 악화와 관련된 것이 아닌지 확인하고, 환경적인 영향으로 발생한 것은 아닌지 또한 환자나 보호자의 안전을 위협할 만한 행동인지를 구별하여야 한다.

**박스 11-17 약물치료의 원칙**

1. 문제가 되어 치료가 필요한 이상행동 확인
2. 정신행동증상을 유발하는 원인 확인
3. 교정 가능한 원인이면 확인된 원인을 제거하거나 교정
4. 환경개선과 행동개입, 비약물치료를 먼저 시도
5. 비약물치료의 효과가 없거나 증상을 빨리 조절해야 할 경우 약물치료 시행
6. 주기적 평가를 통한 효과와 부작용 확인

### 2) 비약물치료

비약물치료는 약물을 사용하지 않고 치매증상 완화와 삶의 질 향상을 위해 사용되는 모든 심리사회적 접근방법을 통칭하는 것이다. 작업치료, 음악치료, 미술치료, 회상치료 등을 단일 또는 통합적으로 다양하게 적용하는 것으로, 치매환자에게 익숙한 환경에서의 과제 수행을 통해 치매환자의 정서적 안정, 인지기능 유지, 정신행동증상의 완화, 내적 동기 및 참여 증진에 효과적인 방법이다. 치매환자의 정신행동증상으로 인해 지역사회에 참여할 수 있는 능력이나 기회가 감소되고 친구, 가족과의 관계가 어려워져 사회적으로 고립될 수 있다.

치매환자에게 일상생활을 지속적으로 수행할 수 있도록 하는 것이 중요하며, 목적 있는 활동으로 일과를 규칙화하면 치매환자의 활동기능을 최대로 끌어낼 수 있으며, 배회나 혼란과 같은 정신행동증상을 줄일 수 있다. 또한 편안하고 지지적이며 구조화된 환경을 마련해 주면 치매환자의 혼란이나 스트레스가 감소되어 문제행동도 감소하며, 치료 시작 전 미리 치료 내용이나 치료자의 배치도 고려해야 한다.

**박스 11-18 비약물치료의 원칙**

1. 단순하고 안전한 환경에서 생활할 수 있는 환경 조성
2. 일상생활을 고려한 일과표를 만들고 일과표에 따라 일관되고 반복적인 생활 유도
3. 감각기관기능 문제 및 영양상태로 인한 문제행동과 정신증적 증상의 발생 예방
4. 문제행동이 나타나는 원인과 언제, 어디서, 어떻게 행동하는지 자세히 관찰한 후 대처방법 적용
5. 다양한 대처방법 시행 후 효과가 없을 경우에는 약물치료 고려

### 3) 그룹치료

정신행동증상이 있는 대상자에게 의미 있는 '과제중심의 활동'을 제공함으로써 증상을 완화시키는데 도움이 되는 작업치료를 시행한다. 정신과적 문제가 있는 대상자들에게 시행하는 그룹치료의 과정은 체계적이고 계획적이며, 목표지향적인 이론의 틀에 기초를 두고 있다. 집단은 구성원들이 함께 상호작용하고 협력하여 공공의 목적을 공유하기 위한 사람들의 모임이다. 그룹으로 작업치료를 시행함으로써 집단 구성원의 결합과 역동성에 초점을 둔다. 인간관계를 형성할 수 있고, 행동 변화와 정서적 경험을 촉진시킬 수 있다. 집단의 구성원들과 서로 정보를 교환하고 자신의 행동이 타인에게 어떻게 영향을 미치는지 배우며, 감정을 표현함으로써 문제해결방법을 배우고 행동을 변화시킬 수 있다는 이점이 있다.

CHAPTER

# 12

# 운동관리

## 학습목표

1. 운동이 치매환자의 인지기능에 미치는 효과를 이해한다.
2. 치매환자의 운동관리 방법에 대하여 이해한다.

## 핵심용어

- 뇌유래신경성장인자
- 유산소운동
- 치매예방운동

# 1 치매와 운동

치매로 진단받으면 약물치료와 인지재활, 정신행동증상치료, 일상생활활동훈련, 운동치료 등 비약물적 치료가 병행된다. 현재까지 치매를 예방하거나 치매의 진행을 효과적으로 막을 수 있는 약물은 개발되지 않았다. 또한 치매증상이 나타나면서부터 본인이나 타인의 의지에 의해 활동량이 감소하게 되는데, 이로 인해 일상생활에서의 독립성이 감소되고, 낙상의 위험이 증가된다. 지난 수십 년 전부터 운동이 치매예방과 진행에 대한 긍정적인 효과에 대한 연구결과들은 꾸준히 발표되고 있다. 이 장에서는 치매와 관련된 운동의 효과와 그 기전에 대해 간략히 다룬다.

## 1) 인지기능에 대한 운동의 효과

정상노인에게서의 유산소운동은 심혈관계나 근육량과 운동능력을 유지 및 호전시키는데 좋을 뿐 아니라 인지기능에도 긍정적 효과가 있다. 이미 인지장애를 가진 노인에게서도 규칙적인 운동을 통해 집행기능이 호전되며, 알츠하이머병의 위험요인을 가지고 있는 노인에게도 운동의 효과가 보고되었다. 다만 중등도 이상의 치매환자에게서는 운동의 효과에 대해서 현재 명확한 결론을 내리기 어렵다.

유산소운동이 스트레칭이나 저항운동과 같은 비유산소운동보다 인지기능에 도움이 되고, 단순한 운동보다 복합운동이 인지기능에 도움이 된다. 근력강화운동의 인지기능에 대한 효과는 유산소운동보다 덜 하지만 알츠하이머 환자에게 보이는 높은 혈중 호모시스테인(homocysteine) 농도를 감소시키는 효과가 보고되었고, 인슐린유사성장인자 I(insulin-like growth factor, IGF-I)을 증가시켜 인지기능 호전에 도움을 준다. 따라서 유산소운동과 저항운동을 병행한 복합운동이 인지기능 호전에 좋다.

인지기능이 저하된 고령 환자들의 경우, 운동할 때 낙상의 위험이 있어서 걷기, 근력강화운동, 유연성운동, 기초적인 일상생활활동훈련, 균형훈련, 유산소운동 등을 포함한 다각적 접근으로 운동을 시행하면 낙상의 위험을 줄이면서 효과적인 운동 결과를 얻을 수 있다. 하지만 치매환자가 운동을 수행할 때 여전히 낙상 등의 위험이 있기 때문에 환자와 보호자를 대상으로 낙상예방 및 위험교육을 수행할 필요가 있다.

### 2) 운동효과에 대한 기전

운동이 인지기능을 호전시키는 기전으로 신경성장인자의 분비를 자극하여 신경세포의 성장과 생존을 촉진하며, 스트레스 호르몬인 코티솔(cortisol)의 작용을 줄여 스트레스를 예방하고, 뇌의 혈액순환을 촉진하여 산소와 영양분의 공급을 원활하게 하는 것을 들 수 있다. 운동을 하면 신경세포의 수가 증가된다. 동물을 대상으로 한 연구에 의하면 운동에 의해 해마의 가지돌기(dendrite)의 길이가 증가하고 치아이랑(dentate gyrus)에서의 신경재생이 촉진되는 것이 보고되었다.

운동은 인지기능의 회복을 가져올 뿐만 아니라 인지기능의 저하를 막아 치매예방에도 도움을 준다. 노화가 진행되면 정상적인 해마의 크기가 연 1~2% 감소하지만 규칙적이고 지속적으로 운동을 하면 해마뿐만 아니라 안쪽관자엽, 앞이마엽의 회색질의 용적이 증가한다. 이러한 효과에 다수의 신경성장인자 중에서 특히 뇌유래신경성장인자(Brain-Derived Neurotrophic Factor, BDNF)의 역할이 매우 중요하다. 뇌유래신경성장인자(BDNF)는 신경세포의 성장 및 생존을 촉진하고, 뇌의 가소성(plasticity)에 중요한 역할을 한다. 운동은 혈중의 뇌유래신경성장인자(BDNF)의 농도를 높이는데, 특히 해마에서의 뇌유래신경성장인자(BDNF) 생성을 촉진한다. 운동의 인지기능 향상 효과는 뇌유래신경성장인자(BDNF)가 해마에서 발현된 뇌신경인자가 작용하는 세포막 수용체인 TrkB 수용체와 결합하는 것과 관련이 있다. 동물실험을 통해서 이 둘의 결합을 방해했을 때, 운동에 의해 나타나는 인지기능 향상이 일어나지 않음이 확인되었다.

또한 세포배양실험에서 뇌유래신경성장인자(BDNF)의 처치가 Aβ펩티드 생성과 타우단백질의 인산화를 억제함이 밝혀져 생체에서도 이와 같은 기전을 통해 알츠하이머병의 진행을 억제할 수 있을 거라고 추측할 수 있다.

## 2 치매환자의 운동관리

치매환자의 운동관리는 치매에 대한 충분한 이해를 바탕으로 하여 치매환자와 적절한 의사소통이 이루어져 한다. 효과적인 의사소통을 하기 위해서는 우선 치매환자를 이해하고 지식이 있어야 한다. 또한 치매환자의 신체상태를 정확히 파악하고, 일상생활활동을 유지하게 하여 대인관계 개선의 중요성을 인식하는 데 있다. 치매환자의 치료적 목표는 기능적 능력을 유지·발전시키고, 집중력과 기억력 수준을 유지하며, 신체 및 정신건강에 효과적인 각종 활동 참여를 유도한다. 또한 사회 적응을 돕고, 환자의 편의를 증진시키며, 보호자에게 활동의 편의를 제공하는 것이다. 보호자에게 지지, 스트레스 해소, 환자 관리에 대한 훈련과 교육, 환경 개조 및 문제해결에 도움이 제공되어야 한다. 작업치료는 심리적 안정을 유지하고, 건강한 신체상태를 위한 운동 및 기본적 일상생활활동 같은 도움을 제공하는 것이다.

### 1) 운동의 필요성

치매환자가 되면 신체활동이 떨어지게 되어 근육의 양이 감소되면서 활동성 감소는 물론 자세의 불안정으로 골절 위험성이 증가하게 된다. 특히 치매환자는 전반적인 인지기능의 저하와 함께 활동량이 더욱 감소되면서 신체 의존성을 보이게 된다. 또한 치매환자는 인지기능의 저하로 인한 판단착오 등의 이유로 낙상이나 골절과 같은 외상의 위험을 지니고 있다. 치매환자의 운동 목적은 삶의 질 향상에 있다. 즉, 혼자 이동할 수 있고, 일상생활활동을 할 근력을 강화시키며, 넘어지거나 다치는 것을 예방하는데 있다. 또한 치매환자는 불안과 우울증이 어느 정도 동반되는 경우가 많은데, 운동을 통해 이를 완화시킬 수 있다.

치매환자가 신체활동을 하지 않고 누워 지내면 욕창이나 변비, 소화불량, 식욕 감소가 빈번해지고, 만성 성인병이 악화되어 폐렴이나 감염질환에 잘 걸리며, 근력이 약해지고 경직되어 골절의 위험성이 더욱 커지게 된다. 따라서 운동이나 신체활동은 치매환자에게 있어 필수라 할 수 있다.

### 2) 운동의 효과

운동은 심혈관계나 근육량과 운동능력을 유지 및 호전시킬 뿐만 아니라 인지력의 저하를 예방하는 치료상 하나의 방법이며, 치매로 인한 합병증을 감소시키는 역할을 한다.

#### (1) 낙상예방

치매에 걸리면 움직임이 저하되고 활동력이 감소한다. 이러한 기간이 지속되면 활동부재로 인한 다리근력의 급격한 저하가 일어나고 걷기와 관련된 근육이 약해진다. 이 때문에 치매환자는 골다공증, 낙상, 우울증 등 다양한 2차 질환이 발생할 수 있다. 걷는 능력과 몸통 근육의 강화는 치매에 도움이 된다. 특히 다리근력의 강화는 낙상을 방지하는 효과가 있다. 낙상은 하체의 근력과 평형성의 약화로 인하여 발생할 수 있는데, 다리근력은 치매와 상관성이 높기 때문에 치매환자에게 낙상방지를 위하여 걷기와 같은 신체운동은 필수적이다.

### (2) 신경재생

운동은 신경성장인자의 분비로 신경세포의 성장과 생존을 촉진하여, 신경세포의 수를 증가시킨다. 이는 노화로 인한 신경전달물질의 쇠퇴에 효과적으로 작용하여 신경전달 속도를 향상시킨다.

또한 높은 심폐체력은 노화로 인한 이마엽, 마루엽, 관자엽 조직밀도의 감소를 줄일 수 있다. 유산소성 체력은 혈관신생과 뇌에도 영향을 미치며, 노인의 이마엽 겉질세포 생존과 관련된다. 높은 유산소성 체력은 집행기능 향상과 관련된다. 4개월간의 유산소운동프로그램은 노인의 신경심리검사의 향상을 일으키며, 뇌의 신진대사 활동을 촉진한다.

노화가 진행되면서 정상적인 해마의 크기가 연 1~2% 감소하지만 규칙적이고 지속적으로 운동을 하게 되면 해마뿐만 아니라 안쪽 관자엽, 앞쪽이마엽의 회색질의 용적이 증가한다. 유산소운동은 해마 크기의 증가와 관련된다. 움직임을 시행하여 공간 기억력을 향상시키는 전방 해마의 크기를 증가시킨다. 유산소운동에 참여한 노인은 단순 스트레칭 및 토닝운동에 참여한 운동에 비해 뇌 회백질 물질 용적의 유의한 증가를 나타내며, 유산소운동을 통한 BDNF의 증가는 해마위축의 개선, 기억력 향상의 효과도 가져온다. 운동은 해마에 있는 뉴런에 의해 약 3일간 지속되는 보호 효과를 가지고 있다. 그러므로 최소한 3일마다 1회의 운동이 요구되며(주 3회), 운동 빈도가 높을수록 더욱 큰 효과를 얻을 수 있다.

### (3) 혈액순환 개선과 호르몬 노화 지연

운동은 몸 전체의 혈액순환을 원활하게 하고 뇌 혈류를 증가시킨다. 산소운반과 에너지원을 증가시킴으로써 뇌혈관을 보전하고 뇌 신경세포의 성장과 기능을 향상시켜 인지기능에 긍정적인 영향을 미치게 된다. 나이가 들수록 기립성 저혈압의 발병률이 높아지고, 치매환자에서 기립성 저혈압으로 인한 어지럼증은 낙상의 위험 증가로 이어진다.

중년 이후 고혈압과 당뇨병의 발병은 치매 위험도를 높일 수 있다. 규칙적인 운동은 혈관의 혈압, 콜레스테롤, 혈당치 등을 정상 수치로 유지시킨다. 젊은 사람뿐만 아니라 고령자에게도 혈압 강하 효과가 있으며, 몸에 좋은 HDL-콜레스테롤 수치를 높이고, 몸에 좋지 않은 LDL-콜레스테롤을 낮춘다.

운동은 호르몬 분비의 감소로 인한 뇌세포의 노화를 지연시킨다. 스트레스 호르몬인 코티솔의 작용을 줄여 스트레스를 예방한다. 또한 글루타치온(glutathione)의 생산도 촉진하는데, 글루타치온은 모든 세포 내에서 필요한 항산화 작용을 하며, 유리기(free radicul)로 인한 손상으로부터 근육과 다른 조직들을 보호하는 역할을 한다. 그러나 만성적으로 비활동(couch potato 증후군)인 사람의 경우 세포 내 글루타치온의 농도가 감소됨으로써 유리기가 체내 세포에 손상을 주고 세포예정사를 유발시키게 한다.

#### (4) 심리 및 정신운동성 변화

치매환자들의 심리 및 정신운동성 능력의 유지 및 향상과 관련된 연구에 관심이 집중되면서 운동의 중요성이 부각되고 있다. 여러 연구에서 치매환자들을 대상으로 운동을 실시한 결과, 수면의 질 향상을 증명하였다. 치매환자는 수면장애를 동반하는 경우가 많은데, 낮시간에 적절한 신체운동과 활동은 불면으로 인한 여러 심리적인 문제를 감소시킨다. 또한 운동은 우울증, 배회, 불안, 공격성, 환각 등의 행동장애 감소로 인해 심리기능 역량의 유지 또는 증가를 가져온다. 운동으로 인한 긍정적 자아개념이 생활의 만족감을 높이고, 작업능력의 향상과 스트레스 등에 내구성을 줄여 주며, 자신감과 성취감을 얻을 수 있다.

## 3 치매대상에 따른 운동중재

### 1) 치매예방운동

치매를 예방하기 위해서는 적합한 영양 섭취, 적절한 스트레스 관리와 더불어 규칙적인 신체활동이 매우 중요하다. 특히, 수많은 연구보고에서 규칙적인 운동 및 신체활동이 치매유병률을 낮추며, 치매 전 단계인 경도인지장애를 개선하는데 효과적이라고 밝히고 있다.

치매예방을 위한 운동을 선택하기 위해서는 우선적으로 근력, 유산소 능력, 유연성, 체성분 분석 등의 평가를 받아 특정 운동의 위험도와 운동부하검사를 받는 것이 도움이 된다. 특히 고혈압, 심장병, 고지혈증의 신체장애가 있는 환자의 경우에는 운동 중 사고나 위험에 처할 수 있으므로 반드시 운동 처방을 받고 난 후 운동을 시작하여야 한다.

운동 처방을 받고 난 후에는 선택된 운동을 하되, 운동 전후에 5분 정도 천천히 걷거나 가볍게 체조하는 등의 준비운동과 정리운동을 하는 것이 좋다. 운동으로 인한 통증이 심하거나 며칠 동안 지속된다면 운동량을 반으로 줄인 후 다시 점진적으로 늘려나가고, 뜻이 맞는 친구나 가족과 함께 운동을 하거나 좋아하는 음악이나 라디오를 들으면서 정기적이고 지속적으로 운동을 하는 것이 좋다.

## 2) 초기 치매운동

걷기와 같은 적절한 강도의 신체활동은 치매치료에 매우 효과적이다. 하지만 주로 야외에서 실시해야 한다는 점과 보호자와의 동행이 필요한 이유로 지속적으로 실시하기에 여러 가지 어려움이 따를 수 있다. 따라서 협소한 장소에서도 가능한 체조의 활용은 장소에 구애받지 않고 간편하게 실시할 수 있고, 혼자 또는 많은 사람이 동시에 참여할 수 있다는데 장점이 있다. 체조는 60세 이후의 고령자 층에 맞는 동작을 선택하고 무리하지 않는 동작범위로 행해야 안전하다. 또한 근력이 좋은 사람은 알츠하이머병에 걸릴 확률이 낮기 때문에 체조에 근력 향상 동작이 포함되면 좋다.

근력을 기르는 근력운동과 함께 기억력, 사고력, 판단력 향상과 관련된 적절한 뇌 운동이 필요하다. 이를 위해서는 외우기 어려운 동작, 걸으면서 숫자를 세는 것과 같은 이중과제, 정서적으로 안정적인 환경 제공이 필요하다. 또한 동작이름이나 구령소리를 내면서 실시하면 신경세포를 더 잘 사용하고 기억으로 정착하는데 도움이 된다. 체조 중에 주먹을 쥐었다 펴는 움직임으로 악력운동이 가능하고, 고무공과 같은 도구를 활용하는 것도 좋다.

### (1) 손과 손가락운동

복잡하고 순차적인 손과 손가락운동은 대뇌의 보조운동영역, 감각운동겉질의 국소대뇌 혈류량을 증가시킨다. 양손조합 동작은 1차 감각운동겉질, 보조운동영역, 앞뒤전운동겉질, 뒤마루엽피질을 확장하며, 소뇌 특정영역의 활성화를 유발한다. 움켜쥐는 동작, 연속적 손가락 수행은 뇌피질 활성화에 가장 큰 효과를 나타낸다. 쥐는 동작(squeezing)은 손가락 두드리기에 비하여 좌측 감각운동을 활성화시킨다. 또한 손목과 손가락 관절의 유연성과 협응력에도 도움을 준다.

### (2) 유산소운동

유산소운동은 큰 힘을 들이지 않고도 근육을 적당히 수축과 이완시키는 운동으로, 몸 안에 최대한 많은 양의 산소를 공급시킬 수 있다. 운동 강도는 최대운동능력의 40~85%의 범위에서 실시하나, 치매치료에 있어 최대의 효과를 거두려면 치매환자 각 개인의 건강과 체력 수준에 따른 운동 강도, 운동 지속시간, 운동 빈도 등이 고려되어야 한다. 안전하고, 쉬운 유산소운동을 부가한다. 일반적으로 걷기운동은 하루 30분씩, 주 3회 또는 최대심박수의 자전거 운동을 20분씩, 주 3회 실시한다.

걷기는 평형능력과 다리근력이 저하되어 있는 사람, 시력이 나쁜 사람, 약을 복용(수면약, 진통제, 정신과 약 등)하고 있는 사람 등은 낙상 위험이 크기 때문에 특별히 주의해야 한다. 다리근력이 현저하게 떨어져 있는 고령자들은 앉아서 다리 근력운동을 실시하여 근력을 증강시키고 유지할 필요가 있다. 걷기를 할 때 미끄럽거나 단차가 있는 노면에서는 속도를 떨어뜨려 보폭을 좁게 걷도록 하며, 추운 날씨에는 관절에 무리가 가지 않도록 충분한 스트레칭을 하며, 혈압이 쉽게 올라갈 수 있으므로 유의한다. 또, 아침에 일어난 직후에는 몸의 기능이 깨어 있지 않기 때문에 기상 직후에는 운동을 하지 않는 것이 좋으며, 공복 시보다는 식사 후 1시간 정도 경과

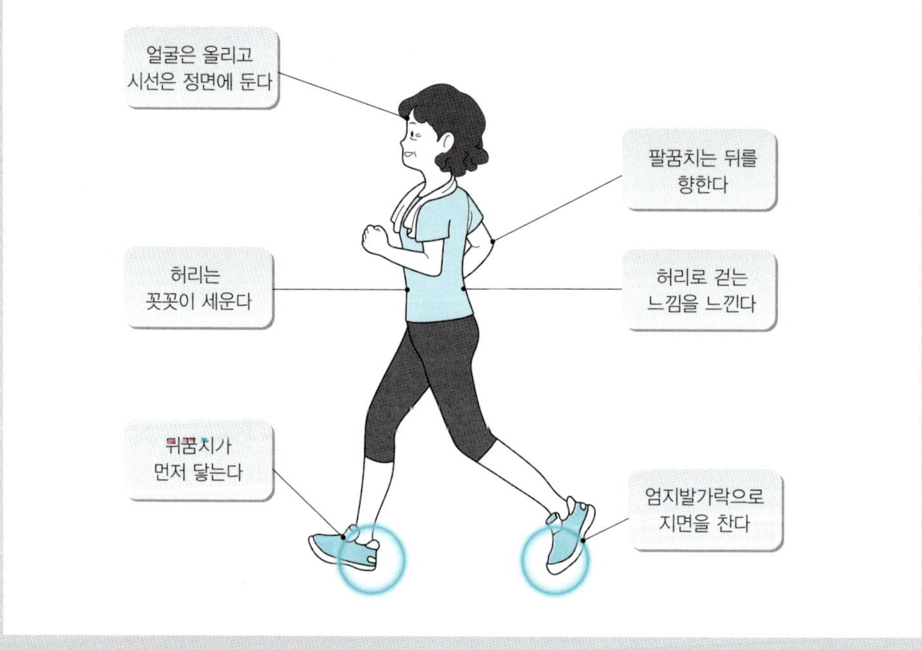


**그림 12-1** 올바른 걷기의 기본자세

한 후 운동할 수 있도록 한다. 장시간의 걷기는 상해의 요인이 될 수 있으므로 적절한 휴식을 취한다. 올바른 걷기의 자세는 그림 12-1과 같다.

#### (3) 운동치료

호흡운동을 통해 온몸의 긴장을 풀어주고 편안함을 가질 수 있게 한다. 편안한 자세에서 목과 어깨, 손, 발의 스트레칭을 통해 각 신체의 긴장도를 이완하여 불안이나 초조증, 안절부절못하는 환자에게는 천천히 여러 번 반복을 통해서 실시하도록 한다.

신장운동(stretch exercise)은 관절구축의 예방과 개선, 근육긴장을 완화한다. 여러 가지의 치료적인 체조가 있으나, 특히 큰 동작을 수반한 목과 몸통의 회전운동이나 폄근의 강화가 효과적이다. 신체적인 노화가 진행될수록 등과 몸통은 앞으로 구부린 자세가 되고 팔꿈치와 무릎관절도 가벼운 굽힌 자세가 되기 때문이다. 동시에 양팔의 흔들도 작아진다. 스트레칭을 하는 목적은 자세를 교정하고, 몸을 부드럽게 하는 것이다.

신장운동을 효과적으로 하기 위해서는 규칙적으로 1일 2회 시행하고, 최대로 뻗친 부분에서 각 10초 멈추며, 하나의 동작에 대해서 5회씩 시행한다. 멈추고 있는 동안 호흡을 참아서는 안 되며, 편안하게 내쉬도록 한다. 근육을 뻗침으로써 다소 통증을 수반하지만, 참을 수 없는 통증이 나타나지 않는 범위에서 반복 시행한다.

공을 던지거나 차는 등 명확한 시각목표가 있거나 율동적인 움직임이 있는 과제도 좋다. 자세반사장애에 대해서는 바로잡기 반사, 균형과 방어반응 등을 끌어내는 운동을 반복할 수 있도록 한다. 네발기기 자세에서의 중력중심의 이동이나 양 팔과 한 쪽 다리에 의한 3점 지지 등을 시행시킨다. 운동 시 무리나 피로가 없고 계속해서 시행할 수 있는 최적의 운동을 개개인의 치매환자에게 적용하고, 그 경과를 평가하고 체크한다.

### 3) 말기 치매운동(중등도 이상)

중등도 이상의 말기 치매환자는 신체적 장애로 인해 걷지 못하고 의자나 침대에서만 지내게 된다. 전신의 근육이 경직되며, 일부는 경련성 발전이나 근경련을 일으킨다. 치매가 말기로 진행될수록 언어장애와 지남력의 상실이 심각해짐에 따라 일상생활의 모든 방면에서 완전 의존적이게 된다. 증상이 더 심해지면 말없이 눈을 감고 움직이지 않는 상태에 이른다. 무표정한 얼굴과 의미 없는 언어 또는 기억, 환경과 상호작용하지 못하고, 욕창 및 피부의 손상, 운동기능이 심각하게 쇠퇴한다. 욕창으로 인해 패혈증, 요로 감염 등 환자의 생명에 영향을 주는 주요 합병증으로 진행될 수 있으므로 특별한 관리가 필요하다. 욕창 방지를 위해서 매 2시간마다 자세를 바꿔줘야 한다. 시트가 구겨지거나 접힌 부분이 없어야 하며, 습기가 없도록 하고 바람이 잘 통하도록 한다. 욕창이 잘 생기는 부위에 알코올을 바르고 손으로 등을 가볍게 두드려 준 후에 자세를 바꿔준다.

치매가 심하여 근육이 경직되었을 때에는 우선 얼음으로 근육을 마사지하고, 부드러운 망치로 근육을 두드려 주며, 부드러운 솔로 피부를 문지르거나 근육을 쓰다듬어 주는 것이 좋다. 스트레칭을 능동적으로 시행하지 못할 때에는 치료사 또는 보호자가 치매환자의 표정을 살피면서 천천히 스트레칭을 시켜주고, 관절이 움직이지 않은 상태에서 힘을 주었다 빼는 운동을 실시한다. 누운 상태에서 팔다리를 구부렸다 펴는 수동운동을 시행한다.

환자의 근력이 어느 정도 증가되어 균형을 잡고 앉아 있을 수 있다면, 서기 연습을 시작한다. 그 후에는 지지대(bar)나 치료사 또는 보호자의 손을 잡고 서서 몸을 양쪽으로 흔드는 연습을 하고, 한 쪽 다리를 번갈아 앞으로 내밀었다가 구부리는 행동을 시도한다. 어느 정도 훈련이 되면 걷기를 서서히 시행한다. 수중운동은 체중 부담 없이 시행할 수 있는 운동이므로 권장한다.

## 4 치매환자를 위한 운동프로그램

나이가 들어감에 따라 유연성과 근력, 신체활력을 어떻게 유지할 수 있는가? 그 답은 오직 운동에서만 찾을 수 있다. "써라. 그렇지 않으면 잃는다!"는 말이 전해 주는 의미처럼 우리의 인체는 사용할수록 더 많은 가동성을 낳는다.

치매환자를 위한 운동은 병의 완치 목적보다는 움직임과 기능, 특히 관절가동범위운동, 균형, 걷기, 돌봄능력을 향상시키고, 경축과 통증을 경감시킴으로써 기능 향상과 독립적인 생활을 통해 삶의 질을 향상시키는 것이다. 특히 주의할 점은 치매환자는 균형을 잘못 잡거나 넘어지기 쉬우므로 운동프로그램 진행 시 낙상사고를 특히 조심해야 한다.

치매환자의 경우 인지기능의 손상은 물론 운동기능의 저하가 나타나는 경우가 많으므로, 운동프로그램을 계획함에 있어서 일반 환자들과는 달리 특별히 고려해야 할 사항들이 있다. 특히 치매환자를 위한 운동프로그램의 성공 여부는 환자의 관심을 집중시키고

**박스 12-1 치매환자 운동프로그램 시 고려사항**

① 환자의 흥미를 끌 수 있을 만큼 충분히 재미있어야 하므로, 환자의 발병 전 직업이나 취미를 파악하는 것이 필수적이다.
② 환자의 기능 수준에 맞는 수행과제를 부여하여야 한다.
③ 실패의 가능성이 낮고 성공의 가능성이 높은 과제로 프로그램을 구성하는 것이 좋다.
④ 치매환자를 위한 운동은 단순하면서도 리듬감 있게 반복되는 동작으로 구성하는 것이 좋다.
⑤ 치료 목표와 과정을 명확하게 설정하고 정확히 알려 준다.
⑥ 치료적 효과를 훼손하지 않는 범위 내에서 환자의 의사를 반영하여 운동프로그램을 설계하여야 한다.
⑦ 운동의 결과를 시각적 수단을 통하여 환자에게 객관적으로 보여 준다.
⑧ 모든 반응에 격려와 보상을 하고, 실수한 경우 질책하거나 비난하지 않는다.
⑨ 혼자서 하는 것보다 소집단으로 함께 할 수 있도록 한다.
⑩ 운동을 할 때 분위기에 맞는 음악을 곁들이는 것이 좋다.
⑪ 비슷한 능력의 환자와 짝을 짓거나 봉사자와 같이 하는 운동프로그램을 제공한다.
⑫ 운동기구를 새로 구입하기보다는 가정이나 시설에서 쉽게 활용할 수 있는 운동기구를 그대로 사용한다.
⑬ 환자의 간병인이나 가족에게 운동요법의 효과를 교육하고 환자의 참여를 조장할 수 있도록 치료 팀의 일원으로 활용한다.
⑭ 신체질병이 있거나 약물을 복용하고 있을 때는 운동량을 조정하여야 한다.
⑮ 환자의 생활리듬에 맞게 운동시간을 정하는 것이 좋다.

참여의 동기를 최대한 유발하여야 한다. 치매환자를 위한 운동프로그램에서 고려해야 할 사항을 제시하면 박스 12-1과 같다.

이 장에서는 치매예방을 위한 운동으로 알려진 운동프로그램을 소개하고, 그 밖에 치매환자가 할 수 있는 운동을 몸으로 하는 운동, 도구를 사용하는 운동, 놀이의 형태로 할 수 있는 운동, 이중과제 및 인지복합운동으로 구분하여 소개한다.

## 1) 치매예방운동

### (1) 뇌신경체조와 치매예방체조

보건복지부와 중앙치매센터는 나이가 많거나 거동이 불편해도 운동효과를 얻을 수 있는 뇌신경체조와 치매예방체조를 개발(2014)하여 동영상과 포스터를 제공하고 있다.

치매예방체조는 뇌표면을 자극하여 인지기능을 향상시키는 목적으로 얼굴 두드리기, 눈 돌리기, 눈 감고 씹기, 소리내기, 볼·혀 쓰기, 목 돌리기로 구성되어 있다 (표 12-1).

치매예방체조는 유산소운동의 효과를 통해 뇌의 혈액순환을 증가시켜 인지기능

**표 12-1 뇌신경체조**

| | |
|---|---|
| 얼굴 두드리기 | • 양손가락으로 이마, 볼, 인중, 턱을 순서대로 부드럽게 마사지 한다.<br>• 이 과정을 2회 반복한다. |
| 눈 돌리기 | • 얼굴은 정면으로 고정한 상태로 눈동자만 위, 아래, 좌우 방향으로 각 2초씩 응시하고 시계 방향, 반시계 방향으로 4초에 걸쳐 회전한다.<br>• 이 과정을 2회 반복한다. |
| 눈 감고 씹기 | • 4초간 눈을 꼭 감는다.<br>• 4초간 어금니를 앙 다문다.<br>• 이 과정을 2회 반복한다. |
| 소리내기 | • '아-으-우-이'를 각 4초에 걸쳐 소리내며 2회 반복한다.<br>• '라라라', '파파파', '카카카'라고 소리내며 3회 반복한다. |
| 볼 · 혀 쓰기 | • 입술을 꼭 다물고 양볼을 최대한 부풀려 4초간 유지한다.<br>• 입술을 꼭 다물고 양볼을 최대한 수축시켜 4초간 유지한다.<br>• 혀로 왼쪽, 오른쪽 볼을 힘껏 민 상태에서 4초간 유지한다.<br>• 이 과정을 2회 반복한다. |
| 목 돌리기 | • 정면을 응시한 상태에서 오른쪽으로 고개를 최대한 돌려 2초간 유지하고, 원위치로 되돌아 온다. 반대로 왼쪽으로 고개를 최대한 돌려 2초간 유지하고 원위치로 되돌아온다.<br>• 이 과정을 2회 반복한다. |

출처: 보건복지부, 중앙치매센터(2014). 치매예방체조법.

**표 12-2 치매예방체조**

| | |
|---|---|
| 온몸 자극하기 | • 머리박수: 손가락 끝으로 머리를 두드린다.<br>• 어깨박수: 양손으로 어깨를 두드린다.<br>• 엉덩이박수: 양손으로 엉덩이를 두드린다.<br>• 세로박수: 양손을 세워 세로로 박수를 친다.<br>• 순서대로 각 4초씩 두드린다.<br>• 이 과정을 2회 반복한다. |
| 손운동(박수) | • 주먹박수, 세로박수<br>• 손끝박수, 세로박수<br>• 손바닥박수, 세로박수<br>• 손목박수, 세로박수<br>• 순서대로 각 4번씩 두드린다.<br>• 이 과정을 2회 반복한다. |
| 손운동(쥐기) | • 세로박수, 가로박수, 가로쥐기, 깍지끼기<br>• 모든 동작을 좌우로 번갈아가며 2회 반복하고, 깍지를 낄 때는 엄지손가락의 위치를 보고 번갈아 실시한다. |
| 팔운동<br>(두 팔로 하기) | • 양팔 앞으로 밀기, 위로 밀기, 옆으로 밀기<br>• 양팔 교차하여 밀기<br>• 이 과정을 2회 반복한다. |
| 팔운동<br>(한 팔로 하기) | • 한 팔씩 번갈아 밀기(앞-위-옆-사선-위-옆-사선-앞)<br>• 이 과정을 2회 반복한다. |

**표 12-2 치매예방체조(계속)**

| | |
|---|---|
| 기 만들기 | • 기운 모으기, 기운 키우기<br>• 기운 크게 키우기, 기운 크게 펼치기<br>• 이 과정을 2회 반복한다. |
| 기 펼치기 | • 밑면 동그라미 그리기<br>• 앞면 동그라미 그리기<br>• 앞과 옆면에 동시에 동그라미 그리기<br>• 이 과정을 2회 반복한다. |
| 온몸 가다듬기 | • 크게 숨 들여 마시고 내쉬기<br>• 숨 들여 마시고 내쉬기<br>• 이 과정을 2회 반복한다. |

출처: 보건복지부, 중앙치매센터(2014). 치매예방체조법.

을 향상시키는 목적으로, 온몸 자극하기, 손운동(박수, 쥐기), 팔운동(두 팔로 하기, 한 팔로 하기), 기 만들기, 기 펼치기, 온몸 가다듬기로 구성되어 있다(표 12-2).

### (2) 힘뇌체조

힘뇌체조는 국민건강보험공단에서 장기요양기관용으로 만들어 보급(2015)한 것으로, 걷기 힘든 와상 노인들도 따라할 수 있는 동작으로 구성되어 있다. 이동능력에 따라 '활기차게 따라하기', '앉아서 따라하기', '누워서 따라하기'를 선택할 수 있다.

체조의 컨셉은 친구를 반갑게 만나 교제하는 것이다. '앉아서 따라하기'는 손잡이와 등받이가 있는 의자에 앉아서 환영 박수치기, 서로 인사하기, 앞으로 다가가기, 교감하기, 피아노악기 연주하기, 내 몸 사랑하기, 온몸 가다듬기로 구성되어 있다.

### (3) 베하스(BeHaS)

베하스(BeHaS) 운동프로그램은 'Be Happy and Strong Exercise'의 약자로 김종임(2006)이 개발하였다. 단순히 몸을 움직여 체력을 향상시키는 운동만을 하는 것이 아니라 운동을 함으로 인해 내 몸과 마음을 사랑하게 하고, 나에 대한 새로운 발견을 하게 되며, 더불어 남도 아끼게 됨으로써 사람을 사랑하는 마음을 함께 넣어주는 운동이다.

베하스 운동프로그램의 기본 이론은 빅터 프랭클(Frankl)의 의미요법(logo therapy), 김수지의 대인적 돌봄기법, 반두라(Bandura)의 자기효능감 이론이다. 10가지 대인적 돌봄기법은 알아보기, 동참하기, 나누기, 경청하기, 동행하기, 칭찬하기, 안위하기, 희망 불어넣기, 서로 용서하기, 용납하기로 구성되어 있으며, 베하스 운동프로그램에 이러한 기법이 녹아 있으므로 노인들은 운동을 통해서 직접 실행에 옮기면서 자연스럽게 습득할 수 있다.

운동은 인지적 지지, 교육 및 몸풀기, 준비운동, 본운동, 마침운동으로 구성된다. 본격적인 운동의 시작 전에 시행하는 몸풀기는 가벼운 걷기나 손털기 등의 동작을 통해 갑자기 운동을 시작하여 발생될 수 있는 손상을 방지하고 몸을 가볍게 풀어준다. 준비운동은 본운동 시작 전에 체온을 높여 근육을 준비시키고, 관절을 부드럽게 만들며 심장의 혈액순환을 원활하게 한다. 본운동은 심무도 명상무예를 기본으로 하여 10가지 동작으로 구성되었다. 심무도 명상무예는 고구려시대부터 전해 내려오는 한국의 전통무예로 유연성, 균형, 전신의 근력을 향상시키며, 지구력을 향상시킨다. 마침운동은 온몸을 치는 혈치기와 숨쉬기로 구성되어 전신 혈액순환을 증진시키고 근

**표 12-3 베하스(BeHaS) 구성 내용**

| 구성 | 내용 | 기대효과 | 소요시간 |
|---|---|---|---|
| 몸풀기 | • 둥글게 둘러서서 인사하기<br>• 음악에 맞추어서 체중을 양쪽 다리에 번갈아 이동시키기<br>• 손 털기<br>• 가벼운 걷기 | • 친밀감 형성<br>• 혈액순환 증진<br>• 균형감각 증진<br>• 손상 예방 | 5분 |
| 준비 운동 | • 숨쉬기<br>• 앞으로 손 내밀기<br>• 위로 손 올리기<br>• 허리 접기<br>• 다리 벌려 손 닿기<br>• 팔 돌리기<br>• 어깨 돌리기<br>• 무릎 굽히기<br>• 겨눔새 발동작<br>• 숨쉬기 | • 유연성 증진<br>• 폐활량 증진<br>• 전신 근력강화 | 5~10분 |
| 본 운동 | • 손들고 돌리기<br>• 팔과 어깨 돌리기<br>• 팔을 어깨 높이로 하고 다리 굽히기<br>• 허리에서 손을 내어 편 다음 손목의 힘을 빼기<br>• 팔 돌려 앉았다 팔 펴고 일어나기<br>• 겨눔새<br>• 누구림새<br>• 뇌장수<br>• 몸한새<br>• 팔돌려 내리기 | • 유연성 증진<br>• 균형감각 증진<br>• 전신 근력강화<br>• 심폐지구력 향상 | 5~20분 |
| 마침 운동 | • 혈치기<br>• 숨쉬기 | • 혈액순환 증진<br>• 근육 이완<br>• 심박수 정상화 | 5~10분 |

**표 12-4 몸으로 하는 간단한 운동의 예**

| | |
|---|---|
| 구르기 | 매트 또는 침대에서 천천히 구르기는 웅크리는 듯한 노인의 자세를 교정하는 효과가 있다. 특히, 운동 초기에 실시하면 전체적인 촉각자극으로 운동 활성화를 기대할 수 있다. |
| 스트레칭 | 스트레칭을 할 때는 천천히 숨을 내쉬면서 10초 이상 스트레칭 상태를 유지한다. 동작을 취할 때 반동을 주거나 몸을 튕기는 동작은 하지 않으며, 절대 숨을 참지 않도록 한다. |
| 균형운동 | 외발서기, 전방으로 팔 뻗기, 한 줄 걷기 등으로 실시할 수 있다. 치매환자들은 균형을 잘 못 잡거나 넘어지기 쉬으므로, 낙상사고에 조심해야 한다. |
| 박수운동 | 동기부여와 표현력, 자신감 향상에 도움이 된다. 치료사 또는 진행자의 박수 횟수를 맞추거나 다양한 박수소리에 귀기울이며, 주의집중력, 언어 및 언어관련 능력의 유지 및 증진을 기대할 수 있다. |
| 손가락운동 | 손을 세게 쥐었다가 편다. 피아노를 치는 듯이 손가락마다 하나씩 힘을 실어 세워서 자신의 다리를 누른다. 한 손가락씩 접고 펴서 손가락운동을 할 수 있다. 왼손, 오른손을 다른 모양을 취한 뒤, 3초 후에 서로 바꾸어서 모양을 취한다.<br>주의집중력, 이마엽 자극, 일상생활 동작훈련에 도움이 된다. |
| 안구운동 | 치매환자는 안구의 움직임이 감소되므로, 꾸준한 안구운동을 통해 눈돌림신경, 갓돌림신경 등의 눈을 지배하는 신경과 근육을 자극할 수 있도록 한다.<br>눈을 꼭 감았다가 크게 뜬다. 눈동자를 상하좌우, 시계 방향과 반시계 방향으로 천천히 회전한다. 이 때, 얼굴과 머리는 정면으로 고정한 상태에서 운동한다. |

육이완과 심박수를 정상으로 되돌리는 운동을 포함한다(표 12-3).

## 2) 몸으로 하는 간단한 운동

간단하게 자신의 몸을 사용하여 구르기, 스트레칭, 균형운동을 통해 대근육과 심부근육을 자극할 수 있다. 또한 박수운동과 손가락운동을 통해 소근육을 자극할 수 있으며, 안구운동을 통해 눈 깜빡반사 등 눈 근력 유지 및 증진 효과를 가져올 수 있다(표 12-4).

## 3) 도구를 사용하는 근력운동

치매환자들도 사용 가능한 간단한 소도구, 예를 들면 링(고리), 페트병, 오재미, 아령, 탄력밴드 등을 사용하여 근력운동의 효과를 높일 수 있다(표 12-5).

근력운동 시에는 안정된 자세에서 천천히 동작을 수행할 수 있도록 하며, 운동 도중에 절대 숨을 참지 않도록 주의한다. 무게를 위쪽 방향으로 들어 움직일 때는 숨을 내쉬고, 아래 방향으로 내릴 때는 숨을 내쉴 수 있도록 한다.

**표 12-5 도구를 사용하는 근력운동의 예**

| | |
|---|---|
| 링(고리) | 링을 다른 크기와 무게로 제작하여 고리에 옮겨 걸거나 던져서 걸릴 수 있도록 한다. |
| 페트병 | 음료를 담는 일회용 페트병은 가볍고 깨지지 않는 특성이 있다. 콩, 쌀, 물 등의 다양한 색과 질감의 재료를 넣어 적당한 무게를 만들어 사용한다. |
| 오재미 | 손바닥만한 헝겊에 콩이나 모래를 집어 넣어 사방을 꿰매 주먹만하게 만들어 사용한다. |
| 뜨개질 | 손가락의 간단한 굽힘, 폄 동작의 반복으로 뇌의 운동영역겉질을 자극할 수 있다. |
| 아령 | 양손에 하나씩 들고 팔 근력운동을 할 수 있다. 아령을 환자의 발에 떨어뜨리지 않도록 주의한다. |
| 탄력밴드 | 고무로 만든 밴드의 저항력을 사용한다. 자신의 체력에 맞는 밴드를 선택하는데, 지나치게 저항이 강한 경우 부상의 위험이 있고, 낮은 경우 운동효과가 적다. 같은 강도로도 부하를 강하게 하고 싶으면 길이를 더 짧게 잡거나 이중으로 겹쳐 잡는다. 탄력밴드가 손톱이나 옷 장식 등에 걸려 찢어지지 않도록 주의한다. |
| 짐볼운동 | 탄력 있는 공, 짐볼을 이용한 균형운동, 근력과 유연성운동, 바른자세 교정을 함께 할 수 있으나 낙상에 주의한다. |

### 4) 놀이운동

단조로운 운동이 아닌 놀이 또는 레크리에이션 형태로 운동을 하면, 집단활동의 역동을 통해서 자기 발견과 친교 도모, 협동정신의 효과를 가져온다. 놀이를 통한 자연스러운 웃음으로 스트레스 해소와 면역체계를 안정시키는 작용을 하여 정서적인 면에서도 도움이 된다.

치매환자에게 놀이의 규칙이나 방법을 알려줄 때는 친절한 설명이 필요하고, 이해하

**표 12-6 놀이운동의 예**

| | |
|---|---|
| 따라 흉내 내기 | 치료사 또는 진행자가 지시하는 대로 또는 흉내 내어 신체의 일부분을 움직이거나 만진다.<br>예) 왼쪽 손으로 귀 잡고, 오른쪽 손으로 코 만지기 |
| 얼음 빨리 녹이기 | 차가운 얼음을 빨리 녹이는 팀이 승리한다. 촉각자극에 효과가 있으며, 정서적 순화, 자신감, 협동심, 의사소통능력 향상 효과를 가져온다. 더운 여름에 진행하면 좋다. |
| 올려 내려 게임 | 치료사 또는 진행자가 "올려"하면 빨리 양손을 올리고, "내려"하면 양손을 내린다. 반대로 진행할 수도 있으며, 올리고, 올리시고 등으로 갑자기 말을 바꾸어 진행할 수도 있다. |
| 담요 배구 | 팀원이 가벼운 담요나 이불을 펼쳐 잡고, 공이나 풍선을 상대방 공간으로 보낸다. 공이 상대방 공간의 바닥에 떨어지면 점수를 얻는다. |
| 윷놀이 또는 주사위 던지기 | 각팀에서 한 명씩 나와 윷(또는 주사위, 주사위는 큰 숫자가 승리)을 던진다. 상호교류를 통해서 사회성, 학습 및 기억능력 향상 효과를 기대할 수 있다. |
| 탁구공 움직이기 | 탁구공을 빨대나 입술로 바람을 불어 멀리 또는 정확한 목표에 굴린다. 주의집중력, 시공간적 지각 및 구성 능력에 도움이 된다. |

기 쉽도록 시범을 보일 수 있도록 한다. 또, 가급적 벌칙은 지양하고 적절한 칭찬 또는 간단한 상품을 준비하여 분위기를 고조한다. 지나친 경쟁과 속도를 요구하는 게임인 경우도 주의하여 진행한다. 따라 흉내 내기, 얼음 빨리 녹이기, 올려 내려 게임, 담요 배구, 윷놀이 또는 주사위 던지기, 탁구공 움직이기를 소개한다(표 12-6).

## 5) 이중과제 및 인지복합운동

이중과제(dual task)는 인지심리학에서 파생되어 하나의 과제 수행과 더불어 다른 과제를 지속적으로 수행하는 것을 말하며, 인지적 사고를 하며 동시에 신체적 운동을 하는 것을 인지복합운동(Cognitive multi-component exercige)이라고 한다(그림 12-2).

치매의 중요관점인 뇌의 예비 용량을 높여주는 것이 치매의 발생을 지연시킬 수 있음이 보고되었다. 그러므로 단순한 단일과제 수행보다는 이중과제 수행, 평면운동보다는 복합운동이 창의력, 판단력, 집행능력 등의 인지능력을 발달시킬 수 있는 더 강력한 자극이 되며, 운동과 인지과제를 결합한 인지복합운동이 치매운동에 더 효과적으로 적용이 된다(표 12-7).

치매환자를 위한 운동은 그 효과와 필요성이 분명하다 하더라도 어떤 종류의 운동을 어떻게 적용하는가 하는 점은 큰 변수이다. 유산소운동, 근력운동, 스트레칭, 균형운동 등 운동적 요소들을 모두 갖추더라도 체력이 약한 치매노인들에게 적용이 가능한 강도이어야 하며, 운동의 습득에 관련된 난이도, 흥미유발 가능성과 순응도, 시설이나 기구

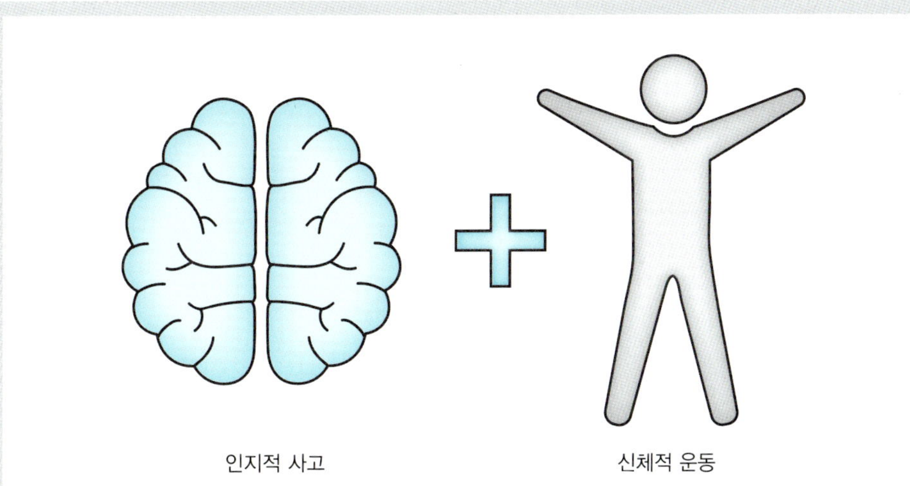


그림 12-2 이중과제 및 인지복합운동

**표 12-7 단순운동과 인지복합운동의 비교**

| 단일과제 및 단순운동 | 이중과제 및 인지복합운동 |
|---|---|
| 걷기 | • 암산 또는 끝말잇기 하며 걷기<br>• 양손과 양다리를 움직이며 좌우 또는 뒤로 걷기 |
| 한 발로 서기<br>(균형운동) | • 한 발로 선 채로, 시장의 쇼핑목록 말하기<br>• 한 발로 선 채로, 주전자 물 따르기 |

의 필요도, 안전성 등이 더 고려해야 할 내용으로 판단된다.

또한 단순한 과제 수행보다는 인지능력 증진을 위한 이중과제 및 인지복합운동적 운동을 실시하여 보다 효과적인 운동프로그램으로 진행될 수 있도록 한다.

UNIT

# 04

# 사회적 제도 및 지원

CHAPTER

# 13

# 법과 제도

## 학습목표

1. 치매관리법의 목적과 내용을 이해한다.
2. 노인복지법의 목적과 내용을 이해한다.

## 핵심용어

- 치매관리법
- 노인복지법

2016년 전국 치매역학조사에 따르면 2020년 65세 이상 치매유병률은 10.29%이며, 2030년 65세 이상 치매유병률은 10.56%, 치매환자수는 136만 7,651명으로 추산된다. 현재 추세라면 65세 이상 노인인구에서 치매유병률은 2040년 12.71%, 2050년에 16.09%에 이를 것으로 전망된다. 이로 인한 사회경제적 비용도 눈덩이처럼 불어날 것으로 전망된다. 이에 우리나라는 「치매관리법」을 제정·시행하게 되었다. 개별 질환에 대한 법적 관리는 치매가 유일하다.

이 장에서는 국가가 책임지고 치매를 관리하기 위해 시행되고 있는 「치매관리법」과 「노인복지법」에 대하여 간략하게 알아보며, 치매관리사업, 커뮤니티 케어와 노인장기요양보험에 관련해서는 15장 지역사회 치매지원, 16장 커뮤니티 케어 치매지원, 17장 장기요양제도 치매지원에서 알아보기로 한다.

## 1 치매관리법

**Tip** 용어의 정의

- **'치매'**란 퇴행성 뇌질환 또는 뇌혈관계 질환 등으로 인하여 기억력, 언어능력, 지남력(指南力), 판단력 및 수행능력 등의 기능이 저하됨으로써 일상생활활동에서 지장을 초래하는 후천적인 다발성 장애를 말한다.
- **'치매환자'**란 치매로 인한 임상적 특징이 나타나는 사람으로서 의사 또는 한의사로부터 치매로 진단받은 사람을 말한다.
- **'치매관리'**란 치매의 예방과 치매환자에 대한 보호 · 지원 및 치매에 관한 조사 · 연구 등을 말한다.

### 1) 치매관리법의 목적

2012년 2월 시행된 「치매관리법」은 치매예방, 치매환자에 대한 보호와 지원 및 치매치료를 위한 연구 등에 관한 정책을 종합적으로 수립·시행함으로써, 치매로 인한 개인적 고통과 피해 및 사회적 부담을 줄이고 국민건강증진에 이바지함을 목적으로 제정되었다.

## 2) 치매관리법의 내용

### (1) 치매관리종합계획

보건복지부장관은 「치매관리법」에 따라 국가치매관리위원회의 심의를 거쳐 5년마다 치매관리에 관한 종합계획을 수립해야 한다. 치매관리종합계획에 포함되어야 하는 사항은 다음과 같다.

- 치매의 예방·관리를 위한 기본시책
- 치매검진사업의 추진계획 및 추진방법
- 치매환자의 치료·보호 및 관리
- 치매에 관한 홍보·교육
- 치매에 관한 조사·연구 및 개발
- 치매관리에 필요한 전문 인력의 육성
- 치매환자 가족에 대한 지원
- 그 밖의 치매관리에 필요한 사항

### (2) 주요사업

각 지자체는 지역의 실정에 맞게 치매관리사업을 시행해야 한다. 「치매관리법」에 명시되어 있는 주요사업은 다음과 같다.

- 치매연구사업
- 치매검진사업
- 치매환자의 의료비 지원사업
- 치매환자의 가족 지원사업
- 성년후견제 이용지원
- 치매등록통계사업
- 역학조사
- 중앙치매센터·광역치매센터·공립요양병원·치매안심병원·치매안심센터·치매상담전화센터의 설치 및 운영

「치매관리법」의 자세한 설명은 15장 지역사회 치매지원을 참조한다.

## 2 노인복지법

**Tip** 용어의 정의

**'부양의무자'**란 배우자(사실상의 혼인관계에 있는 자를 포함)와 직계비속 및 그 배우자(사실상의 혼인관계에 있는 자를 포함)를 말한다.

**'보호자'**란 부양의무자 또는 업무 · 고용 등의 관계로 사실상 노인을 보호하는 자를 말한다.

**'노인학대'**란 노인에 대하여 신체적 · 정신적 · 정서적 · 성적 폭력 및 경제적 착취 또는 가혹행위를 하거나 유기 또는 방임하는 것을 말한다.

### 1) 노인복지법의 목적

1997년 8월 시행된 「노인복지법」은 노인의 질환을 사전 예방 또는 조기발견하고, 질환상태에 따른 적절한 치료·요양으로 심신의 건강을 유지하고, 노후의 생활안정을 위하여 필요한 조치를 강구함으로써 노인의 보건복지증진에 기여함을 목적으로 제정되었다.

「노인복지법」의 기본 이념은 다음과 같다.

- 노인은 후손의 양육과 국가 및 사회의 발전에 기여하여 온 자로서 존경받으며, 건전하고 안정된 생활을 보장받는다.
- 노인은 그 능력에 따라 적당한 일에 종사하고 사회적 활동에 참여할 기회를 보장받는다.
- 노인은 노령에 따르는 심신의 변화를 자각하여 항상 심신의 건강을 유지하고, 그 지식과 경험을 활용하여 사회의 발전에 기여하도록 노력하여야 한다.

### 2) 노인복지법의 내용

#### (1) 보건 · 복지조치

국가 또는 지방자치단체는 노인의 사회참여 확대를 위하여 노인의 지역봉사활동 기회를 넓히고, 노인에게 적합한 직종의 개발과 그 보급을 위한 시책을 강구하며, 근로능력이 있는 노인에게 일할 기회를 우선적으로 제공하도록 노력하여야 한다. 노인의 지역봉사활동 및 취업의 활성화를 위하여 노인지역봉사기관, 노인취업알선기관 등 노인복지관계기관에 대하여 필요한 지원을 할 수 있다.

### (2) 주요사업

각 지자체는 지역의 실정에 맞게 노인 관련 보건·복지사업을 시행해야 한다. 「노인복지법」에 명시되어 있는 주요사업은 다음과 같다.

- 노인일자리전담기관의 설치·운영
- 지역봉사지도원 위촉 및 업무
- 생업지원
- 경로우대
- 건강진단
- 독거노인에 대한 지원
- 독거노인종합지원센터 설치·운영
- 노인성 질환에 대한 의료지원
- 노인재활요양사업

## 3) 노인복지시설의 설치 · 운영

「노인복지법」에 명시된 노인복지시설의 종류는 노인주거복지시설, 노인의료복지시설, 노인여가복지시설, 재가노인복지시설, 노인보호전문기관, 노인일자리지원기관, 학대피해노인 전용쉼터로 총 7종이 있으며, 통상적으로 운영되는 시설의 세부 유형과 목적은 다음과 같다.

### (1) 노인주거복지시설

| 시설 유형 | 운영 목적 |
|---|---|
| 양로시설 | 노인을 입소시켜 급식과 그 밖에 일상생활에 필요한 편의를 제공함을 목적으로 하는 시설 |
| 노인공동생활가정 | 노인들에게 가정과 같은 주거여건과 급식, 그 밖에 일상생활에 필요한 편의를 제공함을 목적으로 하는 시설 |
| 노인복지주택 | 노인에게 주거시설을 임대하여 주거의 편의 · 생활지도 · 상담 및 안전관리 등 일상생활에 필요한 편의를 제공함을 목적으로 하는 시설 |

### (2) 노인의료복지시설

| 시설 유형 | 운영 목적 |
|---|---|
| 노인요양시설 | 치매 · 중풍 등의 노인성 질환으로 심신에 상당한 장애가 발생하여 도움을 필요로 하는 노인을 입소시켜 급식 · 요양과 그 밖에 일상생활에 필요한 편의를 제공함을 목적으로 하는 시설 |
| 노인요양<br>공동생활가정 | 치매 · 중풍 등의 노인성 질환으로 심신에 상당한 장애가 발생하여 도움을 필요로 하는 노인에게 가정과 같은 주거여건과 급식 · 요양, 그 밖에 일상생활에 필요한 편의를 제공함을 목적으로 하는 시설 |

### (3) 노인여가복지시설

| 시설 유형 | 운영 목적 |
|---|---|
| 노인복지관 | 노인의 교양 · 취미생활 및 사회참여활동 등에 대한 각종 정보와 서비스를 제공하고, 건강증진 및 질병예방과 소득보장 · 재가복지, 그 밖에 노인의 복지증진에 필요한 서비스를 제공함을 목적으로 하는 시설 |
| 경로당 | 지역노인들이 자율적으로 친목도모 · 취미활동 · 공동작업장 운영 및 각종 정보교환과 기타 여가활동을 할 수 있도록 하는 장소를 제공함을 목적으로 하는 시설 |
| 노인교실 | 노인들에 대하여 사회활동 참여욕구를 충족시키기 위하여 건전한 취미생활 · 노인건강 유지 · 소득보장, 기타 일상생활과 관련한 학습프로그램을 제공함을 목적으로 하는 시설 |

### (4) 재가노인복지시설

| 시설 유형 | 운영 목적 |
|---|---|
| 방문요양서비스 | 가정에서 일상생활을 영위하고 있는 노인(이하 "재가노인"이라 한다)으로서 신체적 · 정신적 장애로 어려움을 겪고 있는 노인에게 필요한 각종 편의를 제공하여 지역사회 안에서 건전하고 안정된 노후를 영위하도록 하는 서비스 |
| 주·야간<br>보호서비스 | 부득이한 사유로 가족의 보호를 받을 수 없는 심신이 허약한 노인과 장애노인을 주간 또는 야간 동안 보호시설에 입소시켜 필요한 각종 편의를 제공하여 이들의 생활안정과 심신기능의 유지 · 향상을 도모하고, 그 가족의 신체적 · 정신적 부담을 덜어주기 위한 서비스 |
| 단기<br>보호서비스 | 부득이한 사유로 가족의 보호를 받을 수 없어 일시적으로 보호가 필요한 심신이 허약한 노인과 장애노인을 보호시설에 단기간 입소시켜 보호함으로써 노인 및 노인가정의 복지증진을 도모하기 위한 서비스 |
| 방문목욕서비스 | 목욕 장비를 갖추고 재가노인을 방문하여 목욕을 제공하는 서비스 |

### 4) 노인복지시설의 현황

노인복지시설별 시설 수와 입소 정원의 현황은 다음과 같다(표 13-1).

**표 13-1 노인복지시설 및 입소 정원 현황** (단위: 개소, 명)

| 시설별 | | 2017 | | 2018 | |
|---|---|---|---|---|---|
| | | 시설 수 | 입소 정원 | 시설 수 | 입소정원 |
| 총계 | | 76,311 | 219,476 | 77,382 | 231,857 |
| 노인주거복지시설 | 소계 | 404 | 19,652 | 390 | 19,897 |
| | 양로시설 | 252 | 12,652 | 238 | 12,510 |
| | 노인공동생활가정 | 119 | 1,092 | 117 | 998 |
| | 노인복지주택 | 33 | 5,998 | 35 | 6,389 |
| 노인의료복지시설 | 소계 | 5,242 | 170,926 | 5,287 | 177,318 |
| | 노인요양시설 | 3,261 | 153,785 | 3,390 | 160,594 |
| | 노인요양공동생활가정 | 1,981 | 17,141 | 1,897 | 16,724 |
| 노인여가복지시설 | 소계 | 67,324 | – | 68,013 | – |
| | 노인복지관 | 364 | – | 385 | – |
| | 경로당 | 65,604 | – | 66,286 | – |
| | 노인교실 | 1,356 | – | 1,342 | – |
| 재가노인복지시설 | 소계 | 3,216 | 28,898 | 3,484 | 34,642 |
| | 방문요양서비스 | 1,001 | – | 1,051 | – |
| | 주야간보호서비스 | 1,174 | 27,934 | 1,312 | 33,815 |
| | 단기보호서비스 | 80 | 964 | 73 | 827 |
| | 방문목욕서비스 | 609 | – | 650 | – |
| | 방문간호서비스 | 10 | – | 21 | – |
| | 재가노인지원서비스 | 342 | – | 375 | – |
| 노인보호전문기관 | 소계 | 32 | – | 33 | – |
| 노인일자리지원기관 | 소계 | 153 | – | 165 | – |
| 학대피해노인 전용쉼터 | 소계 | – | – | 18 | – |

출처: 통계청 국가통계포털(2019).

## 3 기타 치매 관련 제도

기타 치매 관련 법과 제도는 보건소 설립과 운영 등 근거가 되는 「지역보건법」과 각 지방자치단체의 치매관리사업 관련 조례가 있다. 보건복지부에서 치매와 관련되어 시행 예정에 있거나 시범사업 중에 있는 사업은 커뮤니티 케어(지역사회통합돌봄)가 있으며, 국민건강보험공단에서는 노인장기요양보험으로 주·야간보호서비스 등이 이루어지고 있다. 이러한 내용에 관해서는 15~17장에서 상세한 내용을 다룸과 동시에 관련 법과 제도에 대하여 알아보도록 한다.

CHAPTER

# 14

# 의료기관 치매지원

## 학습목표

1. 의료기관의 치매서비스를 이해한다.
2. 의료기관의 치매검사 절차를 이해한다.
3. 국내 의료기관의 치매병동 현황을 이해한다.
4. 국내 의료기관의 치매지원 문제점 및 보완점에 대해 이해한다.

## 핵심용어

- 치매전문병동
- 치매검사
- 치매서비스
- 작업치료

## 1 치매전문병동 운영

현재 국내에는 치매전문병원이 별도로 있기보다는 국·공립요양병원 내에 치매전문병동을 운영하고 있으며, 2025년까지 79개 병동을 목표로 운영하고 있다. 국내 치매전문병동의 운영기준은 요양병원 적정성 평가기준에 기반하며 그 기준은 **표 14-1**과 같다.

## 2 치매병원 작업치료서비스

병원에서 치매환자가 재활서비스를 받는 경우는 주로 치매가 중·말기로 진행된 환자나 치매 또는 그 이외의 이유로 생기는 합병증이 있는 환자들이 대부분이다. 주로 인지자극치료를 필요로 하는 초기 치매환자는 치매안심센터 또는 데이케어센터에서 다루는 경우가 많다. 하지만 한국 치매전문병동 운영기준의 비의료인력에서 작업치료사는 포함되지 않아서 보완이 필요하다.

현재 치매병원에서 재활서비스를 제공하는 운영기준은 다음과 같다(**표 14-1**).

**표 14-1 국내 치매전문병동 운영기준**

| | |
|---|---|
| 설치 근거 및 제도 | 제3차 국가치매관리계획: 일부 공립요양병원을 치매거점병원으로 지정하여 치매전문병동 운영모델 개발 및 시범사업 운영 |
| 의료인력 구성 | 의사: 35:1 미만 *8개 전문의 50% 이상(20% 가산률)/50% 미만(10% 가산률)<br>간호사: 4.5:1 미만 *1~5등급 기관 중 간호인력수 대 간호사<br>비율이 2/3인 경우 일당 2,000원 가산 |
| 비의료인력 구성 | 특별한 기준 없이 약사, 물리치료사, 방사선사, 의무기록사, 임상병리사, 사회복지사 등의 재직일수 조사(약사가 상근하고, 물리, 방사선, 의무기록, 임상병리, 사회복지사 중 4개 이상 직종에서 1인 이상이 상근할 경우 일당 1,710원 가산) |
| 시설기준 | 병상수: 기준 없음<br>면적: 1병실당 최대 6병상<br>1인실: 10㎡(약 3평)<br>다인실: 1인당 6.3㎡(약 1.9평, 병상 간 1.5m 간격)<br>식당, 휴게실, 욕실, 화장실, 복도 및 계단과 엘리베이터 |
| 환자 평가 | 인지기능: MMSE(65세 이상 노인 대상)<br>일상생활동작: 치매일상생활력 척도<br>정신행동증상: 없음<br>기타: 당뇨환자 중 HbA1c검사 실시, 매월 체중 측정, 요실금, 욕창, 폐렴, 패혈증 등 |

**표 14-1 국내 치매전문병동 운영기준(계속)**

| | |
|---|---|
| 비약물치료 | 지침 없음: 병원별 상이 |
| 약물치료 | 치매환자를 위한 약물치료 지침 부재(병원별 상이) |
| 환자 퇴원관리 | 진료의 연속성을 유지하기 위해 퇴원, 전원 및 의료서비스 제공 |
| 운영수가 | 진료수가: 심층 진료 수가–질병 중증도, 진료시간 반영<br>간호수가<br>일당정액수가제<br>의사와 간호인력 수준에 따른 차등수가 적용<br>MMSE, CDR, 치매 신경인지검사 건강보험 적용<br>정신요법료 수가: 개인정신치료, 가족치료, 작업 및 오락요법, 정신의학적 재활요법, 개인력조사, 사회사업상담, 사회조사, 가정방문 등 포함(정신의학과 전문의만 처방 가능)<br>환자 안전관리료 수가 |
| 재정지원 | 노인보건복지 사업안내에 따라 치매전문병동 구축을 위한 기능보강 예산 지원 |

## 1) 환경 수정

병원환경은 혼란, 공포감 및 불안감의 증가로 인해 치매환자에게 정신행동증상이 발생할 수 있고, 사고위험이 높아서 이를 예방할 수 있도록 환경 수정 관련 교육이 수행되어야 한다(표 14-2). 하지만 이를 위한 직접적인 서비스 제공이 부족하여 그에 따른 문제점이 발생하고 있기 때문에 이 점의 보완 및 개선이 필요하다.

**표 14-2 병원 환경 수정 방법**

| 환경 | 문제점 | 제안점 |
|---|---|---|
| 안전 | 이동, 낙상위험 | • 팔이 닿는 범위에 물건을 놓는다.<br>• 어지럽히지 않는다.<br>• 이송하기 쉬운 침대높이를 맞춘다.<br>• 바닥에 미끄럼방지 매트를 설치한다.<br>• 벽에 안전손잡이를 설치한다.<br>• 밤에 화장실을 갈 때 불빛 센서로 바꾼다. |
| 안내판 | 재인식의 부재<br>지남력 | • 화장실 및 욕실 문앞에 단어나 그림을 붙인다.<br>• 신호는 환자 눈높이에 맞춘다.<br>• 큰 시계, 달력, 그림들을 둔다.<br>• 지속적인 지시를 제공한다. |
| 색깔 | 시각대조의<br>민감성 감소 | • 문, 프레임, 손잡이의 색깔 대조는 필수적이다.<br>• 접시, 컵, 테이블보는 대조적인 색깔로 둔다. |
| 빛과 그림자 | 환한 빛을 잘못 해석 | • 바닥에 반짝거리는 것은 피한다.<br>• 하루 종일 적절한 조명을 유지하려면 조명을 켜 두어야 한다.<br>• 밝은 곳에서 어두운 곳으로 또는 그 반대로 움직일 때 눈이 조절되는 충분한 시간을 제공한다. |

**표 14-2 병원 환경 수정 방법(계속)**

| 환경 | 문제점 | 제안점 |
|---|---|---|
| 소음 | 과한 자극 | • 불필요한 주변 잡음을 줄이거나 제거한다.<br>• 최대한 조용한 병실을 선택한다. |
| 온도 | 온도 인식 감소 | • 온도조절 탭을 사용한다.<br>• 환자의 복장을 상황에 맞게 입힌다. |
| 침상 위치 | 방향감각 상실 | • 가능한 한 병실을 옮기는 것은 피한다.<br>• 화장실, 욕실, 식당을 가까운 위치로 둔다.<br>• 직원들이 잘 보이는 곳에 있는다. |
| 친숙한 물건 | 친밀감 감소 | • 사진이나 개인소지품을 병실에 둔다.<br>• 자연경관 또는 정원 사진을 둔다. |
| 보행을 위한 설비 | 불안, 지루함, 배회 | • 배회하는 것이 문제라면 치매 특정 병동(가능한 경우)에 환자를 입원시키도록 시도한다.<br>• 안전한 야외와 사회적 상호작용이 가능한 공간으로 접근한다.<br>• 필요하다면 걷는데 도움을 제공한다. |
| 사회적 상호작용 | 고립감, 지루함 | • 환자 프로필을 사용한다. 보호시설의 가족이나 직원에게 그 사람의 과거, 좋아하는 것, 싫어하는 것 등에 관한 정보를 제공한다.<br>• 병문안 방문객과 상호작용하는 것을 장려한다.<br>• 회상훈련(친숙한 주제에 대한 이야기)을 한다.<br>• 기억상자 또는 책을 사용한다.<br>• 일대일로 관리하는 경우에는 독서, 걷기, 뜨개질 등의 활동을 장려한다. |

### 2) 보조기기(도구) 소개

보조기기는 치매환자들이 일상생활을 독립적으로 수행할 수 있게 해 주는 것을 말하며, 보조기기를 통해서 환자의 자존감, 자기 가치관에 긍정적인 영향을 줄 수 있다. 작업치료사는 보조기기에 대한 소개 및 교육을 제공하고 있다. 보조기기는 치매환자와 보호자의 문제를 감소시키고, 생활을 유지하기 위한 기기이다. 상태에 따라 수면장애, 가전제품 안전하게 사용하기, 잃어버린 물건 찾기, 약물관리, 길 찾기, 안전하게 걷기, 응급상황 시 알리기에 좋은 역할을 하고 있다. 이에 관한 소개는 3부 10장 일상생활활동에서 소개하고 있다.

### 3) 심리완화를 위한 마사지

중·말기 치매환자는 의사소통이 제한되고, 타인과 관계 유지가 어려워서 이를 보완하기 위해 머리를 빗겨주거나, 마사지를 해 주는 등의 신체적 혹은 감각적인 활동을 하고 있다. 중·말기 치매환자와 긍정적 상호작용을 높일 수 있으며, 우울감이 호전된다는 보고

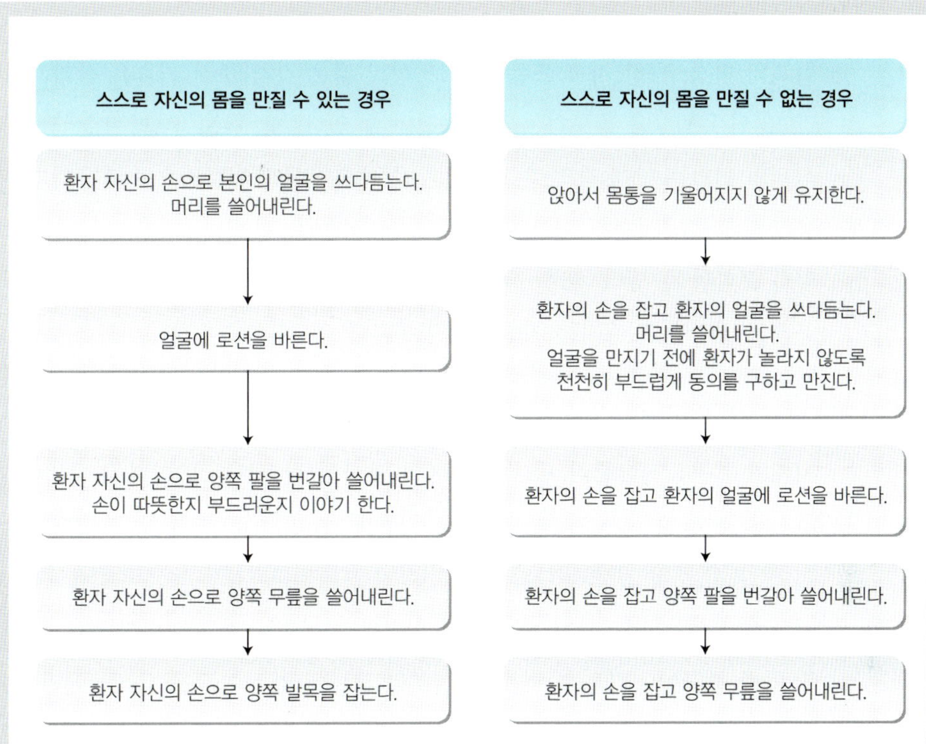


**그림 14-1 치매환자 마사지 방법**

출처: 국민건강보험공단(2019). 치매전문교육 기본과정 교재.

가 있고, 마사지 방법은 다음과 같다(그림 14-1).

## 4) 삼킴치료

치매 진행에 따라 어느 시기에 필연적으로 삼킴장애가 발생하며, 치매의 진행 정도가 심할수록 삼킴장애의 정도가 심한 경향을 보인다. 노인의 경우, 구강과 인두의 운동기능 및 조절능력이 저하되고 기침반사가 감소하기 때문에 삼킴기능의 감소와 흡인 빈도의 증가를 보이는데, 치매환자의 경우는 이 정도가 더 심하다. 치매환자는 삼킴기능의 저하보다는 대부분 인지행동이상에 의한 삼킴장애(구강기의 음식물 받아들이기, 씹기, 후두 이동 등에 실행증이 발생할 수 있고 음식의 맛, 촉감 등에 이상)가 나타나므로 환자 또는 보호자와의 대화와 행동관찰을 통해 원인을 파악한 후, 개별적인 해결방법을 찾는 것이 바람직하다. 치매환자들을 대상으로 한 삼킴치료 방법은 다음과 같다.

### (1) 감각자극

식괴의 변경, 구강 자극 또는 후각 향상과 같은 감각 증진 기술은 삼키기의 빠른 구강 및 인두 발생을 유도하는데 효과적일 수 있다. 맛, 온도, 부피 또는 점도와 관련한 식괴의 변화는 맛에 감각 손상이 있는 치매환자에게 일반적으로 적용하기 때문에 유용할 수 있다. 이것은 환자의 식이요법에 더 매운 음식, 달거나 시큼한 음식을 넣는 것을 포함할 수 있다. 또한 온도 촉각자극은 구심성 수용체를 자극하기 위해 많이 사용되고 있지만 그 효과는 지속적이지 못하다.

### (2) 환경 및 인지전략

치매환자마다 식이섭취 및 삼킴장애의 양상이 다르므로 개인별 접근법이 필수적이다. 치매환자의 식사 과정을 개선하기 위해 사용할 수 있는 다른 전략으로는 특정식이 및 음식 준비 전략과 함께 환경 변화가 포함된다. 식사 중 산만함을 최소화함으로써 치매환자의 영양 섭취 및 칼로리 섭취가 개선되는 것으로 나타날 수 있다. 식사시간 동안 중단이나 대화를 피하고, 접시나 쟁반에 있는 음식을 음식물에만 국한시키고 조미료를 제거하거나, 식기가 필요 없는 손가락 음식을 제공하거나, 식사가 끝날 때까지 디저트의 제공을 지연시키는 것은 산만함을 제한하는 모든 전략이고 영양가 있는 식습관에 영향을 미친다.

한 번에 하나의 음식을 제시하는 것이 유용할 수 있으며, 한 입 크기로 자르는 음식은 식사 간격을 장려할 수 있다. 치매환자는 식사를 끝내기 위해 더 긴 시간이 필요할 수도 있으므로 천천히 식사를 하도록 권장해야 한다. 평온한 환경에서 동일한 보호자와 일관된 식사 시간을 제공하는 것도 중요하다. 주로 조용하고 잔잔한 음악을 사용하면 식사 중 치매의 다양한 정신행동증상에 긍정적인 효과를 줄 수 있다.

치매환자의 식사와 함께 독립성을 지지하는 데 있어 스스로 먹는 것을 격려하고 지원하는 것이 매우 중요하다. 식사를 시작하는 것이 어려운 상황이 생기면 식사의 독립성을 방해할 수 있는 위험요소를 강하게 만들고, 환자가 식사를 시작하고 다시 시작하도록 돕는 것은 혼란과 식사 중단을 방지하는 데 도움이 된다. 지시 및 직접적인 도움(부분적인 완전 지원)은 독립성을 유지하는 데 도움이 될 수 있어서 치매환자에게 자주 권장되는 반면, 의존성을 야기할 수 있기 때문에 필요한 것 이상의 도움을 제공하지 않는 것이 중요하다. 여러 가지 방법 중 일반적으로 가장 많이 사용하는 방법은 선호하는 음식 종류 제공, 식사시간 조절, 적절한 간식 제공, 손으로 집어먹을 수 있는 음식 제공, 음식 종류 단순화, 간단한 음식준비 참여, 찬 음식과 따뜻한 음식 교대 제공 등이 있다. 인두기장애에 의한 잔여물과 기도 침투가 있는 경우, 점도증진제, 식이변형 등을 사용할 수 있고, 자세보상기법은 대부분 순응도가 낮으므로 사용이 쉽지 않다.

#### (3) 구강위생

치매환자를 돌볼 때 구강위생은 매우 중요하다. 치매환자는 타액 변화와 함께 구강건강상태가 좋지 못한 것이 일반적이기 때문에 박테리아의 과증식과 분비물 흡입에 의한 폐렴 발생을 예방하기 위해서는 규칙적이고 일관된 구강관리가 중요하다. 치매환자들은 구강위생 실시에 도움을 필요로 할 것이다.

#### (4) 재활훈련

삼킴장애 치료에서 재활훈련은 삼킴과 관련된 생리학적인 상태 회복을 위한 근력 및 운동 범위와 관련된 내용으로 구성된다. 몇 가지 예시로 멘델슨 기법, 노력 삼킴, 쉐이커 운동 등이 있다. 그러나 이 방법들이 치매환자에게 적용되었을 때 효과적이라는 근거는 부족하다.

현재 치매환자의 삼킴장애 치료의 초점은 치매의 진단 및 치료를 가능한 한 조기에 시행하고, 질병의 진행을 지연시키기 위해 임상적인 징후를 확인하는 것에 있다. 그런 점에서 질병의 초기에 삼킴과 관련된 변화를 연구하고, 삼킴의 후유증을 예방하거나 지연시킬 수 있는 재활훈련법 등을 개발해야 할 필요가 있다.

### 5) 인지치료 및 일상생활동작훈련치료(일상생활활동훈련치료)

의료기관에서 치매환자를 위한 작업치료는 Table-top activity, 과제지향적 훈련, 일상생활동작훈련, 전산화 인지재활 등이 있다. 현재 의료기관에서 급여로 치료받을 수 있는 작업치료수가는 단순, 복합, 특수작업치료와 일상생활동작훈련치료로 구성되어 있고, 비급여로 치료받을 수 있는 작업치료수가는 전산화 인지재활치료만으로 구성되어 있다. 일상생활활동에 관한 치료는 공단에서 일상생활동작훈련치료로 전하여 사용하고 있으며, 일상생활활동훈련, 일상생활동작치료도 같은 의미로 사용된다.

단순, 복합, 특수작업치료는 주로 뇌손상환자(뇌졸중, 외상성 뇌손상 등)의 인지기능 저하, 상지근력 약화, 정확성과 세밀성을 요구하는 상지동작능력의 저하, 상지감각 저하, 상지의 관절구축이 발생한 환자들을 대상으로 여러 가지 도구나 기계(손 기능 강화

훈련도구, 인지 및 지각훈련도구, 시지각훈련도구 등)를 이용한 상지근력 강화, 미세동작훈련, 관절가동범위운동, 감각자극, 인지훈련 등의 방법으로 반복된 교육을 해서 정상적인 기능 증진을 목표로 진행하고 있다. 일상생활동작훈련치료는 뇌졸중, 뇌성마비, 파킨슨씨병, 다발성 축삭증, 뇌종양 등의 중추신경계질환, 사지절단, 부동증후군 등이 있는 환자를 대상으로 인지기능이 있는 환자에게 실시하여야 한다.

그러나 건강보험심사평가원 심사기준에 따르면 의료기관에서 알츠하이머병 상병은 운동 저하, 감각기능 저하, 근육경직 등에 의한 일상생활동작 수행에 어려움이 있는 것이 아니라 인지기능 저하에 의한 일상생활동작 수행의 어려움이 있으므로, 알츠하이머병 상병에 시행한 사–123 작업치료, 사–124 일상생활동작훈련치료는 원칙적으로 인정하지 않기 때문에 보험급여 안에서의 치료 제공은 제한이 있다. 비급여치료 항목인 전산화 인지재활치료도 있지만 노인들이 컴퓨터에서 하는 활동을 꺼려할 뿐만 아니라 금액적인 부담도 느끼기 때문에 치료를 진행하는 데 제한이 있다.

## 3 의료기관 치매지원의 문제점 및 방향

치매노인은 병원에 입원하는 경우가 많고 기타 합병증에 취약하기 때문에 재입원 위험도 높은 실정이다. 치매환자의 입원횟수를 줄이기 위해서는 적절한 교육 및 치료를 제공해야 한다.

해외 사례를 보면 프랑스의 경우, 중증 치매환자의 효과적인 치료를 위해 병원 내 인지행동장애단위시설(Unit Cognitive–Comportementable, UCC), 즉 치매전문병동을 구축하고, 이를 단계적으로 확산하는 전략을 실시하고 있다. 인지행동장애단위시설(UCC)은 중증 정신행동증상(BPSD)을 보이는 치매환자의 증상 완화 및 안정에 중점을 두고 있으며, 이를 위해 전문 의료진과 작업치료사들이 필수로 구성되어 적절한 비약물 및 약물치료를 제공하고 있다. 일본의 경우 노인성치매 치료병동을 설치하여 집이나 다른 시설에서 치료가 곤란한 정신행동증상(BPSD)이 있는 치매환자를 대상으로 단기 집중치료를 제공하고, 이를 위한 전문 의료진과 작업치료사 1인 이상이 필수로 구성되어 있다. 두 나라의 경우 효과적인 비약물치료를 위한 작업치료시설(예: 회상요법실, 심리완화실, 일상생활동작훈련치료실, 인지재활훈련치료실 등)이 지정되어 치매전문의료기관을 운영하고 있다.

국내는 치료시설 및 인력에 대한 명확한 지침이 없는 실정이고, 병원마다 매우 상이하며, 치료사가 필수인력으로 배정되지 않는 기관이 많다. 가장 큰 문제는 치매환자에게 작업치료를 실시해도 수가를 적용하지 못한다는 점이다. 그래서 현재 국내에서는 비급여수가를 적용하는 경우가 많으며, 환자 또한 높은 금액으로 인하여 부담을 느낀다. 따라서 국내 의료기관의 치매지원이 체계화되고 발전되기 위해서는 다음과 같은 보완점이 필요하다. 첫째, 치매안심요양병원의 필수 작업치료사 인력 배치가 필요하다. 둘째, 치매안심요양병원 내 치매환자 맞춤형 시설 및 환경 구축이 필요하다. 셋째, 치매안심요양병원 내 효과적인 치료를 위한 표준화된 치매환자 평가도구 및 기준 마련이 필요하다. 넷째, 치매안심요양병원에서 치매환자를 위한 비약물 및 약물치료 지침 마련이 필요하다. 다섯째, 치매안심요양병원 운영수가 체계가 필요하다.

CHAPTER

# 15

# 지역사회 치매지원

## 학습목표

1. 치매지원서비스의 개념을 이해한다.
2. 치매지원서비스의 추진체계를 이해한다.
3. 광역 및 지역치매지원서비스에 대해서 이해한다.
4. 지역치매안심센터 작업치료에 대해서 이해한다.

## 핵심용어

- 광역치매센터
- 지역사회
- 치매안심센터

# 1 개요

한국의 치매관리사업은 1995년 보건복지부의 '치매 10년 대책(1996~2005)' 수립부터 출발하였다. 이 대책에 따라 시·도립 53개, 군 단위 14개, 총 57개의 '치매공립병원'이 설치되었다. 「정신보건법」 제정 이후 몇 몇 정신보건센터에서 치매 관련 사업을 시행하였다.

1997년에는 「노인복지법」 제12조에 따라 시·군·구 보건소에 '치매상담센터'가 설치되었고, 치매상담요원 배치가 이루어졌다. 서울시는 2006년 12월 전국 최초로 '서울시광역치매센터'를 개소하여 광역 치매관리사업을 시작하였다. 이후 2007년에는 서울의 4개구(성북구, 성동구, 마포구, 강동구)에 '치매지원센터'를 개소하고, 2009년까지 서울시 25개 전 자치구에 '치매지원센터'를 개소하여 본격적인 지역치매관리사업을 시작하였다.

## 1) 치매종합관리대책(2008~2014)

보건복지부는 2008년 8월 '치매종합관리대책(2008~2014)'을 발표하며 '치매와의 전쟁'을 선포하였다. 그 후 2011년 8월 「치매관리법」이 제정되어 2012년 '중앙치매센터'가 설립되었다.

작업치료에서 '치매종합관리대책(2008~2014)'이 갖는 의의는 매우 크다. 이 계획의 세부 추진 내용에서 '인지건강프로그램 개발·보급', '인지재활프로그램 활성화'를 제시하면서 비약물치료법인 인지재활프로그램을 "치매환자의 남아 있는 인지기능 및 일상생활활동 능력을 강화하거나 장애를 보완함으로써 기능 수준을 향상하는 다양한 기법들을 활용한 프로그램(예: 작업치료)"이라고 정의하였다. 이는 국가정책 속에서 치매 인지재활프로그램이 작업치료라고 처음으로 정의되고, 이를 시행하는 전문가는 작업치료사라는 정의를 부여받는 계기가 되었다. 이에 「의료기사 등에 관한 법률 시행령」 제정 이후 한 번도 개정되지 않았던 법률상 작업치료사의 업무범위가 보다 구체적으로 정의되는데 영향을 미쳤다고 볼 수 있다. 그 결과 2015년 3월 3일 「의료기사 등에 관한 법률 시행령」 개정을 통해 새롭게 정의된 작업치료사 업무범위 중 '인지재활치료'가 포함되었고, 작업치료사가 치매 등을 포괄한 인지재활치료의 전문가로 법률적인 인정을 받게 되었다.

## 2) 제2차 치매관리종합계획(2013~2015)

2012년 7월에는 '제2차 치매관리종합계획(2013~2015)'이 발표되었다(그림 15-1). 이는

'치매종합관리대책(2008~2014)'이 종료되기 전에 계획이 수립되어 발표된 것이다. '치매종합관리대책(2008~2014)'은 「치매관리법」 제정 및 조기검진 및 사후관리(약제비 지원 등)에 중요한 계기를 마련한 것과 같이 치매치료·관리의 기본틀을 마련하였다는 평가를 받았다. 그러나 치매에 대한 국민의 이해도를 높이기에는 부족하며, 치매 검진이 대상자 확대에만 치중하고 있어 실질적으로 치매환자와 환자가족을 위한 지원시스템을 구축하기에는 부족하다는 문제가 제기되었다. 따라서 이러한 문제점을 보완한 새로운 계획이 수립되었다.

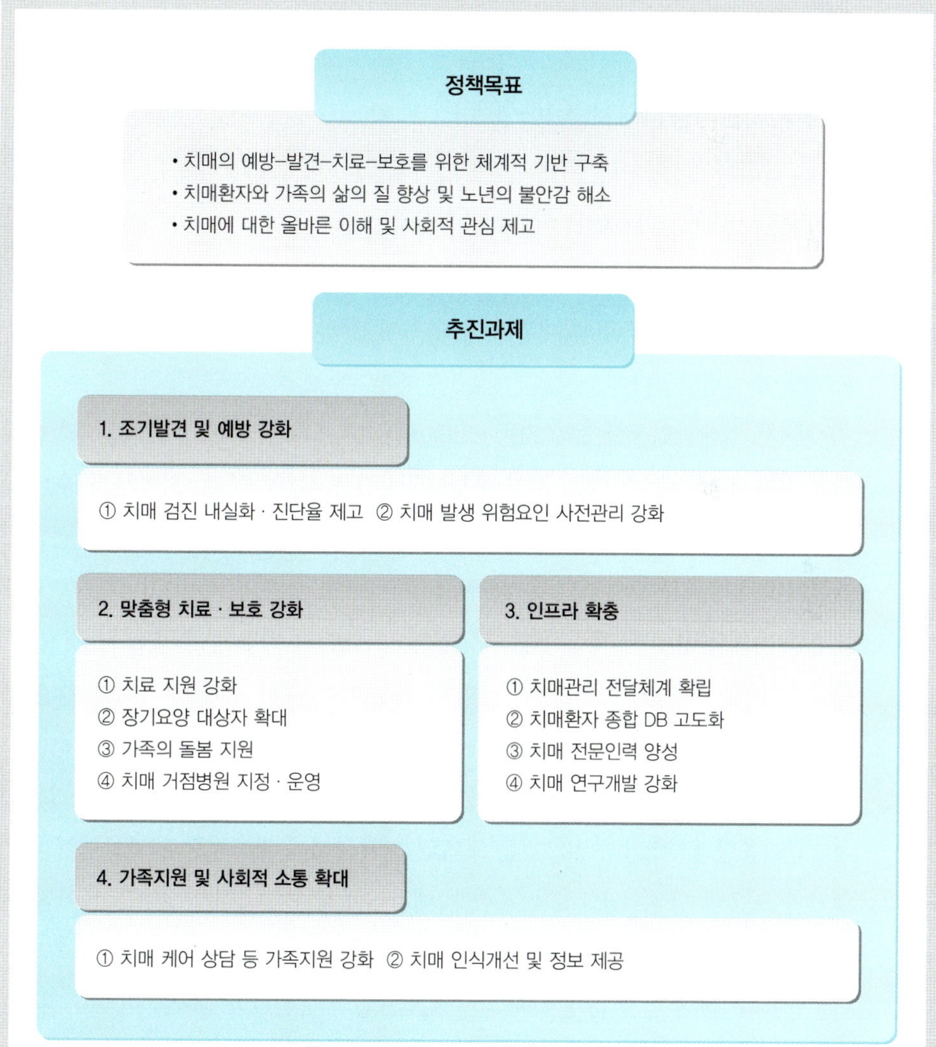


**그림 15-1 제2차 치매관리종합계획(2013~2015)**

출처: 보건복지부(2012). 제2차 국가치매관리종합계획('13~15).

이 계획에서는 3가지 목표가 제시되었는데 첫째, 치매의 예방-발견-치료-보호를 위한 체계적 기반 구축, 둘째, 치매환자와 가족의 삶의 질 향상 및 노년의 불안감 해소, 셋째, 치매에 대한 올바른 이해 및 사회적 관심 제고였다. 이러한 목표 달성을 위하여 구체적인 추진 과제로는 첫째, 조기발견 및 예방 강화, 둘째, 맞춤형 치료·보호 강화, 셋째, 인프라 확충, 넷째, 가족지원 및 사회적 소통 확대가 제시되었다.

이 계획에 따라 국가 치매관리체계 구축 차원의 광역치매센터 및 치매상담콜센터가 설치되었고, 공립요양병원 치매기능 보강지원이라는 치매 관련 인프라가 확장되는 결과로 나타났다. 또한, 노인장기요양등급 체계 개편 및 장기요양 5등급을 도입하여 경증 치매환자가 노인장기요양보험과 같은 서비스를 받을 수 있도록 하였다.

### 3) 제3차 치매관리종합계획(2016~2020)

'제3차 치매관리종합계획(2016~2020)'은 '제2차 치매관리종합계획(2013~2015)'의 성과와 한계를 분석하여 보완한 반영과제가 제시되었다. 또한, 2014년 11월 OECD 고용노동사회부의 보고서에서 제시된 '10대 치매관리 핵심정책'을 참고하여 정부가 제공하는 서비스 영역만이 아닌 국민(치매환자와 가족)에게 필요한 서비스를 기반으로 하는 방향으로 계획이 수립되었다.

'제3차 치매관리종합계획(2016~2020)'은 《치매환자와 가족이 지역사회에서 편안하고 안전하게 살아갈 수 있는 사회 구현》의 비전을 제시하였고, 지역사회 중심의 치매 중등도별 치매치료·돌봄, 치매환자의 권리·안전보호와 가족 부담 경감 중심의 지원체계 마련이 핵심목표로 설정되었다. 이에 (1) 지역사회 중심의 치매예방·관리, (2) 편안하고 안전한 치매환자 진단·치료·돌봄 제공, (3) 치매환자 가족의 부양 부담 경감, (4) 연구·통계 및 기술을 통한 지원의 4대 분야로 구성하고, 하위 10개 영역의 38개 과제를 도출하였다(그림 15-2).

기존 제1, 2차 계획이 서비스 전달체계 구축을 위한 하드웨어적 계획이었다면 '제3차 치매관리종합계획(2016~2020)'은 구축된 전달체계를 적극적으로 활용하여 국민에게 실질적인 도움이 될 수 있도록 촘촘한 치매관리체계를 구축하는 소프트웨어적 계획에 가깝다 할 수 있다.

특히 주목해야 할 부분은 치매 발생 위험요인의 사전관리 강화를 이루기 위하여 치매예방을 지원하고, 건강한 노인 대상의 인지훈련 및 치매예방 컨텐츠 개발, 치매예방실천지수 개발 및 일상 속 꾸준한 치매예방습관 실천지원과 같은 과제가 제시되었다는 점이다.

치매환자의 치매 진행 지연을 위한 치료 지원 강화에서는 치매 중등도 및 단계별 증상에 따른 비약물치료법 개발 및 실용화 지원 과제가 제시되어 표준화되고 효과성이 명

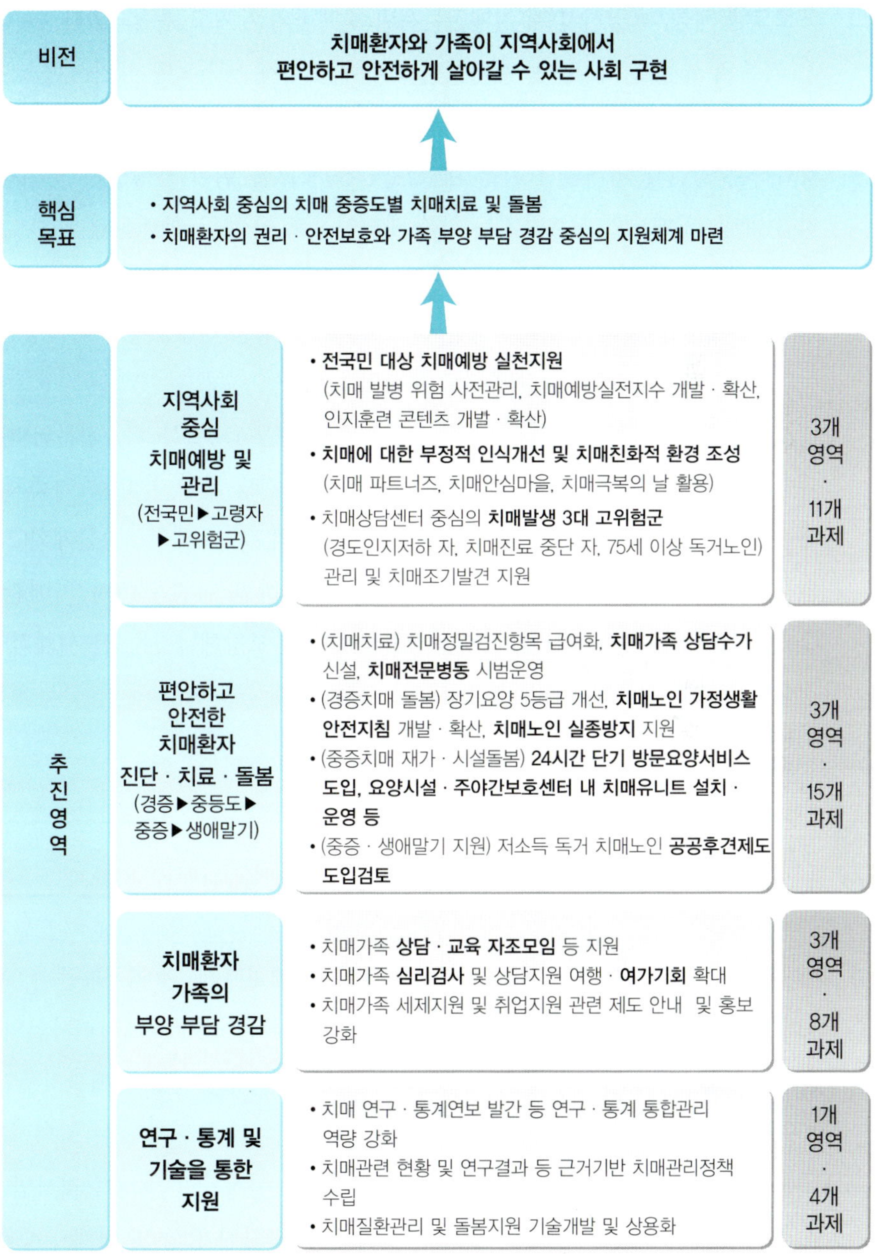


**그림 15-2** 제3차 치매관리종합계획(2016~2020)

출처: 보건복지부(2015). 제3차 국가치매관리종합계획('16~20).

확히 검증된 비약물치료법을 보급하겠다는 의지를 보인다.

지난 '제2차 치매관리종합계획(2013~2015)' 속에서 구축된 노인장기요양보험 5등급(치매특별등급) 등의 장기요양보험을 이용한 장기요양 대상자 확대에서 더욱 사업의 범위가 확장되어 '5등급 대상이 아닌 건강한 노인 또는 인지저하자에게도 인지활동형 프로그램 제공, 요양시설 내 치매전문서비스 제공의 계획도 수립되었다.

가족의 돌봄을 지원하는 재가서비스 확대를 통해 장기요양 재가서비스 유형의 다양화 및 실제 가정에서 치매환자를 돌보는 데 필요한 서비스를 선택할 수 있도록 지원을 강화하는 방안과 치매환자 가정 내 생활안전·보호를 위한 낙상방지 및 주거환경 개선 지침 마련, 치매노인 실종방지를 위한 배회인식표 등 보급·확대하였다.

2012년까지 치매거점병원이 지정된 이후 추가 지정되지 않은 점에 따라 치매거점병원 지정·운영을 통해 공립요양병원 중심 치매전문병동 운영, 치매 가족상담 수가 신설 등의 추가적인 하드웨어적 보완책도 제시되고 있다.

그 밖에 치매관리 전달체계 확립, 치매환자 종합 DB 고도화, 전문인력 양성, 치매 예방·치료에 대한 연구개발 강화, 치매케어 상담, 간병 부담 완화 등 가족지원 강화, 치매질환 인식개선을 위한 홍보 및 정보제공 등의 '제2차 치매관리종합계획(2013~2015)'의 사업을 이어가는 추가보완계획도 있다. 정리하면 이번 '제3차 치매관리종합계획(2016~2020)'은 하드웨어만이 아닌 소프트웨어를 보강해나가는 전 세계적인 치매관리 정책의 흐름을 적극적으로 반영하였다고 볼 수 있다.

## 2 치매지원서비스의 추진 체계

치매지원서비스는 보건복지부, 중앙치매센터, 광역지자체, 광역치매센터, 기초지자체, 치매안심센터가 관여하여 수행되고 있다. 보건복지부는 국가 치매관리사업의 총괄 및 운영지침 수립, 지도·감독이 주된 역할이고, 중앙치매센터는 국가 치매관리사업의 기획 및 연구, 종사자 교육과정 및 교재 개발이 주된 역할이다. 시·도에 있는 광역지자체와 광역치매센터는 지역의 광역치매센터의 설치 및 운영, 행정관리, 치매관리사업 기획 및 연구, 치매안심센터 사업 수행을 위한 지원, 치매 관련 자원 강화 및 연계가 주된 역할이다. 시·군·구의 기초지자체 및 치매안심센터는 실질적인 지역치매지원서비스를 담당하고 있는 기관으로 상담 및 등록관리사업, 조기검진사업, 쉼터운영사업, 가족지원사업, 치매 인

| 추진주체 | 역할 |
|---|---|
| 보건복지부 | • 국가치매관리사업 총괄 및 전달체계 수립 및 관리 · 지원<br>• 광역치매센터 · 치매안심센터 예산 지원 및 지도 · 감독<br>• 광역치매센터 · 치매안심센터 운영지침 수립<br>• 성과평가를 통한 사업의 질 관리 및 운영 효율화 도모 |
| 중앙치매센터 | • 국가치매관리 사업 기획 및 연구<br>• 광역치매센터 사업 수행을 위한 기술 지원<br>• 광역치매센터 · 치매안심센터 성과평가 수행 지원<br>• 치매안심센터 운영지침 수립 지원<br>• 치매안심센터 종사자 표준 교육과정 및 교재 개발<br>• 광역치매센터 · 치매안심센터 간 연계 지원 |
| 광역지자체<br>(시 · 도) | • 광역자치단체의 치매관리사업 시행계획 수립 및 시행<br>• 광역치매센터 설치 및 운영<br>• 광역치매센터 치매관리사업 지도 및 감독<br>• 광역치매센터 · 치매안심센터 예산 교부 및 교부집행 관리<br>• 광역치매센터 행정적 · 재정적 관리 및 지원<br>• 치매안심센터 치매관리사업 지도 및 감독 |
| 광역치매센터 | • 지역치매관리사업 기획 및 연구<br>• 치매안심센터 사업수행을 위한 기술 지원<br>• 치매안심센터 성과평가 수행 지원, 종사자 교육 및 훈련<br>• 치매 관련 자원 강화 및 연계체계 마련 |
| 기초지자체<br>(시 · 군 · 구 보건소) | • 치매안심센터의 치매관리사업 시행계획 수립 및 시행<br>• 치매안심센터 설치 및 운영, 행정적 관리 및 지원 |
| 치매안심센터 | • 상담 및 등록관리사업<br>• 조기검진사업<br>• 쉼터운영사업<br>• 가족지원사업<br>• 치매 인식개선 · 홍보사업 |

**그림 15-3 치매지원서비스 추진 체계**

출처: 보건복지부(2020). 치매정책사업안내.

식개선·홍보사업을 시행하고 있다(그림 15-3).

## 3 광역치매센터(광역치매지원서비스)

### 1) 개요

광역치매센터는 「치매관리법」 시행('12.2.5) 및 국가치매관리종합계획 수립·시행('12.7~)에 따라 국가치매관리 정책을 지역실정에 맞게 확대와 보급이 필요하고, 증가하는 지역

내 치매치료·돌봄기관에 대한 서비스 기술 지원 및 종사인력에 대한 교육·훈련을 수행할 인프라가 절실하다는 추진 배경으로 설치 및 운영되었다.

광역치매센터는 「치매관리법」을 근거로 하여 광역 시·도별로 역량 있는 병원 등에 광역치매센터를 구축하여 지역사회 치매관리사업의 내실 있는 추진을 위한 기반 확보, 지역사회 내 치매관리서비스 기획 및 자원조사, 전문인력 육성, 인식개선을 위한 홍보, 연구기능 강화라는 목표를 가지고 운영되고 있다(**그림 15-4**).

## 2) 현황

전국 광역지방자치단체(17개)에는 모두 광역치매센터가 설치되어 있으며, 각 광역치매센터는 해당 지역 내의 의료기관에서 위탁운영하고 있다(**표 15-1**). 광역치매센터는 광역치매센터장 1인, 사무국장 1인 및 팀원 5인 이상을 두고, 정책기획, 교육홍보, 기술지원, 자원연계 등을 담당하는 팀을 구성·운영하도록 되어 있다. 광역치매센터의 역할은 광역자치단체의 치매관리사업계획 수립 및 시행 지원 등으로서 세부 내용은 다음과 같다.

- 광역자치단체의 치매관리사업계획 수립 및 시행 지원
- 광역자치단체 치매관리사업 관련 연구 및 조사
- 치매안심센터 및 「노인복지법」 제31조에 따른 노인복지시설 등에 대한 기술 지원
- 치매 관련 시설·인프라 등 자원조사 및 연계체계 마련
- 치매 관련 종사인력에 대한 교육·훈련

**표 15-1 전국 광역치매센터 현황**

| 시도명 | 선정기관명 | 시도명 | 선정기관명 |
|---|---|---|---|
| 서울 | 서울대병원 | 강원 | 강원대병원 |
| 부산 | 동아대병원 | 충북 | 충북대병원 |
| 대구 | 경북대병원 | 충남 | 단국대병원 |
| 인천 | 가톨릭대 인천성모병원 | 전북 | 전라북도마음사랑병원 |
| 광주 | 조선대병원 | 전남 | 성가롤로병원 |
| 대전 | 충남대병원 | 경북 | 동국대경주병원 |
| 울산 | 동강병원 | 경남 | 경상대병원 |
| 세종 | 충남대병원 | 제주 | 제주대병원 |
| 경기 | 명지병원 | 총 17개소 | |

출처: 보건복지부(2019). 치매정책사업안내를 토대로 2020년 기준으로 수정·보완함.

- 치매환자 및 가족에 대한 치매의 예방·교육 및 홍보
- 치매에 관한 인식 개선 홍보
- 그 밖에 보건복지부 장관이 정하는 국가치매관리사업

### 3) 조직구성

광역치매센터는 정책기획팀, 자원연계팀, 교육홍보팀, 연구개발부로 구성된다. 연구개발부는 광역치매센터 인력 운영이 아닌 위탁받은 의료기관의 조직과 인력이 활용되기도 한다.

정책기획팀은 지역사회 치매관리 계획 수립, 국가치매관리사업 실행 및 대내·외 협력, 운영위원회·지역사회 치매협의체 등 운영을 담당한다. 자원연계팀은 치매안심센터와 요양시설 등에 기술지원 및 평가·관리, 치매 관련 인적·물적 자원 조사 및 연계체제 구축을 담당한다. 교육홍보팀은 치매 전문인력 교육, 환자가족 교육 및 대중교육, 홍보자료 제작·발간을 담당한다. 연구개발부는 치료·재활, 지역특성화서비스·케어기법 등 연구개발, 치매예방·비약물요법 등 전국단위 연구과제에 참여를 담당한다.

### 4) 운영위원회 및 치매협의체

광역치매센터는 운영위원회를 설치하여 사업의 총괄 조정, 사업 계획의 검토, 예·결산, 실적보고 및 사업평가, 조직운영, 그 밖에 센터장이 필요하다고 인정하는 사항에 대해 심의한다. 광역치매관리운영위원회는 광역과 광역 내에 있는 치매안심센터 간 설치되며, 지역사회 여건에 맞는 치매안심센터 운영모델별 정착 및 성공적 운영을 위해 광역치매센터와 치매안심센터 간 사업 효율화 도모, 실적 보고 및 사업 모니터링, 그 밖에 센터장이 필요하다고 인정하는 사항에 대해 협의한다. 지역사회 치매협의체는 지자체 치매 관련 전문가, 유관 기관·단체의 협력 및 지원을 통해 지역사회의 다양한 자원을 연계하고, 보건과 복지의 통합적 관점에서 치매환자와 가족의 부담 경감에 기여하도록 '시·도 지역사회 치매협의체'를 둔다.

### 5) 추진 사업

광역치매센터는 지역 내 치매관리사업 추진에 있어서 조력자 및 실행자 역할, 중앙치매센터와 연계한 광역치매센터 역량 강화 전략 추진이라는 두 가지 역할을 수행하도록 되어 있다. 이러한 역할 수행을 위해서 치매관리사업 기획, 교육사업, 진단 및 조호 인프라 구

**박스 15-1 지역사회 치매협의체 참여기관**

① 시·군·구 보건소, 「국민건강보험법」 제13조에 따른 국민건강보험공단 지사, 공립요양원, 「노인복지법」 제39조의5 제2항에 따른 지역노인보호 전문기관, 장기요양기관(또는 장기요양기관 관련 협회·단체 지회), 치매가족(또는 치매가족 관련 협회·단체 지회)
② 치매 관련 직능단체(대한치매학회, 대한간호사협회, 재가노인복지협회, 요양보호사협회 등) 지회, 노인복지관(또는 한국노인종합복지관 협회 지회장), 대한노인회 시·도 연합회 또는 직할지회, 시·도생활체육회
③ 지방경찰청, 지방소방안전본부, 대한응급구조사협회 지회, 학교, 지역자원봉사센터, 공익재단(「공익법인의 설립·운영에 관한 법률」 제2조에 따른 공익법인) 또는 시민단체(「비영리민간단체지원법」 제2조에 따른 비영리민간 단체) 등 치매 관련 담당자

축 및 네트워크 강화, 연구사업, 대국민 인식개선 사업이라는 세부사업을 수행하고 있다.

치매관리사업 기획에서는 국가치매관리종합계획이 지역사회에서 성공적으로 구현될 수 있는 지역 특성에 적합한 치매관리 실행계획을 수립하는 것을 말하며, 보건복지부·중앙치매센터와 지역의 치매서비스 전달체계를 연결하는 광역단위 인프라 구축이 목적이다(그림 15-4). 교육사업은 치매 분야 종사인력의 전문성 함양 및 효율적 치매통합관리사업 수행을 위한 교육을 진행하는 사업이다. 이를 위해 치매전문교육의 광역단위 홍보, 치매인력의 집체교육을 계획 및 시행한다. 진단 및 조호 인프라 구축 및 네트워크 강화 사업에서는 지역사회 내 자원들의 통합치매관리사업 추진 여건 조성을 위해 서비스 전달체계 간의 유기적 인프라를 구축하고, 각 자원 간의 네트워크 체계를 강화하는 것으로 치매안심센터 및 요양시설 등에 사업지침서 개발 및 담당자 교육, 사업 수행 지원 및 성과 관리 등을 지원한다. 또한 해당 광역지자체 내의 치매시설, 인프라 등의 현황 파악 및 데이터베이스 구축과 파악된 자원에 대하여 역할 수립 및 연계 방안을 강구하는 역할을 한다.

연구사업에서는 치매 관련 연구의 국가적 역량 강화를 목적으로 지역 여건에 맞는 프로그램 개발, 효과성 검증 및 시범운영, 국가 치매연구 로드맵에 따른 유병률·실태조사·전향적 연구 참여, 기타 연구 활동을 수행한다. 대국민 인식개선 사업은 치매환자, 가족, 일반 국민을 대상으로 치매에 대한 올바른 인식재고 및 정보 제공을 통해 치매에 대한 인식 개선을 도모하는 목적으로 각각의 대상(치매환자, 치매가족 및 조호자, 일반국민)에 맞는 맞춤형 정보제공 방안 강구, 광역단위 특성을 고려한 다양한 치매인식개선 및 국가치매관리사업 홍보 캠페인, 중앙 차원의 공동행사 개최 등의 역할을 수행한다.

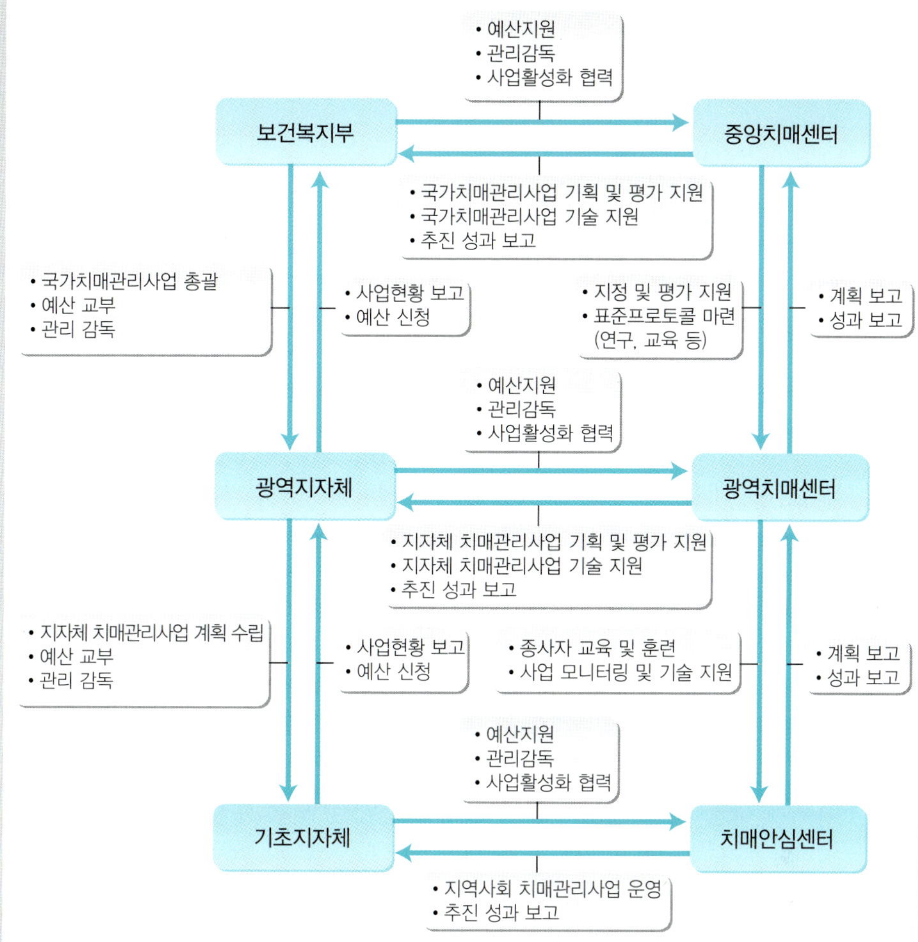


**그림 15-4 광역 및 지역치매지원서비스 체계도**

출처: 보건복지부(2019). 치매정책사업안내.

## 4 치매안심센터(지역치매지원서비스)

### 1) 개요

정부는 2017년 5월 '치매 국가책임제'을 언급하였고, 2017년 8월 국정기획자문위원회가 발표한 100대 국정과제에서 '내 삶을 책임지는 국가'라는 국정 목표 중 '치매에 대한 국가 책임 강화–치매 국가책임제'에 대하여 본격적으로 논의하였다. 이후 2017년 9월 보건복지부에서 '치매 국가책임제 추진계획'을 통해 치매관리사업이 일부 지방자치단체 차원의 치매관리 틀에서 벗어나 국가 단위의 보건사업으로 발돋움하게 되었다. 이 추진계획에서는 기존 보건소 치매상담센터의 공간과 인력을 확대하여 치매조기검진사업, 등록관리사업, 가족지원사업, 치매인식개선·홍보사업, 쉼터운영사업을 수행하는 치매안심센터를 신규 설치하여, 전국에 256개 보건소 모두에서 치매관리사업을 수행하도록 하겠다는 것이 주요 요지이다.

### 2) 현황

치매안심센터는 시장·군수·구청장이 주체가 되어 통합형, 거점형, 방문형, 소규모형 중 한 가지 형태로 지자체에서 선택하여 설치하게 되어 있다(표 15-2). 운영은 「지역보건법」에 따라 보건소에 치매안심센터를 직접 설치하여 운영하도록 규정하고 있다. 그러나 국가치매관리사업으로 확대 이전에 이미 설치되어 있던 서울시 등 일부 시·군·구 치매안심센터는 해당 지역 내 의료기관의 위탁운영 형태로 운영되고 있다. 서울시 치매안심센터에서는 인지건강센터에 작업치료사가 필수요원으로 근무하며, 여러 연구를 통해 치

**표 15-2 치매안심센터 구분에 따른 시설기준**

<table>
<tr><th colspan="3">구분</th><th>통합형</th><th>거점형</th><th>방문형</th><th>소규모형</th></tr>
<tr><td rowspan="5">주요 서비스</td><td colspan="2">공통</td><td colspan="4">등록관리, 조기검진, 예방관리, 인식개선 및 홍보</td></tr>
<tr><td rowspan="2">쉼터</td><td>개소</td><td>1~2</td><td>2~4</td><td>1(소규모)</td><td rowspan="2">별도 설치 또는<br>기존 유관시설<br>연계 · 활용<br>(보인복지관 등)</td></tr>
<tr><td>설치</td><td>별도설치 외<br>기존 자원<br>이용 가능</td><td>별도 설치 외<br>기존 자원<br>이용 가능</td><td>지역사회 거점<br>공간방문 활용<br>(경로당, 마을회관 등)</td></tr>
<tr><td rowspan="2">카페</td><td>개소</td><td>1</td><td>1</td><td>1(소규모)</td><td>별도 설치 또는<br>기존 유관시설 활용</td></tr>
<tr><td>기능</td><td colspan="4">가족교실, 치매가족 자조모임, 돌봄 부담 분석, 정보교환 등</td></tr>
<tr><td>시설</td><td colspan="2">구성</td><td colspan="4">사무실, 교육 · 상담실, 검진실, 쉼터 및 가족카페</td></tr>
<tr><td rowspan="5">적합 지역</td><td colspan="2">규모</td><td>광역시, 대도시</td><td>중소도시</td><td>농어촌</td><td>도서지역, 소도시</td></tr>
<tr><td rowspan="4">특성</td><td>면적</td><td>좁음</td><td>넓음</td><td>넓음</td><td>좁음</td></tr>
<tr><td>노인 인구</td><td>보통</td><td>높음</td><td>높음</td><td>다양</td></tr>
<tr><td>접근성</td><td>높음(교통 편리)</td><td>낮음</td><td>낮음</td><td>다양</td></tr>
<tr><td>유관 자원</td><td>많음</td><td>보통</td><td>적음</td><td>보통</td></tr>
</table>

출처: 보건복지부(2020). 치매정책사업안내.

매환자에게 효과적인 중재법으로 알려진 작업치료를 시행하고 있다.

### 3) 조직구성

치매안심센터는 센터장, 부센터장, 팀장 및 팀원으로 구성되어 있으며, 작업치료사는 상담/등록관리팀, 쉼터지원팀, 가족지원팀, 인식개선/홍보팀에서 근무할 수 있다. 특히 쉼터지원팀에서는 인지자극프로그램 운영을 위한 필수인력으로 명시되어 있어서 향후 치매작업치료는 더욱 확대될 것으로 전망된다. 그러나 부센터장 자격기준 및 조기검진팀에서는 타 직렬과 다르게 특별한 사유 없이 배제되어 있어 해결해야 할 과제로 남아 있다(**그림 15-5**, **표 15-3**).

### 4) 지역사회협의체 및 치매사례관리위원회

치매안심센터는 지역사회 치매관리사업의 성공적 수행을 위해 치매 관련 전문가의 자문, 유관기관·단체의 협력 및 지원을 통한 치매자원 발굴, 다양한 자원 간 연계·협력을 위한 지역사회협의체를 운영한다. 또한, 맞춤형 사례관리 및 치매환자쉼터 대상자 선정 및 연장, 사례관리회의를 통한 맞춤형 서비스 계획 및 효과성 평가 등을 위해 치매사례

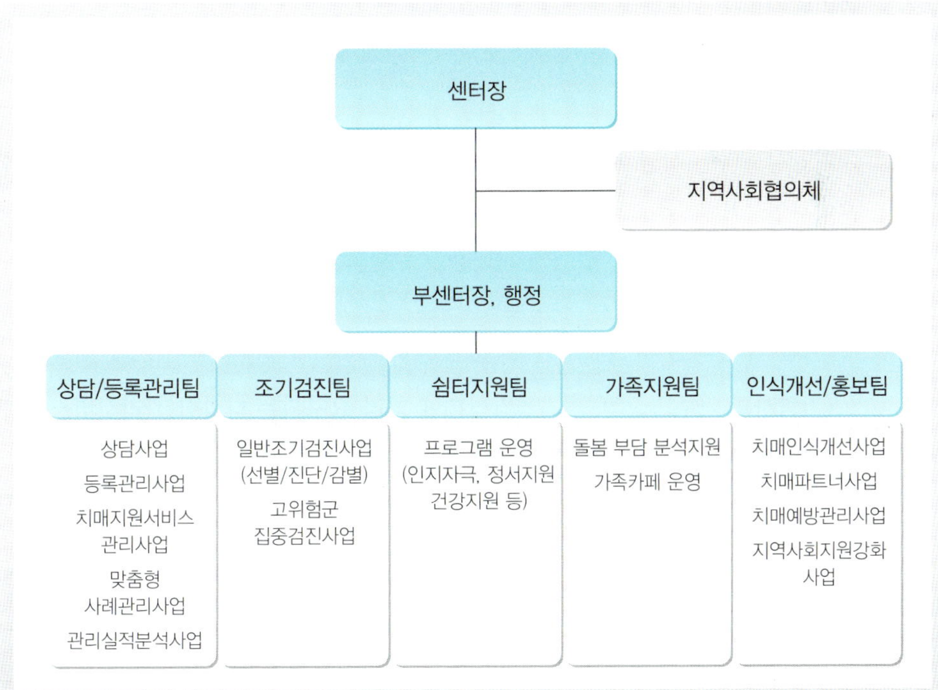


**그림 15-5 치매안심센터 조직도**

출처: 보건복지부(2020). 치매정책사업안내.

**표 15-3 치매안심센터 인력기준**

| 팀 구분 | 팀장 | 팀원 |
|---|---|---|
| 상담/<br>등록관리팀 | • 간호사, 사회복지사(1급), 임상심리사, 작업치료사<br>• 노인복지 또는 보건 · 의료 분야 3년 이상 경력자로 치매전문교육 이수자 우대 | • 간호사 또는 사회복지사(1급), 임상심리사, 작업치료사<br>• 노인복지 또는 보건 · 의료 분야 경력자 우대 |
| 조기검진팀 | • 간호사, 임상심리사(정신건강임상심리사 포함)<br>• 노인복지 또는 보건 · 의료 분야 3년 이상 경력자로 치매전문교육 이수자 우대 | • 간호사, 임상심리사(정신건강임상심리사 포함)<br>• 노인복지 또는 보건 · 의료 분야 경력자 우대 |
| 쉼터지원팀 | • 간호사, 사회복지사(1급), 작업치료사<br>– 간호사 1인 필수 채용(응급상황 대처)<br>• 노인복지 또는 보건 · 의료 분야 3년 이상 경력자로 치매전문교육 이수자 우대 | • 간호사, 사회복지사(1급), 작업치료사<br>– 간호사 1인 필수 채용(응급상황 대처)<br>• 노인복지 또는 보건 · 의료 분야 경력자 우대 |
| 가족지원팀 | • 간호사, 사회복지사(1급), 임상심리사, 작업치료사<br>• 노인복지 또는 보건 · 의료 분야 3년 이상 경력자로 치매전문교육 이수자 우대 | • 간호사, 사회복지사(1급), 임상심리사, 작업치료사<br>• 노인복지 또는 보건 · 의료 분야 경력자 우대 |
| 인식개선/<br>홍보팀 | • 간호사, 사회복지사(1급), 임상심리사, 작업치료사<br>• 노인복지 또는 보건 · 의료 분야 3년 이상 경력자로 치매전문교육 이수자 우대 | • 간호사, 사회복지사(1급), 임상심리사, 작업치료사<br>• 노인복지 또는 보건 · 의료 분야 경력자 우대 |

출처: 보건복지부(2020). 치매정책사업안내.

관리위원회를 운영한다.

## 5) 추진 사업

치매안심센터는 상담 및 등록관리사업, 치매 조기검진 및 예방관리사업, 치매환자쉼터 운영사업, 치매가족 지원사업, 치매인식개선 및 교육·홍보사업을 수행하며, 각 사업은 다음과 같다.

### (1) 상담 및 등록관리사업

지역사회 거주 노인의 인지건강상태에 따라 요구되는 다양한 관리서비스를 연속적으로 제공한다. 치매노인, 고위험군 및 정상 노인의 삶의 질 증진, 가족의 부양 부담 경감, 치매예방관리시비스를 통한 치매발생 감소 또는 지연을 목적으로 시행된다. 이 사업의 주요 내용은 치매·치매고위험군·정상군, 가족 등 등록관리, 대상별 맞춤 서비스 제공 및 연계, 맞춤형 사례관리, 치매안심통합관리시스템 데이터 입력 및 통계 자료 확보이다. 이를 위하여 첫 번째, 상담과정으로 기초상담과정을 거쳐 심층상담을 시행한다. 상담 내용을 기초로 개인별 파일을 생성하여 사정 및 세부관리 계획을 수

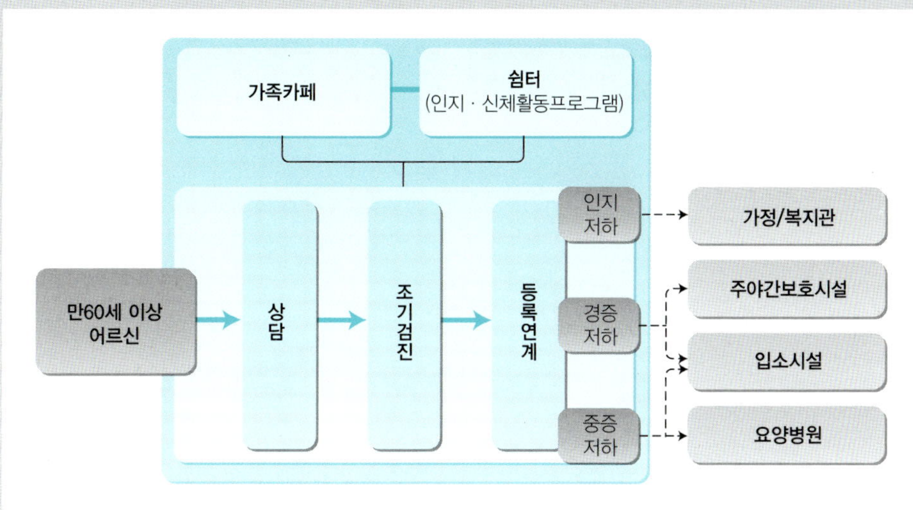


**그림 15-6 치매안심센터 전체 사업흐름도**

출처: 보건복지부(2019). 치매정책사업안내.

립한다.

두 번째, 등록관리과정으로 배회 가능 노인 인식표 발급(실종 위험이 있는 치매환자 및 만60세 이상 어르신), 치매치료관리비 지원(저소득층 치매환자에 대한 치매치료관리비 지원), 조호물품 제공(기저귀, 방수매트, 식사용 앞치마, 미끄럼방지 양말 등의 위생소모품과 조호기구 지원), 국가치매지원서비스 안내(장기요양서비스 안내, 노인돌봄종합서비스 안내), 기타 지역사회 의료·복지서비스 안내, 치매환자 맞춤형 사례관리가 이루어진다.

치매환자 맞춤형 사례관리사업은 치매안심센터에 등록된 치매환자 중에서 치매사례관리위원회가 선정기준(치매환자, 돌봄 사각지대, 치매지원서비스에 대한 교육이나 정보 제공만으로는 상황을 스스로 해결할 수 없는 경우 등)에 근거하여 맞춤형 사례관리 대상자로 선정된 자에게 최대 3년간 서비스를 제공한다(그림 15-7).

### (2) 치매 조기검진 및 예방관리사업

이 사업은 일반 조기검진과 고위험군 집중검진으로 구성되어 있다. 일반 조기검진은 선별검사, 진단검사, 감별검사가 있다. 고위험군 집중검진은 인지저하자, 경도인지장애자, 독거노인, 만75세 진입자를 대상으로 집중적인 검진사업을 시행하는 것이다.

선별검사는 치매안심센터 주소지 관할 거주 만60세 이상으로, 치매로 진단받지 않은 모든 주민 및 만60세 미만으로 인지능력이 현저히 저하되어 조기검진이 필요하

| 단계 | 내용 |
|---|---|
| **1단계**: 사례관리 신청 및 대상자 선정 | • 사례관리 신청<br>• 맞춤형 사례관리 신청서 및 동의서 확보<br>• 대상자 선정기준 부합 여부 심사<br>• 대상자 확정 |
| **2단계**: 초기평가 | • 초기평가서 작성<br>• 대상자 욕구 및 문제 사정 |
| **3단계**: 실행계획 수립 | • 목표 설정 및 실행계획 수립<br>• 필요에 따라 내부 또는 외부 사례회의 진행 |
| **4단계**: 맞춤형 사례관리서비스 제공 | • 계획에 따른 서비스 제공<br>• 맞춤형 사례관리 지도 및 감독(슈퍼비전) |
| **5단계**: 단계평가(1/2/3차) | • 계획 달성 여부에 대한 단계평가(1/2/3차)<br>• 평가결과에 따라 계획 수정이 필요한 경우 계획 조정 |
| **6단계**: 1차 종결 | • 목표 달성도 평가<br>• 1차 종결 및 맞춤형 사례관리 연장 여부 심사<br>• 1차 종결 또는 맞춤형 사례관리 연장 확정<br>• 만족도 조사 |
| **7단계**: 사후관리 및 추적평가 | • 1차 종결 이후 안정화 여부 점검(사후관리)<br>• 사후관리에 대한 추적평가<br>• 재개입 필요성 여부 판단 |
| **8단계**: 최종 종결 | • 사례관리를 위한 대상자와 담당자 간의 모든 협력활동 종료 |

**그림 15-7 치매환자 맞춤형 사례관리사업**

출처: 보건복지부(2019). 치매정책사업안내.

다고 판단되는 경우를 대상으로 시행한다. 검진도구는 치매 선별용 한국어판 간이정신상태검사지(MMSE-DS)를 사용한다. 시행주기는 선별검사 실시한 당해 연도부터 2년마다 실시하는 것으로 되어 있다(그림 15-8).

진단검사는 치매안심센터 주소지 관할 거주 만60세 이상으로, 치매로 진단받지

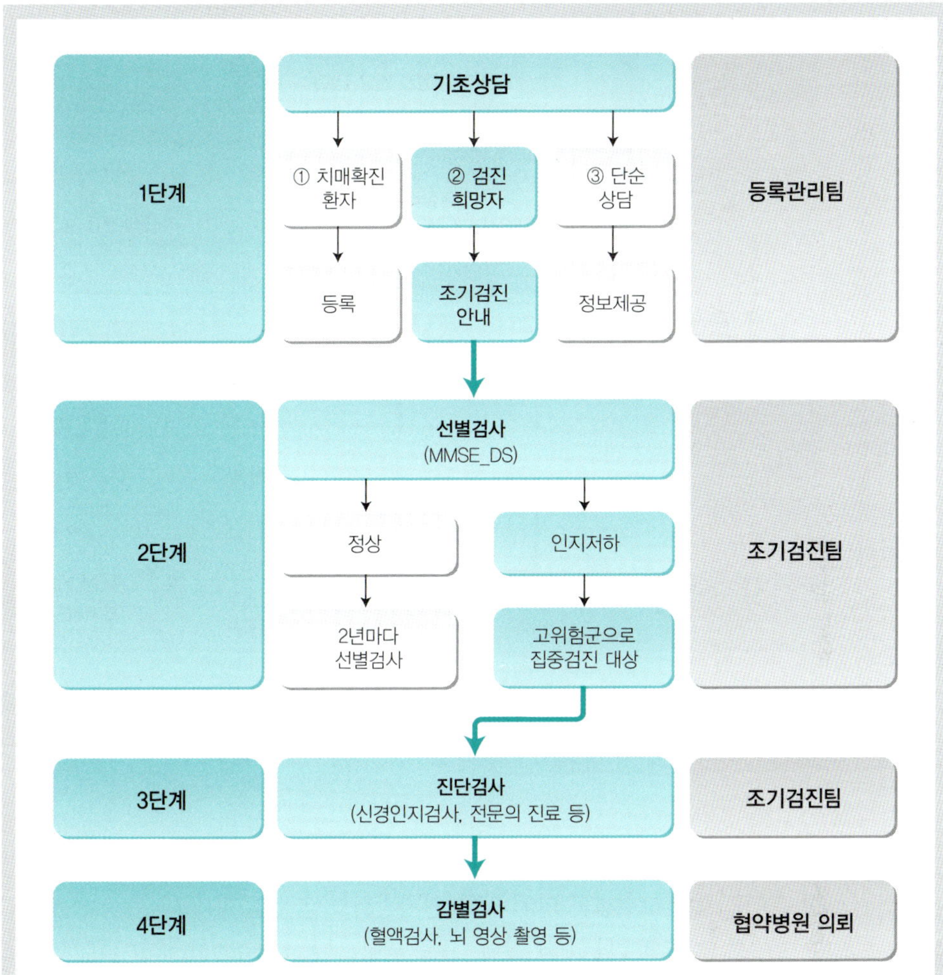


**그림 15-8 치매 조기검진사업(선별검사)**

출처: 보건복지부(2019). 치매정책사업안내.

않은 모든 노인을 대상으로 선별검사 결과 '인지저하'로 판정된 자, 치매 의심증상이 뚜렷한 자 및 만60세 미만으로 치매 의심증상이 뚜렷하여 진단검사가 필요하다고 판단되는 경우를 대상으로 시행한다. 검진은 전문의 진찰, 치매척도 검사, 치매신경인지검사(CERAD-K 제2판, SNSB Ⅱ, LICA 중 한 가지를 선택해서 시행), 일상생활활동검사 등을 하도록 되어 있다(**그림 15-9**).

감별검사는 치매진단검사 결과, 치매의 원인에 대한 감별검사가 필요한 자를 대상으로 시행하며, 치매 원인규명을 위한 혈액검사, 뇌 영상 촬영(CT 두부) 등을 시행한다.

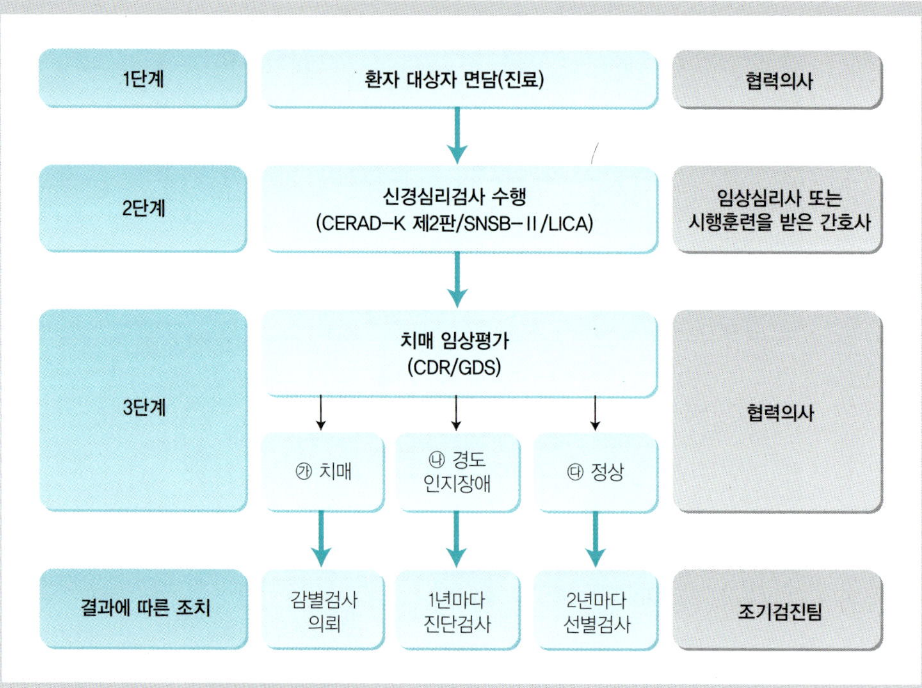


**그림 15-9 치매 조기검진사업(진단검사)**

출처: 보건복지부(2019). 치매정책사업안내.

치매예방관리사업으로는 치매예방 콘텐츠 확산, 치매예방 실천 강화(치매예방교실 운영), 치매 고위험군 인지 강화(인지강화교실 운영)가 있다.

치매예방 콘텐츠 확산을 통해 지역 주민의 치매 위험 진단 및 치매예방법 실천을 장려하도록 한다. 치매예방 실천 강화는 일반 노인(치매로 진단받거나 치매 고위험군 노인 제외)을 대상으로 치매예방을 위한 프로그램(치매예방교실)을 운영하는 것을 말한다.

치매예방교실은 1교실당 20명 이내로, 주 1회 이상, 1회에 60분 이상 운영하도록 하며, 대상자별 최대 2년까지 이용할 수 있다.

치매 고위험군 인지 강화는 치매 고위험군에게 인지훈련프로그램 집체 교육(인지강화교실)을 시행하여 치매 발병 가능성을 감소시키고, 발병 시기를 늦추는 효과를 기대하는 것으로 대상은 치매선별검사상 인지저하자, 경도인지장애로 최종 진단받은 자 등이다. 인지강화교실은 1교실 당 20명 이내로 운영하도록 하며, 대상자 별 최대 2년까지 이용할 수 있다.

### (3) 치매환자쉼터 운영사업

치매환자쉼터는 치매안심센터에 등록된 치매환자, 장기요양서비스 등 국가 지원 서비스 신청 대기자 및 미신청자를 대상으로 삶의 질 향상과 치매증상 악화를 방지하고, 낮시간 동안 치매환자를 보호하여 치매환자 및 가족의 삶의 질 향상을 도모하며, 가족의 부양 부담 경감을 목적으로 하는 사업이다. 치매환자쉼터에서는 전문적인 인지건강프로그램과 돌봄이 제공되는 것이 특징이다. 치매환자가 쉼터방문을 통해 사회적 접촉 및 교류를 증진하고, 환자를 돌보는 가족의 부양 부담과 스트레스를 줄이고, 휴식을 제공하기 위한 필요성이 강조된다.

치매환자쉼터는 인지자극프로그램 운영을 위한 작업치료사 1인과 응급상황 대처를 위한 간호사 1인이 필수인력이다. 기타 선택인력으로 작업치료사, 사회복지사, 간호사 중 1인 이상을 두게 되어 있다. 쉼터는 오전, 오후 각각 최대 20명이 정원으로, 주 5일 오전/오후(3시간 이상) 운영하게 되어 있다. 쉼터는 대상자별 최대 3개월을 기본으로 이용할 수 있고 치매사례관리위원회에서 최대 6개월 이내로 연장할 수 있다.

### (4) 치매가족 지원사업

치매환자 가족의 환자돌봄에 대한 지원을 통하여 환자가족의 치매에 대한 이해를 높이고, 환자 돌봄 부담을 경감하기 위하여 치매가족 카페운영, 가족교실 운영, 치매가족 자조모임 지원, 상담 및 돌봄 부담 분석을 수행하는 것을 말한다.

치매가족 카페운영사업은 치매환자와 가족이 편안하게 방문하여 휴식을 취하며 다른 치매환자 및 가족과 교류할 수 있는 장소이자 치매 관련 정보 제공을 통해 치매에 관심이 있는 지역주민의 치매에 대한 인식개선 및 올바른 지식 함양을 도모하는 공간이다. 이런 공간과 필요 물품을 마련하고 유지해 나가며, 치매가족을 위한 힐링 프로그램 등을 진행하는 것이다.

가족교실 운영은 치매환자 가족의 치매와 돌봄에 대한 이해를 높이고, 돌봄 역량을 향상시키기 위한 체계적인 커리큘럼을 운영한다. 총 8회기로 구성된 '치매가족 헤아림' 프로그램 등이 운영된다.

치매가족 자조모임 지원은 치매환자 가족 간 정서 및 정보 교류를 통해 심리적 부담 경감과 사회적 고립을 방지하기 위해 가족교실 수료자나 자조모임 참여를 원하는 자로 구성한다.

상담 및 돌봄 부담 분석은 가족카페에 가족상담자가 1명 이상 상주하며, 일대일

대면상담 및 양식에 따른 돌봄 부담 분석을 시행하도록 한다.

#### (5) 치매인식개선 및 교육·홍보사업

치매인식개선 및 교육·홍보사업은 치매인식개선사업, 치매파트너 양성사업, 지역사회 자원 강화사업으로 구성되어 있다.

치매인식개선사업은 일반 대중의 치매에 대한 경각심을 고취하고, 치매에 대한 편견을 불식시켜 치매와 더불어 살아갈 수 있는 사회적 공감대를 형성하고, 치매 친화적 환경을 조성하는 것이다. 치매극복 주간행사 등 기념행사, 치매인식개선 홍보, 치매안심센터 홈페이지 구축, 각종 조사활동(치매인식도, 요구도, 만족도 조사)이 이루어진다.

치매파트너 양성사업은 지역 주민을 대상으로 치매노인 배려하기, 응원하기, 치매예방/검진 정보 전달로 구성된 강연을 시행하고, 치매파트너로 등록시키는 활동이 이루어진다.

지역사회 자원 강화사업은 지역사회 노인인구 수, 경도인지장애 유병현황, 치매 유병 현황과 같은 지역사회 현황에 대하여 조사하고 분석하는 활동이 이루어진다. 또한, 지역사회 내 인적·물적 자원 조사, 지역사회 협의체를 구성·운영하여 치매관련 기관 및 단체의 참여와 협력, 자원 연계를 통한 수요자 중심의 통합적 서비스를 제공하는 활동이 이루어진다.

## 5 치매안심센터 작업치료

### 1) 개요

치매안심센터 작업치료는 치매예방관리사업 중 치매예방 콘텐츠 확산, 치매예방 실천 강화(치매예방교실 운영), 치매 고위험군 인지 강화(인지강화교실 운영), 치매환자쉼터 운영사업 중 인지재활프로그램 운영, 기타 인지자극프로그램 운영, 기타 프로그램 운영, 치매가족 지원사업 중 치매환자 가족 상담 및 돌봄 부담 분석, 가족교실 운영, 동반치매환자보호서비스, 치매가족 자조모임 지원, 치매가족 카페 운영(치매가족 휴게실 운영), 그리고 상담/등록관리 및 인식개선·홍보 사업에서의 역할이 있다.

## 2) 현황

### (1) 치매예방 실천 강화(치매예방교실 운영)

치매예방교실은 치매로 진단받거나 치매 고위험군 노인을 제외한 일반 노인을 대상으로 센터 사정에 맞게 치매예방을 위한 프로그램을 운영하는 것이다(그림 15-10). 이 사업에서는 경로당이나 복지관과 같이 찾아가는 치매예방서비스도 가능하도록

| 업무 | 업무 시행팀 | 업무시행 시기 및 방식 | 업무제공 대상 | 업무제공 내용 |
|---|---|---|---|---|
| 상담 | 등록 관리팀 | • 시기: 센터 최초 접촉 시, 일반 정상군 대상자가 치매예방프로그램의 참여를 원하는 경우<br>• 방식: 전화, 내소, 방문, 인터넷 | 관내 지역 주민 누구나 | • 각 센터별 현재 운영되고 있는 치매예방교실 중 대상자에 해당하는 프로그램과 이용절차 안내 |
| 신청 | 치매 예방교실 운영팀 | • 시기: 치매예방교실 이용 상담 후<br>• 방식: 내소, 방문 | 치매예방교실 이용 신청을 원하는 분 | • 치매예방교실 이용신청서 및 응급상황 대응지침 동의서와 개인정보 조회 · 처리 · 제공동의서를 작성하도록 함<br>• 치매군이나 고위험군이 아닌 경우이므로 별도의 진단서류는 필요 없음 |
| 운영 | 치매 예방교실 운영팀 | • 시기: 치매예방교실 이용 신청(재신청) 후<br>• 방식: 내소 | 치매예방 교실 이용 신청(재신청) 후 승인된 대상자 | • 치매예방수칙 333, 치매예방운동법, 치매체크 APP 등의 내용을 토대로 한 치매예방교실 운영<br>• 저소득 및 가족이 치매 환자인 경우, 치매예방 교실의 이용과 대기 순위에 대한 우선권을 부여함<br>• 각 센터별 현재 운영 중인 치매예방교실 상황에 따라 탄력적으로 운영하되, 대상자별 이용은 1회 6개월을 이용하며, 주기로 최장 2년을 넘지 않도록 함 |

**그림 15-10** 치매예방 실천 강화(치매예방교실 운영) 업무 흐름도

출처: 보건복지부(2020). 치매정책사업안내.

**표 15-4 치매예방교실 교육 커리큘럼 예시**

| 회기 | 프로그램 | 시간(분) |
|---|---|---|
| 사전준비: 프로그램 참여자 모집, 면담, 사전검사(MMSE-DS, SGDS-K, SMCQ) | | |
| 1 | 프로그램 소개 안내<br>치매조기진단 및 예방의 필요성<br>치매예방수칙 333 소개 | 60 |
| 2 | 치매예방운동법 | 60 |
| 3 | '치매체크' APP 사용법(치매예방실천지수 등) | 60 |
| 4 | 두근두근 뇌운동 | 60 |
| 사후관리: 사후검사(MMSE-DS, SGDS-K, SMCQ 등), 만족도 평가, 면담, 프로그램 재참여 의사 확인 | | |

출처: 보건복지부(2020). 치매정책사업안내.

명시하고 있어 지역사회와 좀 더 밀착된 서비스 제공이 가능하다. 치매예방교실에서는 보건복지부와 중앙치매센터가 개발 및 보급하고 있는 치매예방수칙 333, 치매예방운동법, 두근두근 뇌운동프로그램이 진행되는 것이 주요한 특징이다(표 15-4, 표 15-5).

김상우와 이채정(2014)은 '치매관리사업의 현황과 개선과제'에 대하여 연구하였다. 해당 연구는 제2차(2013~2015) 국가치매관리종합계획 진행 및 치매 관련 정책 확대에 따라 치매관리 정책의 현황 파악, 개선과제 제시를 위해 정부 제출자료 분석, 문헌조사, 전문가 간담회, 치매관리정책 수행기관을 대상으로 한 실지조사 및 설문조사, 전문가 대상의 정책우선순위 설문방식으로 치매관리사업을 분석 및 평가하였다. 해당 연구에서는 치매관리서비스의 질 관리를 위해서 가장 첫 번째로 인지훈련프로그램 운영의 체계화를 언급하였다. 대부분의 치매관리서비스 제공기관에서 요양보호사나 사회복지사가 인지훈련프로그램을 진행하나, 이는 체계적인 프로그램 운영이 아닌 경우(60.9%)로 조사되었다. 심지어 프로그램을 운영하고 있지 않은 경우(6.3%)와 인지훈련프로그램 평가를 하고 있지 않은 경우(46.0%)도 있었나, 이러한 문제의 원인은 인시훈련프로그램 운영을 위한 인력 및 자원의 제한이 주된 원인으로 지적되었으며, 이에 대한 해결책이 필요하다고 제시하고 있다. 치매안심센터의 치매예방교실 등 프로그램에서는 면담을 포함한 사전검사와 사후검사를 진행할 것을 명시하고 있어 체계적인 프로그램 운영이 진행된다고 할 수 있다.

**표 15-5 두근두근 뇌운동 인지강화교실 교육 커리큘럼 예시**

| 회기 | 1교시 | 2교시 | 시간(분) |
|---|---|---|---|
| 사전준비: 프로그램 참여자 모집, 면담, 사전검사(MMSE-DS, SGDS-K, SMCQ 등) | | | |
| 1 | 프로그램 소개 및 안내<br>치매조기진단 및 예방의 필요성<br>치매예방수칙 333 소개 | 치매예방운동<br>치매체크 사용법<br>(치매예방실천지수) | 90 |
| 2 | 치매체크 사용법(계속)<br>치매예방운동 | 두근두근 뇌운동<br>(지남력, 주의력/작업기억) | 90 |
| 3 | 원예치료<br>치매예방운동 | 두근두근 뇌운동<br>(지남력, 집행기능/억제력/전환능력/순서결정) | 90 |
| 4 | 음악치료<br>치매예방운동 | 두근두근 뇌운동<br>(지남력, 기억력/언어능력) | 90 |
| 5 | 미술치료<br>치매예방운동 | 두근두근 뇌운동<br>(지남력, 주의력/작업기억) | 90 |
| 6 | 작업치료<br>치매예방운동 | 두근두근 뇌운동<br>(지남력, 집행기능/억제력/전환능력/순서결정) | 90 |
| 7 | 치매예방실천지수 확인(계속)<br>치매예방운동 | 두근두근 뇌운동<br>(지남력, 소근육운동기능) | 90 |
| 8 | 인지치료<br>치매예방운동 | 두근두근 뇌운동<br>(지남력, 주의력/작업기억) | 90 |
| 9 | 미술치료<br>치매예방운동 | 두근두근 뇌운동<br>(지남력, 기억력/언어능력) | 90 |
| 10 | 원예치료<br>치매예방운동 | 두근두근 뇌운동<br>(지남력, 시공간능력) | 90 |
| 11 | 음악치료<br>치매예방운동 | 두근두근 뇌운동<br>(지남력, 주의력/작업기억) | 90 |
| 12 | 작업치료<br>치매예방운동 | 두근두근 뇌운동<br>(지남력, 집행기능/억제력/전환능력/순서결정) | 90 |
| 13 | 치매예방실천지수 확인(계속)<br>치매예방운동 | 두근두근 뇌운동<br>(지남력, 시각-운동협응기능) | 90 |
| 사후관리: 사후검사(MMSE-DS, SGDS-K, SMCQ 등), 만족도 평가, 면담, 프로그램 재참여 의사 확인 | | | |

출처: 보건복지부(2020). 치매정책사업안내.

### (2) 치매 고위험군 인지 강화(인지강화교실 운영)

치매조기검진사업을 통해 발굴된 치매 고위험군에서 인지훈련프로그램을 통해 치매 발병 가능성을 감소시키고 발병 시기를 늦추는 효과를 기대하는 사업이다(**그림 15-**

| 업무 | 업무 시행팀 | 업무시행 시기 및 방식 | 업무제공 대상 | 업무제공 내용 |
|---|---|---|---|---|
| 상담 | 등록 관리팀 | • 시기: 센터 최초 접촉 시, 고위험군 대상자가 인지강화 교실의 참여를 원하는 경우<br>• 방식: 전화, 내소, 방문, 인터넷 | 센터 관할 지역에 거주하는 고위험군 대상자 | • 인지강화교실서비스 이용 절차 안내<br>• 인지강화교실 이용 등록에 필요한 구비서류 안내 |
| 신청 | 인지 강화교실 운영팀 | • 시기: 인지강화 교실 이용상담 후<br>• 방식: 내소, 방문 | 인지강화교실 이용 신청을 원하는 분 | • 인지강화교실 이용신청서 및 응급상황 대응지침 동의서와 개인정보 조회 · 처리 · 제공동의서 작성 안내 |
| 운영 | 인지 강화교실 운영팀 | • 시기: 인지강화교실 이용신청(재신청) 후<br>• 방식: 내소 | 인지강화교실 이용신청(재신청) 후 승인된 대상자 | • 두근두근 뇌운동 및 기타 중앙/광역치매센터에서 개발한 효과가 검증된 인지강화프로그램이나 관련 콘텐츠를 이용한 과정 제공<br>• 총 인지강화교실 운영은 동반치매 환자 보호서비스의 운영을 고려하여 설계 |

**그림 15-11 치매 고위험군 인지 강화(인지강화교실 운영) 업무 흐름도**

출처: 보건복지부(2020). 치매정책사업안내.

11). 치매선별검사상 인지저하자이거나 경도인지장애로 최종 진단받은 자가 사업 대상이다. 경도인지장애 진단자 등은 치매로 전환될 위험이 높기 때문에 인지강화교실 운영을 통해 치매로의 전환을 예방하는 효과가 있다.

### (3) 치매환자쉼터 운영사업

치매안심센터에 등록된 치매환자를 대상으로 장기요양서비스를 포함한 국가 지원서비스 신청 대기자, 미신청자를 대상으로 삶의 질 향상과 치매증상 악화를 방지하기 위해 운영되는 사업이다(그림 15-12). 주요사업은 낮시간 동안 치매환자를 보호하여 치매환자 및 가족의 삶의 질 향상을 도모하고, 가족의 부양 부담 경감을 목적으로 한

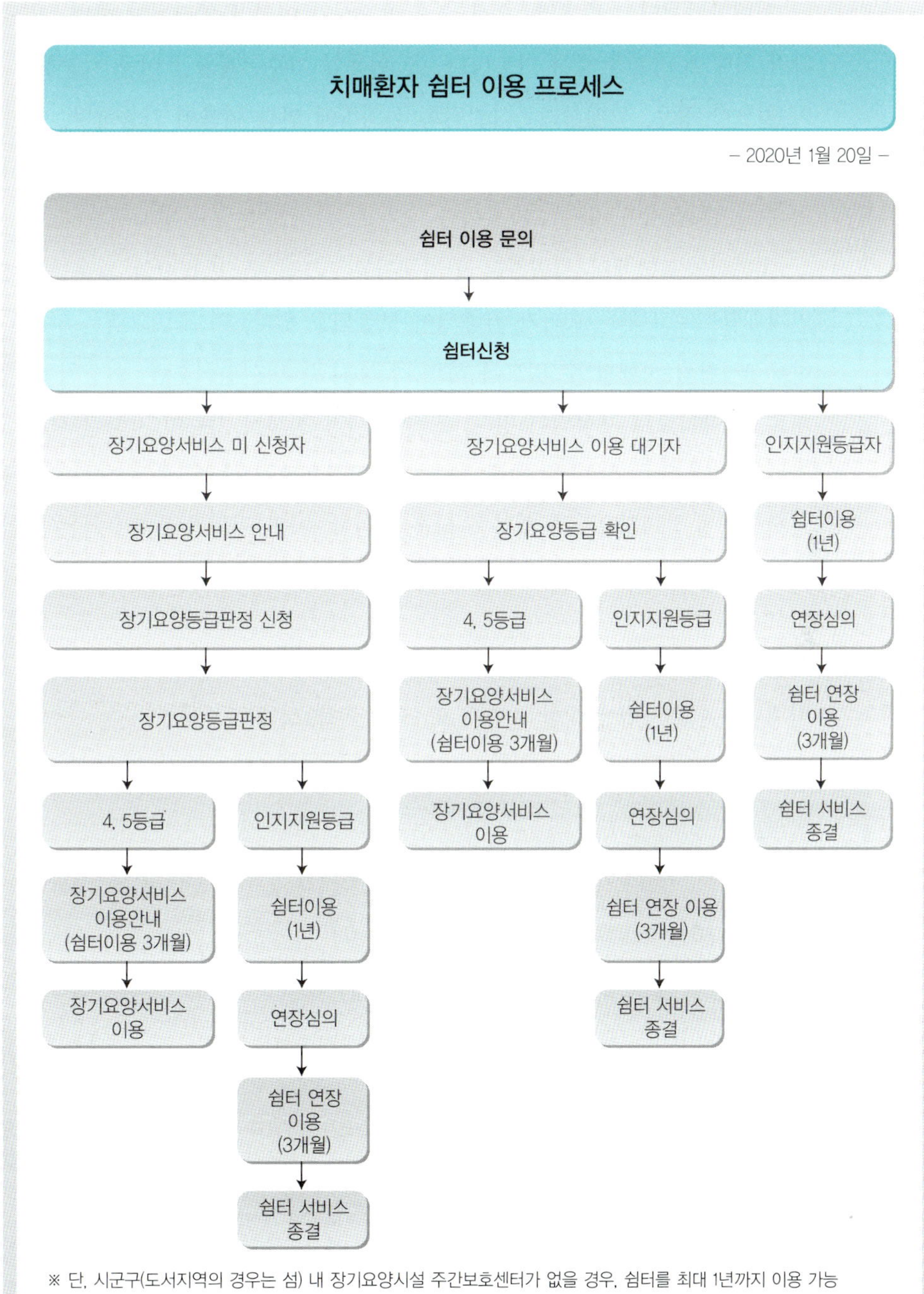


**그림 15-12 치매환자쉼터 운영사업 업무 흐름도**

출처: 보건복지부(2020). 치매정책사업안내.

다. 쉼터에서는 작업치료사 1인이 필수인력으로 인지자극프로그램을 운영할 것을 명시하고 있다.

치매환자쉼터는 주 5일, 오전/오후 중 3시간 이상 운영되어야 하며, 오전/오후반 각각 최대 20명까지 등록 가능하다. 첫 이용일 기준 3개월간 이용 가능하고, 재이용이 필요한 경우, 치매사례관리위원회 심의하에 연장 이용이 가능하다. 특히 치매환자쉼터에서는 단순한 보호기능보다는 인지재활프로그램 운영을 필수로 명시하고 있기에 작업치료사가 반드시 필요하다.

치매환자쉼터에서 시행하는 인지재활프로그램 중 '반짝반짝 뇌운동', '참나무숲 인지재활프로그램'은 효과가 검증되어 보급되고 있다. 이 프로그램은 8주간 주 3회, 하루 3시간씩 시행할 수 있도록 하며, 운동치료, 현실인식훈련, 회상치료, 인지자극치료, 음악치료로 구성되어 있다. 또한 신체적·정신적 기능이 저하된 사람에게 의미 있는 치료적 활동(작업)을 통해 최대한 독립적으로 일상생활을 수행하고 능동적으로 사회생활에 참여함으로써 행복한 삶을 영위할 수 있도록 치료·교육하는 작업치료 등 프로그램을 운영할 수 있도록 한다.

### (4) 치매가족 지원사업

치매가족 지원사업에 대한 설명은 **표 15-6**을 참고한다.

**표 15-6 치매가족 지원사업 연계 서비스 유형 및 기준**

| 구분 | 연계 목적 | 연계 서비스 | 점수기준 |
|---|---|---|---|
| 공통 | • 치매환자 가족의 부담 경감<br>• 지원의 연속성 유지<br>• 가족지원서비스 상시 제공 | • 치매상담콜센터<br>• 등록관리팀 연계(치매환자 등록 및 환자지원서비스 제공) | • PHQ-9≥5<br>• 점수에 관계없음 |
| 정보지원 | • 치매에 대한 정보 제공과 이해 향상<br>• 환자 돌봄 역량 강화<br>• 활용 가능한 서비스에 대한 정보 제공 | • 가족교실 소개 및 등록 | • 점수에 관계없음 |
| | | • 치매 및 돌봄 관련 정보 제공(마음 읽어주기, 치매체크, 나에게 힘이 되는 가이드북, 알짜정보 네비게이션 등) | • NPI-Q 고통 정도 2 이상인 항목이 있을 경우<br>• 점수에 관계없음 |
| 정서지원 | • 사회적 교류를 통한 우울감 감소<br>• 비약물적 요법을 통한 기분 조절<br>• 전문적 심리상담 | • 치매가족 자조모임 소개 및 등록 | • PHQ-9≥5<br>• S-ZBI≥17 |
| | | • 가족카페 힐링 프로그램 | • PHQ-9≥5<br>• S-ZBI≥17 |
| | | • 정신건강증진센터 상담의뢰 | • PHQ-9≥10 |
| 돌봄지원 | • 치매 관련 서비스 신청<br>• 치매환자의 인지건강 유지 및 가족의 셀프케어 지원 | • 등록관리팀 연계(치매환자 등록 및 환자지원서비스 제공) | • 치매환자지원서비스 신청을 원할 경우 |
| | | • 요양시설 이용을 하지 않고 재가 중인 환자인 경우 쉼터 연계 | |

출처: 보건복지부(2019). 치매정책사업안내.

① 돌봄 부담 분석

치매환자 가족의 환자돌봄에 대한 지원을 통하여 환자가족의 치매에 대한 이해를 높이고 환자 돌봄 부담 경감을 목적으로 하는 사업이다. 환자가족 대상의 상담 및 돌

| 업무 | 업무 시행팀 | 업무시행 시기 및 방식 | 업무제공 대상 | 업무제공 내용 |
|---|---|---|---|---|
| 신청 | • 등록관리팀<br>• 가족지원팀 | • 시기: 치매안심센터 최초 방문 시, 치매환자 가족이 서비스 이용을 원할 경우<br>• 방식: 내소 | • 치매환자 가족 | • 치매안심센터 최초 등록 시 심층상담을 통한 돌봄 부담 분석 권유<br>• 돌봄 부담 분석 안내 및 이용 신청<br>• 돌봄 부담 분석 일정 예약 |
| | | | • 매칭되는 치매환자 | • 치매안심센터 기등록된 치매환자인 경우에는 가족과 치매환자를 매칭<br>• 치매안심센터 미등록된 치매환자인 경우에는 등록관리팀에 연계하여 환자를 등록관리 |
| 상담 | • 가족지원팀 | • 시기: 돌봄 부담 분석 예약일<br>• 방식: 내소 | • 치매환자 가족 | • 가족상담 및 돌봄 부담 분석 검사 실시<br>*온라인 자가심리검사 또는 관련 플랫폼 내 돌봄 부담 분석 내 평가 서식지 활용 |
| 입력 | • 가족지원팀 | • 시기: 돌봄 부담 분석 후<br>• 방식: 내소 | • 치매환자 가족 | • 가족상담 내용 입력<br>• 돌봄 부담 분석 결과 입력 |
| 연계 | • 가족지원팀 | • 시기: 돌봄 부담 분석 후<br>• 방식: 내소 | • 치매환자 가족 | • 돌봄 부담 분석 결과 해설<br>• 치매안심센터 서비스 안내 및 이용 신청/예약<br>• 정신건강복지센터 상담 의뢰<br>• 치매 및 돌봄관련 정보 제공<br>• 치매상담콜센터 상담 안내 및 이용신청 |
| 기타 | | | | |

※ 돌봄 부담 분석을 진행한 경우 표 15-6의 점수기준을 참고하여 맞춤형 서비스 연계

**그림 15-13 치매가족 지원사업(돌봄 부담 분석) 업무 흐름도**

출처: 보건복지부(2019). 치매정책사업안내.

봄 부담 분석을 지원하고 있어 필요한 서비스를 적절하게 연계할 수 있도록 하고 있다(그림 15-13).

② 가족교실 운영

체계적이고 구체적인 커리큘럼을 통해 치매환자 가족의 치매와 돌봄에 대한 이해를 높이고 돌봄 역량을 향상하기 위한 사업이다. 8회기, 주 1회, 2개월(또는 주 2회, 1개월) 과정으로 운영되도록 되어 있다(그림 15-14).

③ 동반치매환자보호서비스

가족이 가족교실을 수강하는 동안 보호가 필요한 치매환자를 인지강화교실 운영팀에서 담당하여 시행하는 것이다. 일시적인 돌봄을 제공하는 것으로 가족과 환자를 통합적으로 관리한다는 점에서 필요한 사업이라 볼 수 있다.

| 업무 | 업무 시행팀 | 업무시행 시기 및 방식 | 업무제공 대상 | 업무제공 내용 |
|---|---|---|---|---|
| 상담 | • 등록관리팀<br>• 가족지원팀 | • 시기: 치매안심센터 최초 방문 시, 치매환자 가족이 서비스 이용을 원할 경우<br>• 방식: 내소 | • 치매환자 가족<br>• 치매환자 | • 가족교실 안내 및 이용 신청<br>• 가족교실 수강 신청<br>• 동반 치매환자보호서비스 안내 및 이용 신청<br>• 동반 치매환자보호서비스 응급상황 대응지침 동의서 작성 |
| 운영 | • 가족지원팀 | • 시기: 가족교실 기수별 운영 기간 중<br>• 방식: 내소 | • 치매환자 가족<br>• 치매환자 | • 가족교실 강의 준비 및 진행<br>• 수강인원 참여이력/출결 관리<br>• 사전/사후평가 진행 및 결과 입력<br>• 자조모임 독려모임 진행 |
| 기타 | • 가족지원팀 | • 시기: 사업계획 시<br>• 방식: 내소 | | • 연간 운영 계획 수립 및 운영현황 자료 입력<br>• 동반 치매환자보호서비스 담당자와 운영 계획 공유 |

※ 모든 수행업무는 치매안심통합관리시스템에 입력하도록 함

**그림 15-14 치매가족 지원사업(가족교실) 업무 흐름도**

출처: 보건복지부(2019). 치매정책사업안내.

④ 치매가족 자조모임 지원

치매환자 가족 간 정서 및 정보 교류를 통해 심리적 부담 경감과 사회적 고립을 방지할 수 있도록 정기적 모임을 지원하는 사업이다. 가족교실 등을 통해 연계된 인원을 가족카페 및 온라인 공간에서 활동할 수 있도록 지원하는 것이다(**그림 15-15**).

| 업무 | 업무 시행팀 | 업무시행 시기 및 방식 | 업무제공 대상 | 업무제공 내용 |
|---|---|---|---|---|
| 신청 | • 등록관리팀<br>• 가족지원팀 | • 시기: 치매안심센터 최초 방문 시, 치매환자 가족이 서비스 이용을 원할 경우<br>• 방식: 내소 | • 치매환자 가족 | • 자조모임 안내 및 이용 신청 |
| 등록 | • 가족지원팀 | • 시기: 치매환자 가족의 자조모임 신청 시<br>• 방식: 내소, 온라인 | • 치매환자 가족 | • 기존 자조모임: 자조모임에 멤버 추가 및 해당 자조모임 리더 승인 요청<br>• 신규 자조모임: 자조모임 신규 등록 및 대기자 명단에 등록(4명 이상 모집된 경우 오픈) |
| 운영지원 | • 가족지원팀 | • 시기: 자조모임 운영 기간 중<br>• 방식: 내소, 온라인 | • 치매환자 가족 자조모임 | • 자조모임, 독려모임 진행<br>• 가족카페 이용 예약, 다과 준비<br>• 치매관련 기사 제공<br>• 자조모임 결연 치매파트너 매칭<br>• 온라인 자조모임 등록<br>• 치매상담콜센터 자조모임 전담 상담사 지정<br>• 자조모임 리더와의 간담회 진행 |
| 기타 | • 가족지원팀 | • 시기: 자조모임 종료 시<br>• 방식: 온라인 | • 치매환자 가족 자조모임 | • 자조모임 상태 변경 |

※ 모든 수행업무는 치매안심통합관리시스템에 입력하도록 함

**그림 15-15 치매가족 지원사업(치매가족 자조모임) 업무 흐름도**

출처: 보건복지부(2019). 치매정책사업안내.

⑤ 치매가족 카페 운영(치매가족 휴게실 운영)

치매환자와 가족이 편안하게 방문하여 휴식을 취하며 다른 치매환자 및 가족과 교류할 수 있는 장소를 제공하고, 치매 관련 정보 제공을 통해 치매에 관심이 있는 지역주민의 치매에 대한 인식 개선 및 올바른 지식 함양을 도모하는 것이다. 치매 관련 도서 등을 비치하여 편안하면서 보호자의 부양 능력을 증진할 수 있도록 돕는다(그림 15-16).

| 업무 | 업무 시행팀 | 업무시행 시기 및 방식 | 업무제공 대상 | 업무제공 내용 |
|---|---|---|---|---|
| 신청 | • 등록관리팀<br>• 가족지원팀 | • 시기: 치매안심센터 운영시간 중 상시<br>• 방식: 내소 | • 치매환자 가족<br>• 치매환자 | • 가족카페 사용 안내<br>• 힐링프로그램 안내 및 이용 신청 |
| ↓ 운영 | • 가족지원팀 | • 시기: 치매안심센터 운영시간 중 상시<br>• 방식: 내소, 외부 운영 장소 | • 치매환자 가족<br>• 치매환자 | • 치매가족 카페프로그램 및 일정 고지<br>• 치매가족 카페 내 물품 비치 및 관리<br>• 힐링프로그램 선정 및 운영 계획 수립<br>• 힐링프로그램 강사 섭외 |
| ↓ 종료 | • 가족지원팀 | • 시기: 치매가족 힐링프로그램 종료 시<br>• 방식: 내소 | | • 힐링프로그램 운영일지 작성 |

※ 모든 수행업무는 치매안심통합관리시스템에 입력하도록 함

**그림 15-16 치매가족 지원사업(치매가족 카페 운영) 업무 흐름도**

출처: 보건복지부(2019). 치매정책사업안내.

## 6 지역사회 치매지원 발전 방향

### 1) 작업치료사의 역할 확대

보건복지부의 치매상담센터 운영 현황 및 발전방안 도출을 위한 연구(2015)에 따르면 해외지역 단위 치매관리정책 조사, 치매상담센터 현황조사, 고도화 전략 개발을 목적으

로 설문지 조사 및 표적 집단면접조사 방식의 연구가 이루어졌다. 외국의 치매관리정책은 세계경제협력개발기구(OECD)의 치매관리 핵심 정책을 제시하였다. 설문지 조사에서는 운영주체(보건소 내, 공동운영, 직접운영, 민간위탁), 시설 현황(독립 사무공간, 전용 회의실, 공용 회의실, 교육실, 인지재활치료실), 인력 현황(의사, 간호사, 정신보건전문요원, 사회복지사, 사례관리사), 고용형태(일반직, 무기계약직, 기간제), 업무 현황(업무비중, 운영형태) 등에 대하여 조사가 이루어졌다. 해당 연구에서는 서울시의 인지프로그램 주요 운영 직원 중 센터 소속 작업치료사가 95.8%, 전국기준으로는 20.7%로 나타났다. 주로 서울 이외의 곳에서 인지프로그램을 운영하는 직원은 사회복지사, 보건소 담당자, 음악치료사, 미술치료사, 만들기 강사 등의 기타 인력(48.0%)으로 조사되었다. 치매안심센터의 수행 업무 분포에서는 전국 평균 치매선별검사가 30.4%(1순위), 그 다음으로 인지프로그램이 11.7%(2순위)로 높은 비율로 조사되었으며, 치매안심센터 업무 중 사업 수행에 어려움을 느끼는 사업으로 전국 평균 치매선별검사가 1순위 부담, 가족교실 운영 2순위 부담, 인지프로그램 운영이 3순위 부담으로 조사되었다. 반면 서울의 결과만을 보면 서울시의 업무 분포는 치매선별검사 33.3%(1순위), 그 다음으로 인지프로그램이 13.7%(2순위)라는 점에서 서울시의 업무 분포는 전국 평균과 동일하나 서울시에서 사업 수행에 어려움을 느끼는 사업으로 조사된 결과에서 전국 평균과는 다르게 인지프로그램은 전혀 부담되지 않는 것으로 조사되었다. 이것에서 시사하는 바는 작업치료사와 같은 전문인력이 있는 경우 작업치료영역에서 확실하게 역량을 발휘하여 국가치매관리사업에 큰 역할을 한다는 것으로 볼 수 있다.

### 2) 치매 관련 보건의료 및 사회서비스 전달체계 구축

정영호와 고숙자(2017)는 노인장기요양보험 자료, 국민건강보험공단 노인 코호트 자료, 국민건강영양조사, 보건복지부 국민건강증진기금 사용 현황 등을 활용하여 치매 위험요인에 대하여 분석하고, 치매예방 및 관리사업의 개선 방향을 제시하였다. 이 연구에 따르면 우리나라는 치매상담(지원)센터, 광역치매센터, 중앙치매센터, 보건복지부에서 치매관리사업을 수행하며, 요양병원과 요양시설서비스는 국민건강보험공단의 관리감독을 받아 운영되는 것으로 나타났다. 외국은 1차 의료기관이나 보건기관에서 2차, 3차 상급 의료서비스로 의뢰하는 시스템이지만, 우리나라는 치매진단과 치료를 위한 일차 경로의 기능이 약하기 때문에 치매관리사업이 분절되지 않고 연계되어 치매진단과 치료, 관리할 수 있는 보건의료 및 사회서비스 전달체계를 구축해야 할 필요가 있다고 하였다. 치매안심센터는 이러한 분절된 치매관리체계를 통합할 수 있는 기관으로서 대안으로 제시된다.

### 3) 지역사회 치매지원 자원확충을 위한 치료관리 미충족률 향상

중앙치매센터(2017)의 치매환자 관리 누락 방지를 위한 국가치매관리체계 개선방안 연구에서 G7 국가의 치매관리정책을 비교하고, 국가 치매관리서비스 현황 분석 및 사각지대 규모 파악을 위해 보건복지부의 치매검진 및 등록관리 사업 자료, 사회보장정보원 지역보건의료정보시스템(Public Health Infomation System, PHIS)의 등록관리 및 노인돌봄서비스 자료, 국민건강보험공단의 국민건강검진사업 치매선별검사 및 의료서비스 수진내역을 이용하여 국가 전체 및 연도별, 지역별 실적을 분석·제시하였다. 해당 연구는 국내 치매관리서비스를 정의할 때 국민건강보험, 노인장기요양보험과 같은 사회보험제도와 노인보건복지사업(노인돌봄서비스), 국가치매관리사업으로 구분하여 제시하였다. 이 연구는 치매상담(지원)센터 인지재활 치료관리 공백 및 미충족률을 제시하고 있는데, 전국 평균 미충족률은 73.0%, 서울은 59.3%, 경기도는 90.3%, 부산은 93.2%로 서울의 치매환자 치료관리가 전국 평균 이상으로 원활히 진행되고 있고, 치매안심센터 등 지역자원 확충을 통해 인지재활프로그램 제공 기회를 늘려야 한다고 제언하고 있다. 따라서 현재와 같은 치매안심센터 운영에서 더 나아가 광역단 치매센터에서는 적극적인 프로그램 개발과 각 자치구 치매안심센터에서는 이것을 포함한 각종 인지자극(Cognitive Stimulation), 인지훈련(Cognitive Training), 인지재활(Cognitive Rehabilitation)을 시행할 수 있도록 해야 할 것이다.

### 4) 경제성이 입증된 전문분야 확대

클락슨(Clarkson) 등(2017)은 치매환자를 재가 기반의 지지적 중재를 통해 관리할 때의 경제적 이점에 대한 분석을 체계적 고찰 방식으로 제시하였다. 그 결과 작업치료, 재가 기반의 활동, 돌봄자의 대처 중재가 치매환자를 치료하는 데 있어서 가장 비용 효과적인 것으로 밝혀졌다. 특히 치매환자의 치료 및 관리에는 작업치료가 효과적임과 동시에 경제성이 있다고 작업치료의 효과성과 경제성을 명시적으로 언급하고 있다. 또한 조승현 등(2018)은 공공데이터를 이용하여 치매안심센터 작업치료 비용편익 분석을 통해 치매안심센터서비스의 경제적 이점을 기술하였다. 2016년 기준 서울시는 모든 자치구에서 치매관리사업을 시행하였고, 사업수행인원 전원이 전담인력으로 배치되어 있다. 특히 작업치료 전담인력을 치매안심센터의 96.0%에 배치하여 치매안심센터서비스에서 작업치료와 같은 인지강화 및 인지재활프로그램을 제공하였다. 서울시 자치구 치매안심센터에서 시행되는 작업치료의 순 편익은 작업치료 전담인력이 배치된 경우, 서울시에서만 약 73억 원으로 산출되었다. 현재 전국의 치매안심센터에서 작업치료 전담인력이 배치되어 인지강화프로그램, 인지재활프로그램 등 서비스를 제공하고 있는 바, 현재 기준 추정 순 편익은 더욱 클 것으로 예상된다. 따라서 치매안심센터에서 작업치료는 효과성과 경제성이 입증된 치료로서 더욱 확대되어야 할 것이다.

CHAPTER

# 16

# 커뮤니티 케어 치매지원

## 학습목표

1. 커뮤니티 케어의 개념을 이해할 수 있다.
2. 커뮤니티 케어의 진행과정을 설명할 수 있다.
3. 해외사례를 통한 커뮤니티 케어의 추진과정을 설명할 수 있다.

## 핵심용어

- 지역사회
- 커뮤니티 케어
- 커뮤니티 케어 종합계획

## 1 지역사회 중심 커뮤니티 케어 효과 및 필요성

현대 의학의 급속적인 성장과 더불어 소독 및 멸균기술의 발전, 안전한 출산이 병원에서 이루어짐에 따라 의료는 점차 병원 중심으로 전환하게 되었다. 20세기에는 병원은 돌봄서비스보다는 치료서비스가 중심되기 시작하면서 급성기 질병이 중심일 때 병원은 단기간에 자원을 집중적으로 투입하여 빠른 기간 안에 완치시킬 수 있어 매우 효율적인 의료 공급자였다. 완치가 어려운 만성질병은 치료보다는 관리라는 개념이 오히려 적합하기 때문에 병원은 효율적인 공급자 역할을 하기 어렵게 되었다.

환자의 장기입원은 가족구성원과 환자 본인에게 경제적, 심리적, 신체적으로 많은 문제점을 야기시키고 있어 환자들을 위한 가정방문서비스와 같이 변화된 재가의료서비스의 필요가 증가되고 있다. 만성질병 중심으로 구조가 바뀐 미국이나 유럽에서는 1, 2, 3

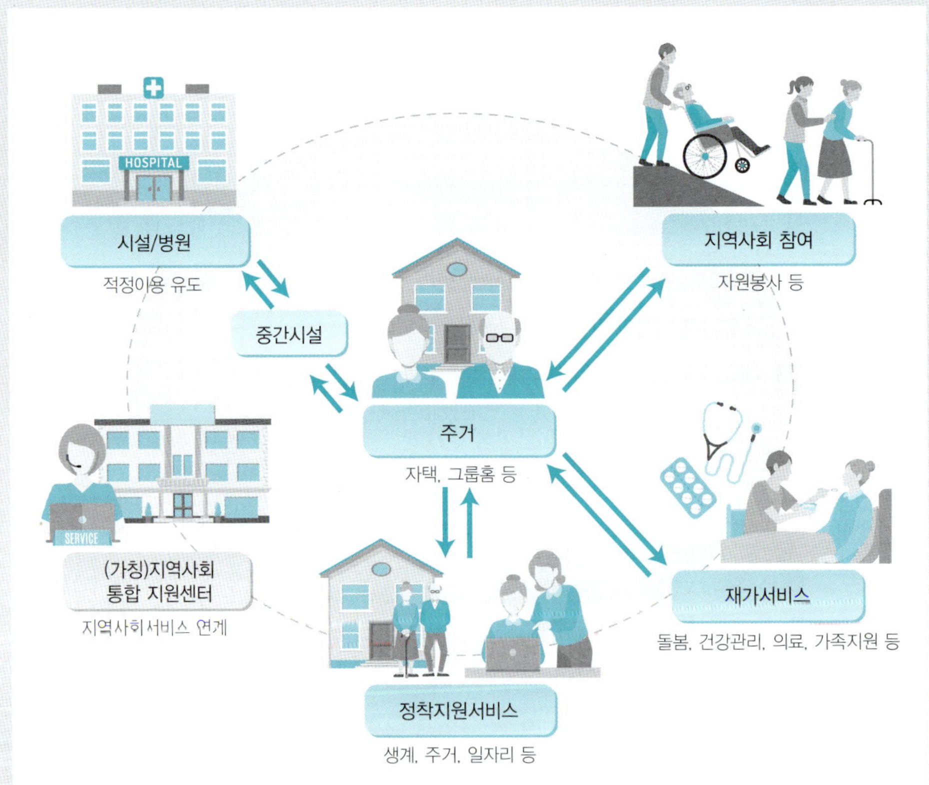


**그림 16-1 커뮤니티 케어 추진 개념도**

출처: 보건복지부(2018). 지역사회 통합 돌봄 기본계획(안).

차 의료를 통합한 통합의료체계이다. 1차 의료는 케어 코디네이터(care coordinator) 기능을 하여 환자에게 적합한 서비스의 제공과 함께 환자가 스스로 자기 질병을 돌아볼 수 있도록 훈련시키는 시스템이다. 병원 중심의 의료체계를 지역사회 중심의 의료체계로 전환하여 의료와 요양서비스를 통합하여 환자들이 편안하게 가정에서 돌봄서비스와 함께 필요한 의료서비스를 받게 하는 통합서비스 체계로 점차 변하고 있다.

커뮤니티 케어는 가정방문 돌봄서비스를 확충하고 지역사회 중심의 건강관리 체계를 강화하기 위해 노인·장애인들과 돌봄이 필요한 사람이 병원이나 시설이 아닌 지역사회에서 어울려 살 수 있는 사회를 만들어 가는 데 그 목적이 있다(그림 16-1).

최근 주거환경이 열악하고 돌봄서비스가 부족해 자신이 살던 곳을 떠나 병원이나 시설로 옮기는 비율이 늘고 있으며, 요양병원 입원환자 중 입원보다 외래진료가 적합한 신체기능저하군 입원환자의 비율은 2009년 3.7%에서 2016년 8.3%로 증가했다. 병원이나 시설 중심 돌봄서비스는 국제연합(UN)과 유럽인권재판소 등에서는 인권을 침해하는 열악한 정책으로 인식하고 있으며, 2017년 노인실태조사에서 노인의 절반 이상(57.6%)은 '거동이 불편해도 살던 곳에서 여생을 마치고 싶다'고 답하는 등 재가서비스 수요가 높았다. 따라서 정부는 지역사회의 힘으로 돌봄이 필요한 사람이 자신이 살던 곳에서 어울려 살아갈 수 있는 '커뮤니티 케어(community care) 추진 방향'을 밝히고 일상생활수행능력에 제한이 있는 노인에 대한 보장성 강화를 통해 가정에서의 돌봄서비스 제공의 중요성이 필요함을 명시하였다.

커뮤니티 케어를 통해 노인, 장애인 등 취약계층의 선택권을 기존의 시설에서 재가까지 확대하여 인권과 삶의 질을 제고하는 한편, 사회서비스를 통합·제공하는 과정에서 양질의 일자리 창출도 기대된다. 더불어, 커뮤니티 케어를 통해 중·장기적으로 저출산과 고령화 가속화에 따른 돌봄 수요 급증에 선제적으로 대응해 나갈 수 있어 사회서비스 제공의 중점을 지역사회 중심으로 개편하여 돌봄을 필요로 하는 주민이 지역사회 내에서 가족, 이웃과 함께 어울려 살아가며 각종 서비스를 받을 수 있도록 하였다. 또한 돌봄을 필요로 하는 주민들이 자택이나 그룹홈 등 지역사회에 거주하면서 개인의 욕구에 맞는 복지급여와 서비스를 누리고, 지역사회와 함께 어울려 살아가며 자아실현과 활동을 할 수 있도록 돕는 사회서비스이다.

## 2 커뮤니티 케어 종합계획

재가·지역사회 중심으로 각종 사회서비스를 제공하는 커뮤니티 케어는 2018년 7월 '커뮤니티 케어 로드맵'을 발표하고, 연 내 '재가 및 지역사회 중심 선도사업' 모델을 개발하여 2019년부터 커뮤니티 케어 시범사업을 단계적으로 추진해 나가고 있다.

정부의 '커뮤니티 케어'는 거동이 불편한 노인을 위한 장기요양보험과 통합재가급여 도입 등 재가(在家)서비스를 중심으로 지역사회 돌봄 연계를 강화하기 위한 목적으로 구성하였다. 지역사회 커뮤니티 케어는 당사자의 인권과 삶의 질, 지방분권 강화, 지역사회 복원, 포용적 복지의 지속 가능성 확보 및 일자리 창출 등을 지향하는 방향으로 추진된다.

이를 위해 (1) 돌봄, 복지 등 사회서비스 확충, (2) 지역사회 중심 건강관리 체계 강화, (3) 돌봄이 필요한 사람의 지역사회 정착 지원, (4) 병원·시설의 합리적 이용 유도, (5) 지역사회 커뮤니티 케어 인프라 강화 및 책임성 제고 등 5가지 핵심 추진과제를 설정하였다(그림 16-2).

## 3 커뮤니티 케어 선도사업

### 1) 현황

2019년 4월 8개의 선도사업 지역 선정 이후 교육 등 2개월간의 연수과정을 거쳐 선도사업을 준비하였고, 6월부터 커뮤니티 케어 선도사업이 시행되었다. 커뮤니티 케어 선도사업은 지역의 실정에 맞는 다양한 통합 돌봄 모델을 발굴하고 검증하기 위해 실시하는 것으로, 기초자치단체가 지역의 특성에 맞추어 자주적으로 사업의 내용과 방식을 기획하고 실행한다. 이때 지역 주민, 민·관의 전문기들과 협력하여 주민들의 욕구와 문제를 직접 확인하고, 이를 해결하는데 필요한 다양한 서비스를 자주적으로 개발·제공한다.

총 8개의 기초자치단체 중 노인 통합 모델을 시행하는 5곳(표 16-1), 장애인 통합 모델을 시행하는 2곳(대구 남구, 제주도 제주시), 정신질환자 통합 모델은 1곳(경기 화성시)이다.

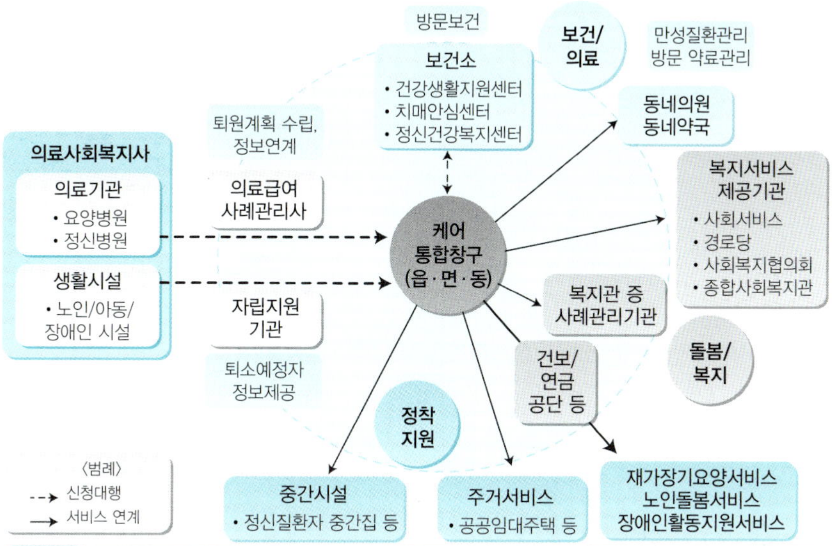


| 비전 | 지역사회의 힘으로 돌봄이 필요한 사람도 자신이 살던 곳에서 어울려 살아갈 수 있는 나라 |
|---|---|

**핵심 추진과제**

**① 돌봄, 복지 등 사회서비스 확충**

1. 장기요양 등 돌봄서비스의 보장성 강화 및 서비스 확충
2. 안전관리 등 사회서비스 확충

**② 지역사회 중심 건강관리 체계 강화**

1. 지역사회 중심 보건의료서비스 강화
2. 재가 취약계층 건강권 보장

**③ 돌봄이 필요한 사람의 지역사회 정착 지원**

1. 퇴원 후 재가복귀를 위한 경로 설정
2. 주거, 일자리, 소득지원 등 지역사회 정착 여건 조성

**④ 병원 · 시설의 합리적 이용 유도**

1. 합리적 서비스 공급 및 이용을 위한 기반 강화
2. 시설, 병원 등 평가체계 개선 추진

**⑤ 지역사회 커뮤니티 케어 인프라 강화 및 책임성 제고**

1. 지역사회 민관 협력체계 구축
2. 커뮤니티 케어 주체로서 지자체 역할 강화
3. 읍 · 면 · 동 케어통합창구를 통한 서비스 안내 · 연계기능 수행

**그림 16-2 커뮤니티 케어 종합계획**

출처: 보건복지부(2018). 지역사회 중심 복지구현을 위한 커뮤니티 케어 추진방향.

**표 16-1 커뮤니티 케어 지자체별 노인통합돌봄 모형과 주요사업**

| 기초 자치단체 | 추진 계획 | |
|---|---|---|
| 경기도 부천시 | 대상별 모형 | (유형 1) 의료급여수급자 중 장기입원자 389명<br>(유형 2) 요양병원 장기입원자 180명<br>(유형 3) 장기요양 등급 외 대상자 329명<br>(유형 4) 재가 거주 65세 이상 노인(보편적 서비스) 9만 8,000여 명 |
| 경기도 부천시 | 주요 사업 | • 요양병원 통합 환자 평가 및 케어플랜수립 사업<br>• 의료기관 퇴원지원 시범사업<br>• 확대형 가사간병서비스 확대사업<br>• 일차의료 만성질환관리 시범사업<br>• 지역사회 방문진료 수가 시범사업<br>• 경로당 유휴 공간을 활용한 '마을 돌봄터'운영<br>• 효자손 플러스 집수리 사업 및 정리수납 코디네이터 운영<br>• 사회적 경제조직을 활용한 통합돌봄서비스 제공 등 |
| 전라북도 전주시 | 대상별 모형 | (유형 1) 요양(종합) 병원 퇴원준비 노인 250명<br>(유형 2) 장기요양등급 외 판정 노인 250명<br>(유형 3) 재가 돌봄 사각지대 노인 110명 |
| 전라북도 전주시 | 주요 사업 | • 요양병원 통합 환자 평가 및 케어플랜수립 사업<br>• 의료기관 퇴원지원 시범 사업<br>• 일차의료 만성질환관리 시범사업<br>• 지역사회 방문진료 수가 시범사업<br>• LH 평화동 영구임대주택(50호)을 활용한 케어안심주택 조성사업<br>• 어르신 마음 건강지킴이 사업<br>• 어르신 영양 더하기 사업, 건강한 음식 재료 지원사업, 영양음식 지원사업<br>• 스마트 돌봄 플랫폼 사업(식사, 복약, 병원 검진 등 시간 알림)<br>• 어르신 긴급돌봄서비스, 응급돌봄지원사업, 건강펜 질병예방사업 등 |
| 충청남도 천안시 | 대상별 모형 | (유형 1) 요양(종합) 병원 퇴원준비 노인 75명<br>(유형 2) 장기요양등급 외 판정 노인 120명<br>(유형 3) 사각지대 만성질환 노인 200명 |
| 충청남도 천안시 | 주요 사업 | • 지역사회 방문진료 수가 시범사업<br>• 독거노인 안심생활 지원 응급안전서비스 사업<br>• 올바른 약물이용 지원 시범사업<br>• 일차의료 만성질환관리 시범사업<br>• 방문재활치료 지원<br>• LH 공공형 안심주택 지원사업<br>• 맞춤형 주거환경 개선사업<br>• 통합돌봄 위기가구 긴급지원 사업<br>• 인공지능(AI), 사물인터넷(IoT) 등 기술을 활용한 안심생활서비스 지원<br>• 거동불편 어르신 이동지원사업<br>• 천안형 돌봄 패키지 지원 사업(가사+영양+복지용구 등) |
| 경상남도 김해시 | 대상별 모형 | (유형 1) 요양병원 장기입원 지역정착지원 돌봄 노인 75명<br>(유형 2) 퇴원하는 이행기 회복지원 노인 300명<br>(유형 3) 재가 독거노인 중 복합 만성질환자 및 입 · 퇴원 반복자 70명 |

**표 16-1 커뮤니티 케어 지자체별 노인통합돌봄 모형과 주요사업(계속)**

| 기초 자치단체 | 추진 계획 | |
|---|---|---|
| 경상남도 김해시 | 주요 사업 | • 요양병원 통합환자 평가 및 케어플랜 수립 사업<br>• 의료기관 퇴원지원 시범사업<br>• 지역사회 방문진료 수가 시범사업<br>• 일차의료 만성질환관리 시범사업<br>• 김해시 보건의료단체 지역통합 건강돌보미 사업<br>• 고령자형 공공리모델링 매입임대주택 보급(15호 이상)<br>• 맞춤형 식사지원사업 및 의료기관 외래 진료 동행서비스사업<br>• 장기입원 후 퇴원노인에게 맞춤형 생필품 지원사업 등<br>• 인공지능(AI), 사물인터넷(IoT) 등 기술을 활용한 안심생활지원사업 등 |
| 광주광역시 서구 | 대상별 모형 | (유형 1) 만성질환자 중 의료 미이용군 및 과소치료군 노인 400여 명<br>(유형 2) 병원 · 시설 입원환자 및 입소자 중 지역복귀 추진 대상자 50명<br>(유형 3) 3개 이상 만성질환자 중 미관리군 3,335명 |
| | 주요 사업 | • 어르신 건강기능 회복 지원사업<br>• 노인편의주택 개 · 보수 지원사업<br>• 일차의료 만성질환관리 시범사업<br>• 지역사회 방문진료 수가 시범사업<br>• 어르신 돌봄택시 운영지원 및 맞춤형 영양음식 지원사업<br>• 병원 · 시설 퇴원 노인 복지 및 가재도구 지원사업<br>• 퇴원 노인 방문도우미 플러스서비스<br>• '행복 매니저'스마트폰 어플리케이션 개발 · 운영<br>• 이동통신(모바일) 안심케어서비스 사업 및 돌봄 가족 지원사업<br>• 24시간 안심출동서비스 등 |

출처: 보건복지부(2019). 선도사업 8개 지자체 주요 사업 내용.

## 4 커뮤니티 케어 외국사례

고령화로 인한 의료·돌봄 수요가 지속적으로 증가하는 상황에서 국민 의료비 부담 완화와 사회서비스 일자리 창출 요구의 확보가 필요하다. 영국의 경우 지역사회 돌봄은 오래 시간 역사적 배경을 가지고 있어 1990년 「커뮤니티 케어법」을 제정함으로써 지방정부의 책임과 더불어 재정지출 통제권을 부여하였고, 일본의 경우 2013년 지속 가능한 사회보장제도의 확립을 도모하기 위한 개혁추진에 관한 법률을 제정하여 지역포괄케어 시스템을 본격적으로 실시하였다. 커뮤니티 케어는 돌봄의 수요가 증가하고 있는 고령화사회에서 궁극적으로 지향해야 할 복지정책의 방향이다. 지역사회 안에서 필요자의 욕구에 따른 통합적이고 유연한 서비스 제공을 통해 개인의 인권을 보호하고 삶의 질을 제고할 것으로 생각된다.

## 1) 영국

### (1) 개요

만18세 이상 성인서비스와 아동대상서비스를 구분하여 관련 지방정부의 역할과 책임을 지속적으로 확대해 오고 있다. 성인서비스는 NHS 및 커뮤니티 케어법(National Health Service and Community Care Act)에 의해서 추진하며, 아동서비스는 아동법(Children Act)에 근거하여 추진하고 있다. 영국 지방정부는 주(county council) 및 구/시(district or city council)로 구성된 2계층 구조로, 커뮤니티 케어는 주로 주 소관이다. 지방정부에 돌봄서비스를 담당하는 사회서비스국(아동서비스는 별도 조직)을 두고 지역 내 포괄적 케어서비스 제공의 책임을 부여하고, 그 외 사회서비스 제공 위원회를 구성하여 함께 운영 중이다.

### (2) 주요 내용

해당 지역에 상시 거주하며 신체·정신건강상 돌봄이 필요한 자, 2개 이상의 일상활동이 어려운 성인, 아동 등을 대상으로 한다.

평가절차는 이용자의 선호와 희망을 핵심에 두고 전문평가자(사회복지사 등)를 통한 욕구 및 개인의 자가평가를 실시한다. 돌봄 계획수립은 이용자에게 가장 적절한 지원방법을 결정하기 위해 개인의 필요, 목표, 지역 내 이용 가능 서비스 등을 고려하여 계획을 수립한 후 이용자 및 지방정부와의 협의를 거쳐 수립한다.

비용지불과 관련해서 개인예산(personal budget)은 합의된 돌봄서비스에 필요한 예산으로, 지방정부가 비용의 일부 또는 전부를 지원하고 이용자의 요청에 따른 서비스의 일부는 본인이 부담하도록 한다. 정부지원은 2016년 기준 2만 3,250파운드 이하 자산 소유자 또는 저소득층이 재정지원 대상이며, 돌봄 비용 상한제를 병행하여 개인이 지불하는 비용의 총액을 제한한다.

## 2) 미국

### (1) 개요

장애인·노인을 비롯해 모든 지역사회 주민이 연령·장애 여부에 관계없이 자신이 원하는 곳에서 원하는 사람들과 어울려 살 수 있도록 커뮤니티 케어를 추진하고 있다.

미국연방 대법원은 판결을 통해 장애가 있는 사람이더라도 전문가가 지역사회에서 거주할 수 있음을 결정했다면 이를 위해 국가로부터 통합적 서비스를 제공받을 권리가 있음을 선언하였다(Olmstead vs LC, 1999년 판결).

#### (2) 주요 내용

보호가 필요한 노인 및 장애인을 대상으로 한다. 연방정부 복지부 내 재가돌봄서비스 제공을 위한 지역사회거주관리청(Administration for Community Living, ACL) 및 지역사회지원센터(10개 센터가 미국전역 관할)를 설치·운영하는 체계를 갖추고 있다.

지역사회거주관리청(ACL)은 주 정부 및 관련 기관에 보조금(formula grants)을 교부하는 방식으로 운영되며, 지역지원센터는 주 정부 등이 수행하는 지역사회거주관리청(ACL)의 프로그램 활동을 개발·지원한다. 지역노인복지사무소(Area Agency on Aging, AAA), 노인·장애인자원센터 등이 있다.

주요 서비스는 노인이 자신의 집과 지역사회에서 자립·건강을 유지하며 살아가도록 재가·지역사회지원, 영양 돌봄(공동배식/식사배달), 예방적 의료, 만성질환 자기관리서비스 등을 제공한다. 재정 규모는 2018년 약 19억 달러의 예산 요구안을 제출하여 높은 수준을 나타내고 있다.

### 3) 일본

#### (1) 개요

급격한 고령화 등 인구구조 변화에 대응하기 위해 2013년 8월 사회보장제도개혁 국민회의 공표를 통해 지역포괄케어시스템을 도입하였다. '의료로부터 개호로', '병원·시설로부터 지역·재택으로'를 목표로 재택의료·재택개호의 확충을 추진 중이다.

중증 개호상태가 되어도 자신이 살던 곳에서 기존의 생활방식을 유지하며 살아갈 수 있도록 주거, 의료, 개호, 예방, 생활지원이 포괄적으로 제공되는 시스템 구축을 추진(~2025년)하고 있다. 특히 2014년 6월 개호보험법 개정 등 19개 개정법을 일괄한 패키지법인 「지역에서 의료 및 개호의 종합적 확보를 추진하기 위한 관련 법률의 정비 등에 관한 법률(의료개호일괄법)」을 마련한 것이 특징이다.

#### (2) 주요 내용

보호가 필요한 노인을 대상으로 하며 평가절차는 통상 인구 1만 명당 주거지역 단위

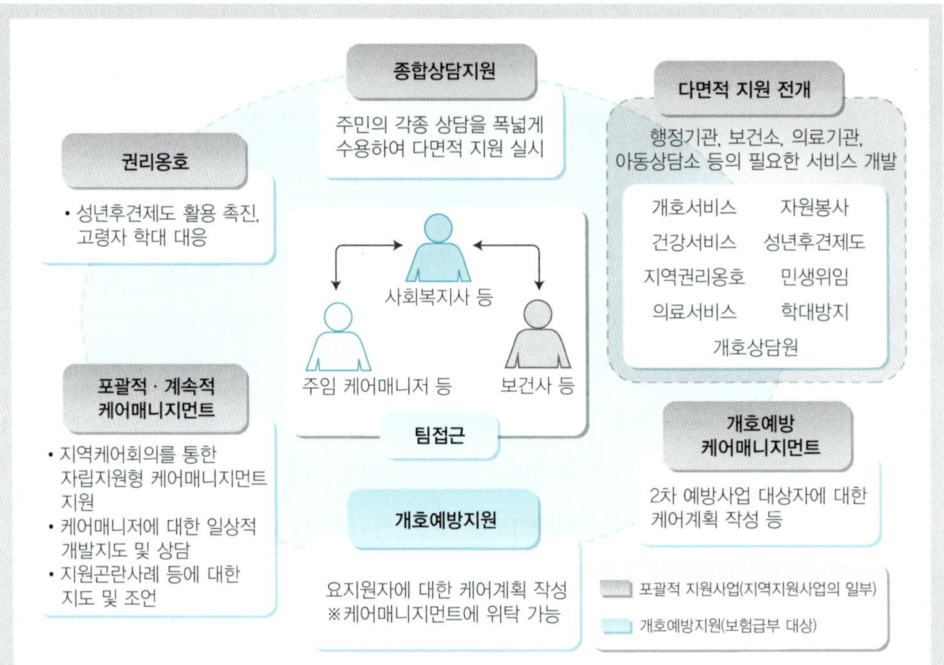


**그림 16-3 지역포괄지원센터 업무와 접근방법**

출처: 일본 후생노동성(2012).

를 기준으로 지역포괄지원센터를 설치하여 지역 내 포괄케어 제공을 추진하고 있다. 지역포괄지원센터의 케어메니저, 사회복지사, 간호사가 개인의 상태와 요구를 파악하여 케어매니지먼트 계획 수립, 사례관리 회의 및 서비스 연계 지원을 통해 서비스를 제공하고 있다.

주요 서비스로는 의료, 개호, 생활지원서비스 외에도 24시간 방문서비스 및 예방서비스까지를 지원하여 그룹홈 또는 재가에서 생활이 가능하도록 지원하고 있다(그림 16-3).

커뮤니티 케어를 실현하기 위한 통합적 서비스의 방향으로 나아가기 위해서 민관협력 기반을 중심으로 추진하고 있는 일본은 2000년 개호보험을 도입하고 2006년부터 지역포괄케어시스템을 구축해 나가고 있다. 고령자의 경우 '내가 사는 시역에서 안전하고 평안힌 삶을 살노복 하자'라는 의미로 지역에서 포괄적 지원, 즉 지역포괄지원센터가 그 핵심으로 지역포괄지원센터는 보건, 의료·돌봄·복지가 포함된 통합된 지역서비스로 통합된 복지의 개념을 의미한다.

CHAPTER

17

# 노인장기요양제도 치매지원

## 학습목표

1. 노인장기요양보험의 목적과 개념을 이해할 수 있다.
2. 치매형 주야간보호센터에 대한 개념을 이해할 수 있다.
3. 서울형 데이케어센터의 전략과 프로그램을 이해할 수 있다.

## 핵심용어

- 노인장기요양보험
- 주야간보호센터
- 데이케어센터

# 1 노인장기요양보험법

**Tip** 용어의 정의

- **"노인 등"**이란 65세 이상의 노인 또는 65세 미만의 자로서 치매 · 뇌혈관성 질환 등 대통령령으로 정하는 노인성 질병을 가진 자를 말한다.
- **"노인장기요양급여"**란 6개월 이상 동안 혼자서 일상생활을 수행하기 어렵다고 인정되는 자에게 신체활동 · 가사활동의 지원 또는 간병 등의 서비스나 이에 갈음하여 지급하는 현금 등을 말한다.
- **"노인장기요양사업"**이란 장기요양보험료, 국가 및 지방자치단체의 부담금 등을 재원으로 하여 노인 등에게 장기요양급여를 제공하는 사업을 말한다.
- **"노인장기요양기관"**이란 지정을 받은 기관 또는 지정의제된 재가장기요양기관으로서 장기요양급여를 제공하는 기관을 말한다.
- **"노인장기요양요원"**이란 장기요양기관에 소속되어 노인 등의 신체활동 또는 가사활동 지원 등의 업무를 수행하는 자를 말한다.

## 1) 목적

2008년 7월 시행된 「노인장기요양보험법」은 고령이나 노인성 질병 등의 사유로 일상생활을 혼자서 수행하기 어려운 노인 등에게 제공하는 신체활동 또는 가사활동 지원 등의 장기요양급여에 관한 사항을 규정하여 노후의 건강증진 및 생활안정을 도모하고 가족의 부담을 덜어줌으로써 국민의 삶의 질을 향상하도록 함을 목적으로 제정되었다.

## 2) 주요 내용

### (1) 노인장기요양인정 절차

신청, 조사, 등급판정, 장기요양인정서 송부로 이루어져 있다.

### (2) 노인장기요양인정 신청

노인장기요양인정을 신청하는 사람은 장기요양인정신청서에 의사 또는 한의사가 발급하는 소견서를 제출해야 한다. 혹시 거동이 현저하게 불편하거나 도서·벽지 지역에 거주하여 의료기관을 방문하기 어려운 자는 의사소견서를 제출하지 아니할 수 있다.

#### (3) 노인장기요양인정 조사

신청서를 접수하면 국민건강보험공단 소속 직원이 방문하여 직접 조사를 실시한다.

#### (4) 노인장기요양인정 등급판정

등급판정위원회를 통해 등급을 판정한다. 등급판정위원회는 신청인이 신청서를 제출한 날부터 30일 이내에 장기요양등급판정을 완료하여야 한다. 신청인에 대한 정밀조사가 필요한 경우 등 기간 이내에 등급판정을 완료할 수 없는 부득이한 사유가 있는 경우에는 30일 이내의 범위에서 연장할 수 있다.

#### (5) 노인장기요양인정서 송부

등급판정위원회의 심의를 완료한 경우 지체 없이 장기요양등급, 장기요양급여의 종류 및 내용, 표준장기요양이용계획서 등을 작성하여 송부해야 한다.

#### (6) 기타

장기요양인정의 유효기간은 최소 1년이며, 유효기간이 만료된 후 장기요양급여를 계속하여 받고자 하는 경우에는 국민건강보험공단에 장기요양인정의 갱신을 신청해야 하며, 유효기간 만료 30일 전까지 신청해야 한다.

### 3) 등급판정 기준 및 절차

#### (1) 등급판정 기준

등급판정은 “건강이 매우 안 좋다”, “큰 병에 걸렸다” 등과 같은 주관적인 개념이 아닌 “심신의 기능상태에 따라 일상생활에서 도움(장기요양)이 얼마나 필요한가?”를 지표화한 장기요양인정점수를 기준으로 한다. 장기요양인정점수를 기준으로 다음과 같은 6개 등급으로 등급판정을 한다(**그림 17-1**, **표 17-1**).

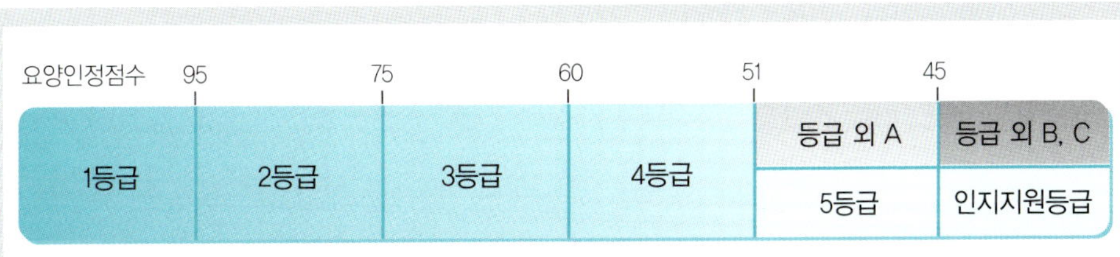


**그림 17-1 장기요양인정점수 및 구간별 장기요양인정등급**

출처: 국민건강보험공단 노인장기요양보험(2020).

**표 17-1 등급판정 기준**

| 장기요양 등급 | 심신의 기능상태 |
|---|---|
| 1등급 | 심신의 기능상태 장애로 일상생활에서 전적으로 다른 사람의 도움이 필요한 자로서 장기요양인정점수가 95점 이상인 자 |
| 2등급 | 심신의 기능상태 장애로 일상생활에서 상당 부분 다른 사람의 도움이 필요한 자로서 장기요양인정점수가 75점 이상 95점 미만인 자 |
| 3등급 | 심신의 기능상태 장애로 일상생활에서 부분적으로 다른 사람의 도움이 필요한 자로서 장기요양인정점수가 60점 이상 75점 미만인 자 |
| 4등급 | 심신의 기능상태 장애로 일상생활에서 일정 부분 다른 사람의 도움이 필요한 자로서 장기요양인정점수가 51점 이상 60점 미만인 자 |
| 5등급 | 치매환자로서(노인장기요양보험법 시행령 제2조에 따른 노인성 질병으로 한정) 장기요양인정점수가 45점 이상 51점 미만인 자 |
| 인지지원등급 | 치매환자로서(노인장기요양보험법 시행령 제2조에 따른 노인성 질병으로 한정) 장기요양인정점수가 45점 미만인 자 |

출처: 국민건강보험공단 노인장기요양보험(2020).

### (2) 등급판정 절차

등급판정은 인정신청을 하게 되면 작업치료사, 간호사, 사회복지사, 물리치료사 등으로 구성된 공단소속 장기요양 직원이 직접 방문하여 장기요양인정조사표에 따라 항목들을 조사하여 장기요양인정점수를 산정한다. 이후 등급판정위원회에서 심의판정을 하여 장기요양등급이 결정된다. 등급판정 절차는 다음과 같다(**그림 17-2**).

장기요양인정조사표의 항목은 신체기능 12항목, 인지기능 7항목, 행동변화 14항목, 간호처치 9항목, 재활 10항목으로 총 52개 항목의 조사 결과를 입력하여 장기요양인정점수를 산정한다(**표 17-2**).

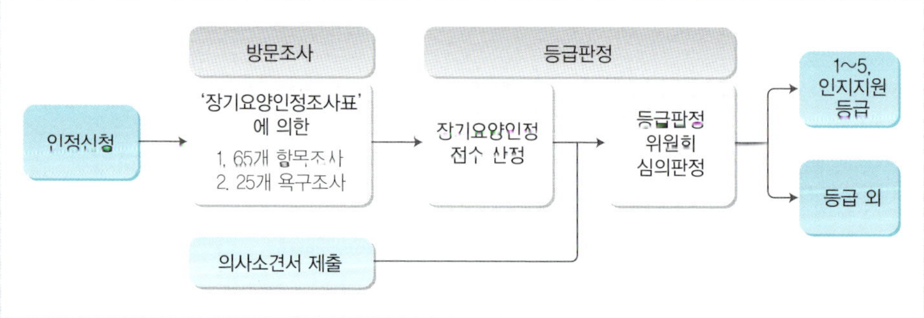


**그림 17-2 노인장기요양보험 등급판정 절차**

출처: 국민건강보험공단 노인장기요양보험(2020).

**표 17-2 인정조사 항목**

| 영역 | 항목 | | |
|---|---|---|---|
| 신체기능<br>(12항목) | 옷벗고 입기<br>식사하기<br>일어나 앉기<br>화장실 사용하기 | 세수하기<br>목욕하기<br>옮겨앉기<br>대변 조절하기 | 양치질하기<br>체위변경하기<br>방 밖으로 나오기<br>소변 조절하기 |
| 인지기능<br>(7항목) | 단기 기억장애<br>날짜 불인지<br>장소 불인지 | 나이/생년월일 불인지<br>지시 불인지 | 상황판단력 감퇴<br>의사소통/전달장애 |
| 행동변화<br>(14항목) | 망상<br>환청, 환각<br>슬픈상태, 울기도 함<br>불규칙수면, 주야혼돈<br>도움에 저항 | 서성거림, 안절부절못함<br>길을 잃음<br>폭언, 위협행동<br>밖으로 나가려 함<br>의미가 없거나 부절절한 행동 | 물건 망가트리기<br>돈/물건 감추기<br>부적절한 옷입기<br>대/소변 불결행위 |
| 간호처치<br>(9항목) | 기관지절개관 간호<br>흡인<br>산소요법 | 경관영양<br>욕창간호<br>압성통증간호 | 도뇨관리<br>장루간호<br>투석간호 |
| 재활<br>(10항목) | 운동장애<br>(4항목) | 우측상지 운동장애<br>좌측상지 운동장애 | 우측하지 운동장애<br>좌측하지 운동장애 |
| | 관절제한<br>(6항목) | 어깨관절 제한<br>팔꿈치관절 제한<br>손목 및 손가락관절 제한 | 엉덩관절 제한<br>무릎관절 제한<br>발목관절 제한 |

출처: 국민건강보험공단 노인장기요양보험(2020).

### 4) 장기요양급여의 종류

노인장기요양급여는 재가급여, 시설급여, 특별현금급여로 나누어져 있다. 재가급여에는 방문요양, 방문목욕, 방문간호, 주·야간보호, 단기보호, 기타 재가급여(복지용구 대여·구입)가 있고, 시설급여에는 노인요양시설, 노인요양공동생활가정이 있다. 특별현금급여에는 가족요양비가 있다(표 17-3).

**표 17-3 노인장기요양급여의 종류**

| 구분 | | 내용 |
|---|---|---|
| 재가<br>급여 | 주 · 야간보호 | 하루 중 일정한 시간 동안 장기요양기관에 보호하여 목욕, 식사, 기본간호, 치매관리, 응급서비스 등 심신기능의 유지, 향상을 위한 교육 · 훈련 등을 제공하는 급여 |
| | 방문요양 | 장기요양요원(요양보호사)이 수급자의 가정 등을 방문하여 신체활동 및 가사활동 등을 지원하는 장기요양급여 |

**표 17-3 노인장기요양급여의 종류(계속)**

| 구분 | | 내용 |
|---|---|---|
| 재가 급여 | 방문요양 | 인지활동형 방문요양<br>인지자극활동 및 잔존 기능 유지 · 향상을 위한 사회훈련을 제공하는 급여<br>*기존의 방문요양과는 달리 빨래, 식사준비 등의 가사지원은 제공할 수 없으나, 잔존 기능 유지 · 향상을 위한 사회활동훈련을 제공하는 방법으로 수급자와 함께 옷개기, 요리하기 등은 가능 |
| | 방문간호 | 의사, 한의사 또는 치과의사의 지시에 따라 간호사, 간호조무사 또는 치위생사가 수급자의 가정 등을 방문하여 간호, 진료 보조, 요양에 관한 상담 또는 구강위생 등을 제공하는 급여 |
| | 방문목욕 | 장기요양요원(요양보호사)이 목욕설비를 갖춘 차량을 이용하여, 수급자의 가정을 방문하여 목욕을 제공하는 급여 |
| | 단기보호 | 월 15일 이내 기간 동안 장기요양기관에 보호하여 신체활동 지원 및 심신기능의 유지, 향상을 위한 교육·훈련 등을 제공하는 급여 |
| | 기타 재가급여(복지용구) | 수급자의 일상생활 또는 신체활동 지원에 필요한 용구를 제공하거나 대여하는 급여 |
| 시설 급여 | 노인요양시설 | 장기요양기관에 입소한 수급자에게 신체활동 지원 및 심신기능의 유지 · 향상을 위한 교육 · 훈련 등을 제공하는 급여<br>※ 입소정원: 10명 이상 |
| | 노인요양 공동생활가정 | 장기요양기관에 입소한 수급자에게 가정과 같은 주거여건에서 지원 및 심신기능의 유지 · 향상을 위한 교육 · 훈련 등을 제공하는 급여<br>※ 입소정원: 5~9명 |
| 특별현금 급여 | 가족요양비 | 장기요양기관이 현저히 부족한 도서 · 벽지지역 거주, 천재지변, 신체 · 정신 또는 성격 등 그 밖의 사유로 장기요양기관이 제공하는 장기요양급여를 이용하기 어렵다고 인정하는 자에게 지급되는 현금급여 |

출처: 국민건강보험공단 노인장기요양보험(2020).

## 2 주야간보호서비스

### 1) 개념

주야간보호서비스는 지역사회 내 가정에서 생활하고 있는 치매환자 중 주·야간 동안 가족의 보호를 받을 수 없거나 기타 사유로 보호가 필요한 환자를 대상으로 주간 또는 야간 동안 보호시설에 입소시켜 전문 인력과 프로그램을 통하여 신체활동이나 일상생활활동을 지원하는 서비스를 제공하는 것을 말한다.

### 2) 효과성

서비스 수급자는 주야간보호서비스를 이용함으로 인해 재활 및 건강관리서비스를 받을 수 있으며, 보호자는 수발 부담이 감소하고 경제활동을 할 수 있는 기회가 늘어난다. 서비스 공급자는 행복한 노후생활을 보장할 수 있는 인프라로서 기능할 수 있으며, 보다 질 높은 서비스를 제공할 수 있다.

또한 주야간보호서비스는 다른 서비스와 비교하여 요양비가 낮은 편이다. 2012년 장기요양보험 이용 갱신자의 분석결과에 따르면 입소시설의 월 평균 총 요양비는 1,229천 원, 방문요양은 714천 원, 주야간보호서비스는 674천 원으로 나타났다. 주야간보호는 고비용의 입소시설에 입원하는 것을 지연시키고, 환자의 기능과 심리적 안녕을 증진시키며, 보호자의 부담을 경감시키는 것으로 나타났다.

### 3) 주요 내용

- 신체활동지원: 세면 도움, 구강관리, 머리감기기, 몸단장, 옷 갈아입기, 목욕 도움, 식사 도움, 체위 변경, 이동 도움, 신체기능의 유지 및 증진, 화장실 이용하기
- 기능회복훈련: 신체기능의 훈련, 기본동작훈련, 일상생활동작훈련, 물리치료, 작업치료
- 간호 및 처치: 관찰 및 측정(혈압, 체중 등), 투약 및 주사, 호흡기간호, 피부간호, 영양간호, 통증간호, 배설간호, 그 밖의 처치, 의사진료보조 등
- 치매관리지원: 행동 변화 대처
- 응급서비스: 응급상황 대처
- 기타: 외출 시 동행, 의사소통 도움, 언어치료, 인지 및 정신기능훈련

### 4) 치매전담형 주야간보호서비스의 급여비용

치매전담형 주야간보호서비스에 따른 급여비용은 서비스 시간과 등급에 따라 달라진다(표 17-4).

### 5) 시설 및 인력 기준

주야간보호서비스 제공 기관은 이용 정원 5인 기준 연면적 $90m^2$ 이상이어야 하며, 이용 정원 6인 이상 시 1인당 $6.6m^2$ 이상의 생활실 공간을 추가로 확보하여야 한다. 주야간보호, 단기보호를 함께 제공하거나 사회복지시설에 병설하는 경우에는 사업에 지장이 없는 범위에서 공동으로 사용하는 시설의 면적을 포함하여 각각 $90m^2$ 이상이 되어야 한다.

**표 17-4 치매전담형 장기요양기관 급여비용** (단위: 원)

| 분류 | | 금액(원) |
|---|---|---|
| 3시간 이상 ~ 6시간 미만 | 장기요양 2등급 | 40,790 |
| | 장기요양 3등급 | 37,650 |
| | 장기요양 4등급 | 35,940 |
| | 장기요양 5등급 | 34,220 |
| | 인지지원등급 | 34,220 |
| 6시간 이상 ~ 8시간 미만 | 장기요양 2등급 | 54,710 |
| | 장기요양 3등급 | 50,500 |
| | 장기요양 4등급 | 48,790 |
| | 장기요양 5등급 | 47,050 |
| | 인지지원등급 | 47,050 |
| 8시간 이상 ~ 10시간 미만 | 장기요양 2등급 | 68,070 |
| | 장기요양 3등급 | 62,830 |
| | 장기요양 4등급 | 61,120 |
| | 장기요양 5등급 | 59,380 |
| | 인지지원등급 | 59,380 |
| 10시간 이상 ~ 12시간 미만 | 장기요양 2등급 | 74,990 |
| | 장기요양 3등급 | 69,270 |
| | 장기요양 4등급 | 67,520 |
| | 장기요양 5등급 | 65,800 |
| | 인지지원등급 | 59,380 |
| 12시간 이상 | 장기요양 2등급 | 80,390 |
| | 장기요양 3등급 | 74,290 |
| | 장기요양 4등급 | 72,550 |
| | 장기요양 5등급 | 70,840 |
| | 인지지원등급 | 59,380 |

출처: 국가법령정보센터(2020). 장기요양급여 제공기준 및 급여비용 산정방법 등에 관한 고시[시행 2020. 1. 1.].

주야간보호시설은 시설장, 사회복지사, 간호(조무)사, 요양보호사, 물리치료사, 작업치료사 등 직원의 자격기준은 법률이 정하는 자격증을 소지하거나 소정의 교육을 이수한 자를 직원으로 채용하여야 한다.

## 3 서울형 데이케어센터 프로그램

서울형 데이케어센터는 2009년 78개소로 시작되었으며, 2017년 242개소가 운영되고 있으며, 서울시는 이 중에서 171개소를 인증하였다. 서울형 데이케어 인증을 위한 자격요건으로는 「노인복지법」, 「노인장기요양법」에 의해 설치된 노인 주야간보호시설 중 8시부터 22시까지 운영할 수 있는 시설이어야 하며, 이용 정원이 17인 이상, 이용 정원 충족율이 최근 3개월간 70% 이상인 경우 인증을 받을 수 있다.

인증심사지표는 2개 분야, 5개 영역, 24개의 지표, 36개 세부지표로 이루어져 있다(표 17-5).

**표 17-5 인증심사지표**

| 영역 | 지표 | 세부지표 | 비고 |
|---|---|---|---|
| 필수이행영역 분야(1개 영역, 8개 지표, 8개 세부지표) | | | |
| 1. 필수 요건 | 1-1. 센터의 비전 | 1-1-1. 사업계획 수립 및 평가 | |
| | 1-2. 전문인력 | 1-2-1. 인력선발 및 직원 평가 | |
| | 1-3. 윤리경영 | 1-3-1. 윤리경영 노력 | |
| | 1-4. 재정회계관리 | 1-4-1. 재정운영의 투명성 | |
| | 1-5. 서비스 계획 | 1-5-1. 이용자 욕구 반영 | |
| | 1-6. 송영서비스 | 1-6-1. 맞춤형 송영서비스 | |
| | 1-7. 안전설비 | 1-7-1. 안전한 시설 이용 | |
| | 1-8. 사고대책마련 | 1-8-1. 사고의 예방 및 대책 | |
| 기본이행영역 분야(4개 영역, 16개 지표, 28개 세부지표) | | | |
| 2. 기본 요건 | 2-1. 인적자원 | 2-1-1. 운영위원회 | |
| | | 2-1-2. 교육 및 슈퍼비전 | |
| | 2-2. 시설환경 | 2-2-1. 쾌적한 환경 | |
| 2. 기본요건 | 2-3. 윤리경영 | 2-3-.1 재정회계관리 | 추가지표 |
| | | 2-3-2. 정보문서관리 | |

**표 17-5 인증심사지표(계속)**

| 영역 | 지표 | 세부지표 | 비고 |
|---|---|---|---|
| 3. 맞춤케어 | 3-1. 서비스 계획과 평가 | 3-1-1. 사례회의 | |
| | | 3-1-2. 재사정 | |
| | 3-2. 영양서비스 | 3-2-1. 영양을 고려한 식사 | |
| | | 3-2-2. 위생적인 조리 공간 | |
| | 3-3. 치매대응전략 | 3-3-1. 치매성 노인 대응서비스 | |
| | 3-4. 송영서비스 | 3-4-1. 송영 중 응급상황 대처 | |
| | 3-5. 신체기능 돌봄 | 3-5-1. 신체기능 유지 및 향상 프로그램 | |
| | 3-6 인지기능 돌봄 | 3-6-1. 인지기능 유지 및 향상 프로그램 | |
| | 3-7. 야간이용서비스 | 3-7-1. 야간이용서비스 | |
| 4. 안심케어 | 4-1. 응급상황관리 | 4-1-1. 시설 · 외부 위험요인 방지 | |
| | | 4-1-2. 화재 및 재해 방지 | |
| | | 4-1-3. 안전관리 | |
| | | 4-1-4. 감염병 발생 대책 마련 | |
| | 4-2. 위생청결서비스 | 4-2-1. 신체청결서비스 | |
| | | 4-2-2. 환경청결서비스 | |
| | 4-3. 건강체크시스템 | 4-3-1. 건강관찰 | |
| | | 4-3-2. 투약관리 | |
| 5. 이용권 보장 | 5-1. 서비스 안내 | 5-1-1. 시설이용 정보제공 | |
| | | 5-1-2. 서비스 계약 안내 | |
| | 5-2. 가족지원서비스 | 5-2-1. 이용자와 가족의 의견 반영 | |
| | 5-3. 이용자 권리보호 | 5-3-1. 이용자 권리 및 사생활 보장 | |
| | | 5-3-2. 이용자 의사 존중 | |
| | | 5-3-3. 정보접근성 | |

출처: 서울시 복지재단(2018). 서울형 데이케어센터 인증심사안내서.

## 1) 서비스 계획과 평가

데이케어센터는 사례회의를 통한 서비스 목표 및 계획이 적절히 수립되고 장기적으로 검토되고 있는지 확인하여야 한다. 사례회의란 센터이용자를 대상으로 대상자별 특성 및 유형에 따른 서비스 제공방법을 수립하고 변화도를 판단하기 위해 자체적 혹은 외부 전문가를 초빙하여 진행하는 회의를 말한다(표 17-6). 정기적으로, 즉 최소 분기별 1회 이상 사례회의가 개최되어야 한다.

분야별 서비스 제공자는 사회복지사, 요양보호사, 간호사, 직업치료사, 영양사 등을 말하며, 이용자에게 효과적이고 질 높은 서비스를 제공하기 위해 전문분야별 서비스 제

**표 17-6 서비스 계획과 평가**

| 센터는 사례회의를 통해 서비스 목표 및 계획을 수립하고 있다. | | | | Y | N |
|---|---|---|---|---|---|
| ① 사례회의를 정기적으로 개최하고 있다. | | | | | |
| ② 분야별 서비스 제공자들이 사례회의에 참여한다. | | | | | |
| ③ 사례회의 결과를 급여계획에 반영한다. | | | | | |
| 점수 | 0점( ) | 1점( ) | 2점( ) | 3점( ) | |
| Y에 √ 된 수 | ①, ②, ③ 중 0개 충족 | ①, ②, ③ 중 1개 충족 | ①, ②, ③ 중 2개 충족 | ①, ②, ③ 모두 충족 | |
| 위의 ①, ②, ③ 항목 이외에 센터에서 실천하고 있는 내용 또는 향상 계획이 있으면 기술하시오. | | | | | |

출처: 서울시 복지재단(2018). 서울형 데이케어센터 인증심사안내서.

공 직원들의 다양한 의견이 논의되고 반영되어야 한다.

## 2) 치매대응 전략

치매노인 대응 서비스로 치매노인들은 흥분, 행동문제, 혼돈증세를 나타내거나 충동 통제력을 잃을수도 있으므로 평가척도를 통해 평가를 시행하여야 한다(표 17-7).

**표 17-7 치매평가도구의 예시**

| 평가도구 | 개발목적 | 피검자 | 소요시간 | 특징 |
|---|---|---|---|---|
| 단축형 삼성치매 선별지(S-SDQ) | 치매노인 선별검사 | 보호자 | 5분 이내 | 설문지 형식의 치매선별검사 도구 |
| 한국판 간이정신상태 검사(K-MMSE) | 치매노인 선별검사 | 노인 | 5~10분 | 가장 일반적으로 사용되는 치매선별검사 도구 |
| 일상활동평가-복합 (S-IADL) | 수단적 일상생활 기능 평가 | 보호자 | 10~15분 | 사회생활 영위에 필요한 도구적 일상활동기능 평가 |
| 일상활동평가-기초 (S-ADL) | 일상생활기능 평가 | 보호자 | 5~10분 | 자신의 신체를 돌보는 데 필요한 기초적 일상활동기능 평가 |
| 신경정신행동검사-간편형(NPI-Q) | 행동장애평가 | 보호자 | 약 5분 | 각종 정신행동증상에 대한 질문지 |

**표 17-7 치매평가도구의 예시(계속)**

| 평가도구 | 개발목적 | 피검자 | 소요시간 | 특징 |
|---|---|---|---|---|
| **치매임상평가척도 (CDR)** | 치매 임상단계 평가 | 노인과 보호자 | 약 40분 | 반 구조화된 면담 형식으로 다양한 영역을 평가한 후 치매 수준 결정 |

출처: 서울시 복지재단(2018). 서울형 데이케어센터 인증심사안내서.

## 3) 신체기능 유지 및 향상 프로그램

뇌졸중, 관절염, 노화로 인한 질병 등으로 인해 거동이 불편하고 일상적인 생활이 어려운 이용자에게 잔존기능을 유지하고 회복시켜 삶을 질을 향상시킬 수 있도록 서비스를 제공하여야 한다(**표 17-8**).

**표 17-8 신체기능 유지 및 향상 프로그램 점검표**

| 센터는 신체기능 유지 및 향상 프로그램을 실행 · 점검하고 있다. | | | | Y | N |
|---|---|---|---|---|---|
| ① 신체기능 유지 및 향상에 필요한 장비를 구비하고 있다. | | | | | |
| ② 신체기능 유지 및 향상 프로그램을 2종류 이상, 주 5회 이상 실시하고 있다. | | | | | |
| ③ 서비스에 대해 지속적으로 점검하고 있다. | | | | | |
| 점수 | 0점(　) | 1점(　) | 2점(　) | 3점(　) | |
| Y에 √ 된 수 | ①, ②, ③ 중 0개 충족 | ①, ②, ③ 중 1개 충족 | ①, ②, ③ 중 2개 충족 | ①, ②, ③ 모두 충족 | |
| 위의 ①, ②, ③ 항목 이외에 센터에서 실천하고 있는 내용 또는 향상 계획이 있으면 기술하시오. | | | | | |

출처: 서울시 복지재단(2018). 서울형 데이케어센터 인증심사안내서.

### 4) 인지기능 유지 및 향상 프로그램(구 여가지원프로그램)

인지기능 유지 및 향상 프로그램은 종이접기, 요리교실, 미술치료, 음악치료 등을 통해 이용 노인들에게 정서적으로 지원할 수 있는 프로그램을 의미한다. 프로그램은 1일 2개 이상 인지기능 유지와 향상을 위해 진행되어야 한다. 또한 주 5회 이상 해당 자격증이나 관련 전문자가 프로그램을 진행하도록 한다(표 17-9).

**표 17-9 인지기능 유지 및 향상 프로그램 점검표**

| 센터는 인지기능 유지 및 향상 프로그램을 실행 · 점검하고 있다. | | | | Y | N |
|---|---|---|---|---|---|
| ① 인지기능 유지 및 향상 프로그램을 1일 2종류 이상 실시하고 있다. | | | | | |
| ② 서비스 지원 일정, 내용, 수준, 방법 등을 계획된 대로 실행하고 있다. | | | | | |
| ③ 서비스에 대해 지속적으로 점검하고 있다. | | | | | |
| ④ 프로그램 계획에 따른 기자재 및 도구를 확보하고 있다. | | | | | |
| 점수 | 0점( ) | 1점( ) | 2점( ) | 3점( ) | |
| Y에 √ 된 수 | ①, ②, ③, ④ 중 0개 충족 | ①, ②, ③, ④ 중 1개 충족 | ①, ②, ③, ④ 중 2개 충족 | ①, ②, ③, ④ 모두 충족 | |
| 위의 ①, ②, ③, ④ 항목 이외에 센터에서 실천하고 있는 내용 또는 향상 계획이 있으면 기술하시오. | | | | | |

출처: 서울시 복지재단(2018). 서울형 데이케어센터 인증심사안내서.

### 5) 야간이용서비스

야간시간 운영은 최소한 21시까지 운영되어야 하며, 간호(조무)사, 요양사 등 자격증을 보유한 야간운영 인력이 2인 이상을 배치되어야 한다(표 17-10).

**표 17-10 야간이용서비스 점검표**

| 센터는 야간이용에 대한 서비스를 제공하고 있다. | | | | Y | N |
|---|---|---|---|---|---|
| ① 야간서비스에 대해 안내하고 있다. | | | | | |
| ② 야간 운영에 따른 인력이 배치되어 있다. | | | | | |
| ③ 야간 이용자를 위한 침대 또는 침구가 마련되어 있다. | | | | | |
| ④ 식사 제공이 적절하게 이루어지고 있다. | | | | | |
| 점수 | 0점( ) | 1점( ) | 2점( ) | 3점( ) | |
| Y에 √ 된 수 | ①, ②, ③, ④ 중 0개 충족 | ①, ②, ③, ④ 중 1개 충족 | ①, ②, ③, ④ 중 2~3개 충족 | ①, ②, ③, ④ 모두 충족 | |
| 위의 ①, ②, ③, ④ 항목 이외에 센터에서 실천하고 있는 내용 또는 향상 계획이 있으면 기술하시오.<br>*신규 인증: 이용자 대상 야간서비스 이용 희망 조사 결과 기술 | | | | | |

출처: 서울시 복지재단(2018). 서울형 데이케어센터 인증심사안내서.

### 6) 응급상황관리

위험요소로부터 이용자를 보호하기 위한 수동적인 방법(콘센트 덮개, 접근성 차단 등)과 같은 교육을 통한 적극적 방법을 시행하여야 하며, 가스, 전기 콘센트, 세제, 약품 등의 위험에 노출되지 않도록 하며, 직원사무실의 사무용 칼, 가위 등도 관리하며, 주방출입을 제한하는 장비를 설치해야 한다. 창문출입구 개폐알림장치, 카드키장치, 엘리베이터 조작키 등 이용자의 무단이탈에 대한 별도의 안전장치가 있어야 한다(표 17-11).

**표 17-11 응급상황관리 점검표**

| 센터는 이용자들이 사설 내 · 외부의 위험요인에 노출되지 않도록 배려하고 있다. | | | Y | N |
|---|---|---|---|---|
| ① 실내의 위험요인이 이용자에게 노출이 되지 않게 배려하고 있다. | | | | |
| ② 무단이탈 등을 방지하기 위해 적절한 조치를 취하고 있다. | | | | |
| ③ 추락 등의 위험에 대비하여 안전장치를 하고 있다. | | | | |
| 점수 | 0점( ) | 1점( ) | 2점( ) | 3점( ) |
| Y에 √ 된 수 | ①, ②, ③ 중 0개 충족 | ①, ②, ③ 중 1개 충족 | ①, ②, ③ 중 2개 충족 | ①, ②, ③ 모두 충족 |

위의 ①, ②, ③ 항목 이외에 센터에서 실천하고 있는 내용 또는 향상 계획이 있으면 기술하시오.

출처: 서울시 복지재단(2018). 서울형 데이케어센터 인증심사안내서.

UNIT

05

# 외국 제도 및 현황

CHAPTER

# 18

# 외국의 사례

## 학습목표

1. 외국의 치매 현황 및 제도에 대해 이해한다.
2. 외국의 치매 관련 사례에 대해 이해한다.

## 핵심용어

- 외국 치매시설
- 외국 치매정책
- 외국 치매현황

## 1 독일

### 1) 인구 현황

독일의 인구는 2018년도 기준 약 82,293천 명이며, 2060년에는 6,760만 명으로 감소할 전망이다. 전체 면적은 357,104㎢로 세계 199개 국가 중 63위다. 독일은 OECD 주요국 기대수명의 평균 이상인 81.1세로 기대수명이 증대되고 있으며(그림 18-1), 1950년대와 1960대에 태어난 베이비붐 세대가 현재 인구에서 큰 부분을 차지하고 있다. 신생아 출산율은 계속 하향성을 보이며, 인구가 2018년 8,200만 명에서 2060년에는 6,500만 명까지 줄어들 것으로 추산된다. 독일은 고령화 속도가 빠른 나라에 속하며, 65세 이상 인구 비율은 2017년 기준 21.2%로, 집계된 OECD 77개 국가 중 일본(27.7%)과 이탈리아(22.3%), 그리스(21.5%)에 이어 세계 4위이다. 2030년이 되면 인구 3명 중 1명(36.1%)이 60세 이상이 될 것으로 예측된다.

독일에서는 고령화 현상과 더불어 장기요양을 필요로 하는 치매인구가 지속적으로 증가하고 있다. 2017년 독일의 치매인구는 150만 명에서 2030년 300만 명까지 증가할 것으로 예측된다. 독일 역시 인구에서 노년이 차지하는 비중은 높아지는 반면, 저출산으로 인한 청·장년층의 감소로 인해 앞으로 치매노인을 관리할 인력 부족 현상이 나타날 것으로 예상된다.

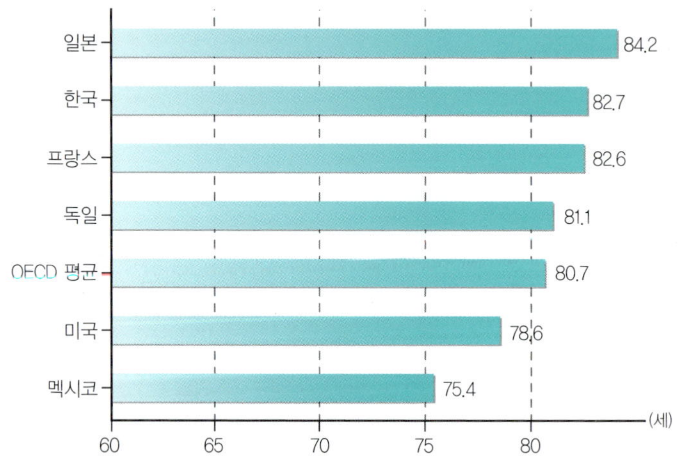


**그림 18-1** OECD 주요국 기대수명(2017년 기준)

## 2) 치매 제도 및 정책

### (1) 노인장기요양제도

독일의 「요양보험법」상 요양보험가입자는 의료보험에 가입할 의무가 있는 자와 의료보험 임의가입자이다. 따라서 치매 등의 환자가 요양보험의 대상자가 되는 것은 당연하다고 볼 수 있다. 이러한 이유로 독일의 요양보험에서는 노인환자를 따로 분리하여 요양보험의 대상자로 지정하지 않고, 의료보험가입자 전체를 대상으로 한다. 독일에서는 사회복지와 관련된 모든 사항을 단일한 사회법전(제1권~제12권)에서 규정하고 있으므로 치매에 대한 단일한 법률이 존재하는 것은 아니다. 독일 「요양보험법」은 일반적으로 감독과 케어가 필요한 재가요양을 받는 요양필요자의 범위에 치매성 능력장애자를 포함시키고 있다. 즉 치매상태가 심한 사람은 요양보험 대상자 범위에 속하고, 통상적 수준을 초과하는 경우에는 요양보험조합에서 요양 비용을 부담한다. 독일은 요양보험을 통해 치매관리 정책이 시행되어 왔고, 지속적 제정을 통해 치매 등의 정신질환에 대한 예방과 대책을 수립하고 있다. 독일의 장기요양급여는 장기요양이 필요한 노인들을 대상으로 '자기결정권', '재가급여의 우선', '예방과 의료적 재활의 우선', '다른 사회급부와 장기요양급여와의 관계 고려'와 같은 4가지 기본 원칙을 가진다.

#### ① 가족 돌봄

독일에서 가족 돌봄자들은 노인의 배우자가 대다수이다. 돌봄을 받아야 하는 노인이 혼자서 생활하는 경우, 대부분 자녀 또는 며느리가 부양을 담당하고 있다. 배우자를 돌보는 노인의 경우, 나이가 들면서 자녀들의 지원이 더 많이 요구된다. 독일은 55~70세 사이의 젊은 노인이 그들보다 나이가 많은 초고령 노인들을 집에서 돌보고 있다. 독일의 배우자들은 그들의 배우자를 돌보는 것이 당연하다고 인식하고 있으며, 가족구성원을 케어하려는 의지는 상대적으로 높은 편이다.

#### ② 시설 돌봄

독일의 노인요양시설은 대부분 민간에 의해 운영되고, 공공시설의 비율은 5%에 불과하다. 독일 노인요양시설의 경우, 개인의 개성과 사생활을 중요시하기 때문에 1~2인실 또는 별도의 작은 독립된 아파트 형태가 우세한 상황이다. 최근 설립된 요양시설들은 시설입소자들이 지역사회에 참여할 수 있도록 도시 중심지나 지역구 중심지에 위치하고 있다. 또한, 노인거주복지시설인 지역주택은 입소자들이 가족 및 친구들과 개인적인 만남을 가지고 유지할 수 있는 사생활 공간을 강조하고 있다. 노인요양시설에 대한 선택은 개인의 자유이며, 시설마다 본인부담금은 상이하다. 따라서 경제적으로 취약한 계층에 속하는 장기요양수급자의 경우, 기초지방자치단체의 사회부조 정도에 따라 본인부담금을 고려하여 시설에 입소한다.

③ 재가수발

독일의 방문요양서비스는 경제적으로 독립된 시설들에 의해 제공되고 있고, 그 공급량은 시장형태로 조정되고 있다. 장기요양보험금고에서는 독일의 비영리·영리복지시설이 제공하는 방문요양서비스에 대한 보수를 지급하고 있다. 재가노인복지시설들은 적극적으로 시설을 홍보하고, 장기요양보험급여보다 더 많은 추가 서비스를 제공하려고 하지만, 대부분의 급여대상자는 본인부담서비스에 대한 관심이 적은 편이라 어려움을 지닌다.

### (2) 치매관리형태

① 치매시설별 관리방식

독일의 치매시설은 동일한 공간에서 치매환자와 비치매환자를 혼합하여 케어하는 통합형, 그리고 각각 분리된 공간에서 서비스를 제공하는 분리형으로 나눌 수 있다. 독일 정부는 분리형 시설이 치매환자의 생활상태 개선과 적극적인 활동 유도, 감정표현의 적극성과 신체구속의 감소를 이유로 시설 케어형태를 분리형으로 권유하고 있다.

② 치매케어활동프로그램

독일에서 치매환자에 대해 시행된 관리프로그램으로 약물치료, 가족치료, 작업치료, 심리치료, 행동치료, 물리치료, 레크리에이션치료, 언어치료 등이 있다. 치매환자에게 특히 많이 제공되고 있는 프로그램은 신규활동프로그램인 10분간 집중활동과 감각자극치료법이라고 나타났으며, 독일 치매환자를 대상으로 시설에서 제공한 케어활동프로그램의 분포는 **표 18-1**과 같다.

**표 18-1 독일 시설케어활동프로그램의 분포** (단위: %)

| 구분 | 비치매환자 | 치매환자 |
|---|---|---|
| 축제, 예배 등 | 37.8 | 21.4 |
| 가사활동(요리 등) | 20.1 | 16.4 |
| 음악활동 | 33.3 | 29.1 |
| 창조적 활동 | 20.6 | 14.0 |
| 오락적 활동 | 34.8 | 31.9 |
| 지적, 인지활동 | 31.1 | 23.3 |
| 신규활동(10분간 집중 등) | 18.9 | 26.0 |
| 감각자극법(스노젤렌 등) | 11.1 | 17.9 |
| 자유로운 활동 | 62.8 | 42.6 |
| 애완견과의 사귐 | 16.9 | 11.3 |

출처: 선우덕(2013). 독일의 장기요양보험제도를 통한 치매케어정책과 시사점.

### (3) 치매케어지원 대책

① 가족지원

독일은 재가급여에 한하여 치매특별급여를 추가적으로 지급하고 있다. 독일에서는 가족케어자 범위에 가족 이외에도 친구, 이웃, 자원봉사자를 포함한다. 또한, 치매환자와의 동거 여부와 관계없이 가족케어자로 인정받으면 누구든지 현금급여를 제공받을 수 있다.

② 케어지원센터

케어지원센터는 치매환자 가족의 케어지원을 위한 상담 및 조언기능을 담당한다. 이 기구는 장기요양금고와 질병금고에 의한 공적인 상담기관으로, 많은 지역자원에 대한 정보를 수집하여 재가케어지원에 대한 정보를 제공한다.

③ 수발휴가

가족케어자의 부담 경감을 위해 제도개혁과 함께 수발휴가제도가 도입되었다. 이는 장기요양대상자가 있는 가족은 6개월을 상한으로 한 수발휴가를 받을 수 있고, 그와는 별도로 최대 10일간 단기휴가를 이용할 수 있도록 하고 있다.

④ 성년후견인제도 활성화

독일의 성년후견제도는 노멀라이제이션 이념에 따른 장애인을 지원하고 인권을 보호하기 위해 만들어진 것이다. 후견인은 판단능력이 부족한 사람의 경제적 기반을 확립하고 생활방식을 정리해 주는 기본적인 기능을 갖고 있으며, 건강과 관련하여 대상자의 질병이나 장애 제거, 개선 및 악화방지를 위해 노력할 의무도 가지고 있다.

## 3) 치매 관련 시설

### (1) AWO 시니어센터

독일 하이델버그에 위치한 AWO 시니어센터는 노인들에게 사회적 공존을 제공한다. 1970년대 중반에 쇼핑, 청소 등 도움이 필요한 노인들을 도와주는 형태에서 20여 개의 시니어센터, 3,000여 개의 아파트를 포함한 63개의 주거시설로 발전하였다. 현대적 감각이 돋보이는 인테리어로 구성되어 있으며, 체계적인 조직과 서비스로 최고의 주거환경을 제공한다. AWO 시니어센터는 지역사회와 지속적으로 교류하고 있으며, 다양한 단체의 주기적 방문은 주거하고 있는 노인들이 사회 공동체의 일부분임을 느끼게 해 준다. 인근 학교 학생들 또는 봉사자들의 방문과 공연은 거주 노인들의 즐거움이다.

7개의 하우스 빌딩에는 공용 거실과 식당이 위치하고, 발코니 또는 테라스를 설치하여 언제든지 외부로 나갈 수 있게 설계되었다. 노인들의 동선을 최우선적으로 고

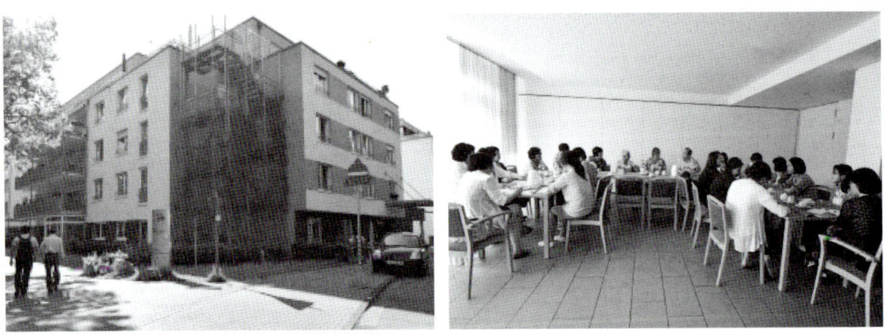

**그림 18-2** 기관 외부 전경과 내부 모임 공간

출처: 보건소건강증진과(2016). 강원도 치매관리사업 담당자 해외연수 결과보고서.

려하여 식당과 방이 설계되었으며, 모든 곳에 턱을 없게 만들어 이동이 쉽도록 노인들을 배려하였다. 방은 빛이 많이 들어오도록 설계되어 안락함과 친근함을 강조하였고, 각 방은 개인의 사생활을 존중하면서도 공동체와 소통할 수 있도록 만들어졌다. 방마다 개인 욕실과 화장실이 있으며, 1층 방에는 정원으로 통하는 테라스가 있다(그림 18-2).

### (2) 풀다 지역의 요양원

풀다(Fulda) 지역의 요양원으로 설립한 지 10년이 넘었고, 독일 내 우수 요양원으로 손꼽히고 있다. 단기요양시설도 있어서 4주간 이용이 가능하며, 주간보호소 운영도 가능하다. 요양원은 가정적이고 안정된 분위기를 연출하고 있으며, 10~12명 정도가 하나의 공동체가 되어 함께 생활하는 방식이다. 방은 개인마다 있지만, 거실과 주방은 함께 사용하도록 구성되어 있다. 각 공동체마다 인테리어가 다양하게 연출되어 있고, 공동체별 3명의 직원이 있다. 현재 요양원에는 작업치료사, 물리치료사가 상주하고 있지 않지만, 이용자가 원하면 방문서비스로 제공이 가능하다(그림 18-3).

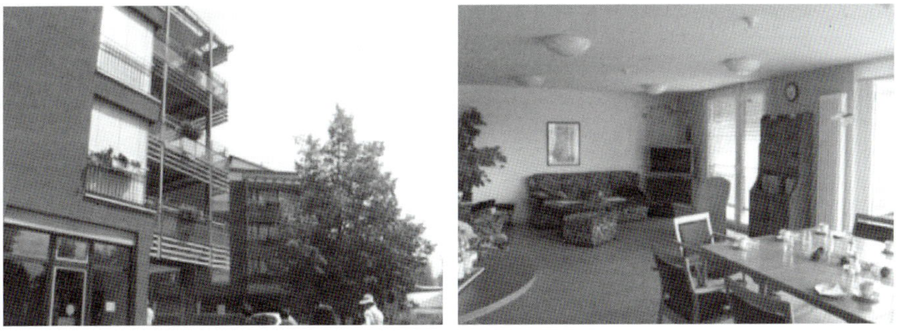

**그림 18-3** 기관 외부 전경과 따뜻한 느낌의 공동생활 공간

출처: 양영애 외(2018). 독일 요양 및 재활서비스. 동주.

### (3) 풀다 지역의 재활마을

풀다(Fulda) 지역에는 치매환자, 지체장애인 등이 함께 사는 재활마을이 있다. 풀다 재활마을 내 재활의 집에는 건물 중앙의 큰 원기둥을 따라 각 치료실이 둥글게 배치되어 있다. 일정한 모양의 동그라미 형태의 치료실은 모든 사람이 동등하다는 설립자의 메시지가 담겨 있다(그림 18-4). 재활의 집에는 작업치료사, 물리치료사, 언어치

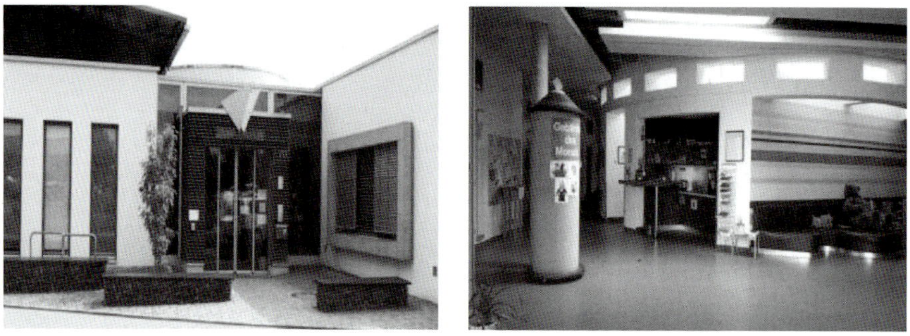

**그림 18-4** 기관 외부 전경과 내부 공간

출처: 양영애 외(2018). 독일 요양 및 재활서비스. 동주.

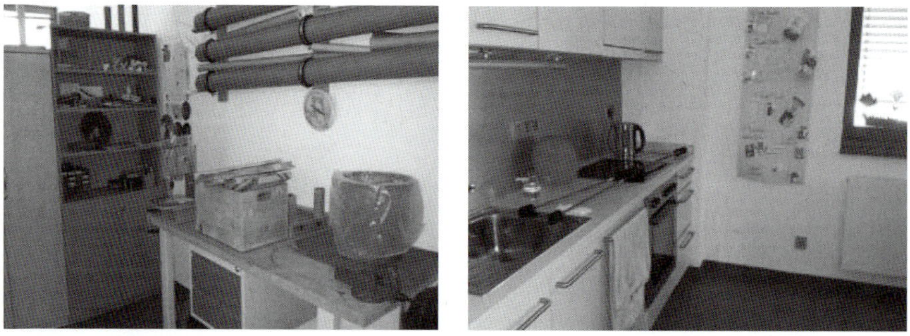

**그림 18-5** 작업치료 및 일상생활활동 치료실

출처: 양영애 외(2018). 독일 요양 및 재활서비스. 동주.

료사 등이 있으며, 치매환자 및 중증장애인 치료를 실시하고 있다(**그림 18-5**).

재활마을에서는 직업재활지원과정을 통해 치매환자 및 중증장애인이 빵과 소시지 같은 음식을 직접 만들어 판매하고 있으며, 지역주민의 호응이 좋고 상점에서 얻는 수익금의 일부는 다시 장애인의 복지를 위해 사용되는 '안토니상섬'을 운영하고 있다(**그림 18-6**).

재활마을 안에 있는 복지용구 판매점에서는 장애인들을 위한 보조도구뿐만 아니라 노인들을 위한 용품들과 운동 및 작업치료와 같은 재활에 필요한 다양한 도구들을 전시하여 판매하고 있다. 주로 휠체어, 지팡이와 보행기가 많이 있으며 감각증진도구, 일상생활동작도구, 생활에 필요한 기능성 셔츠, 속옷, 기저귀, 안전한 신발 등 다

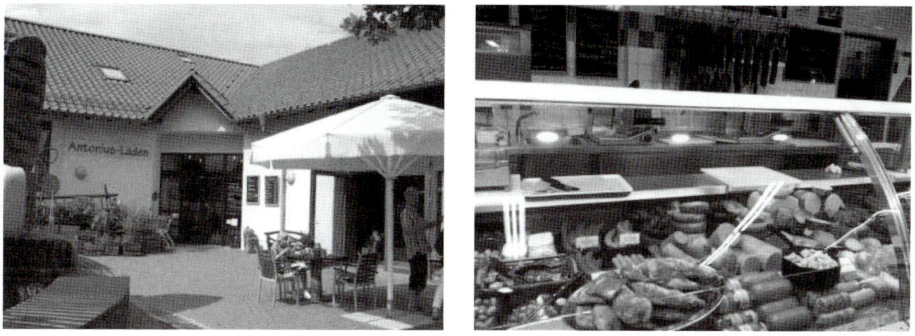


**그림 18-6 안토니상점**

출처: 양영애 외(2018). 독일 요양 및 재활서비스. 동주.

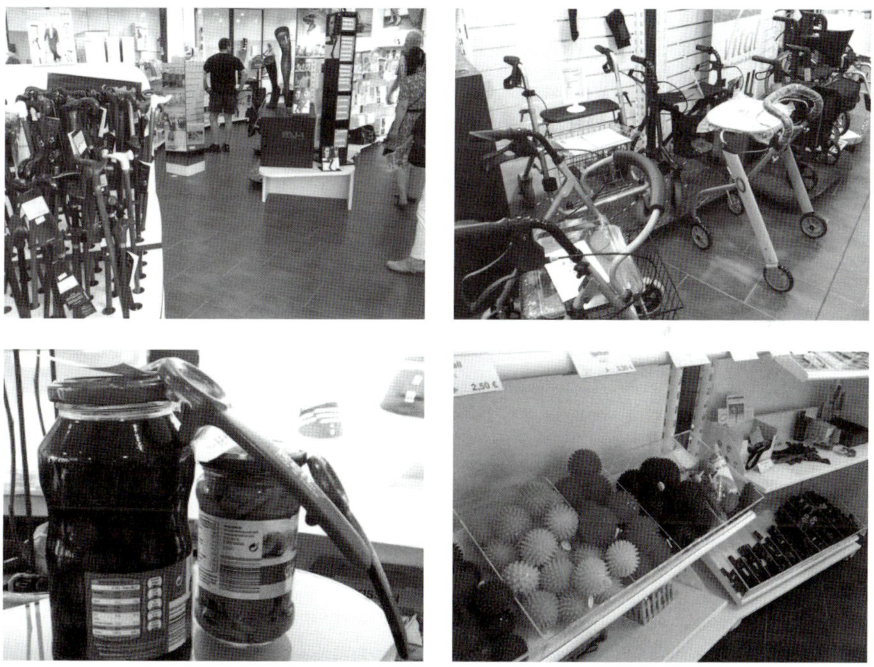

**그림 18-7 복지용구 판매 물품**

출처: 양영애 외(2018). 독일 요양 및 재활서비스. 동주.

양한 물건을 판매하고 있다(**그림 18-7**).

### (4) 하일브론 ASB 지역 센터

하일브론 ASB(Heilbronn ASB) 지역 센터는 1888년에 설립된 독일에서 가장 큰 NGO 단체로, 본사는 베를린에 위치해있다. 센터 내 부속 요양원은 13곳, 부속 양로원은 11곳, 유치원은 1개가 있다. 이 센터에서는 작업치료, 물리치료, 언어치료, 마사지, 척추교정, 그룹치료 등을 진행하고 있다. 뇌졸중, 뇌성마비, 다발성경화증, 치매 등 이용 대상자의 질환은 다양하며, 치매환자의 경우, 경증이나 중증 모두 동일한 수가를 적용하고 있다. 이 센터에서는 방문치료를 진행하고 있으며, 도움이 필요한 사람이면 누구나 이용 가능하다(그림 18-8).

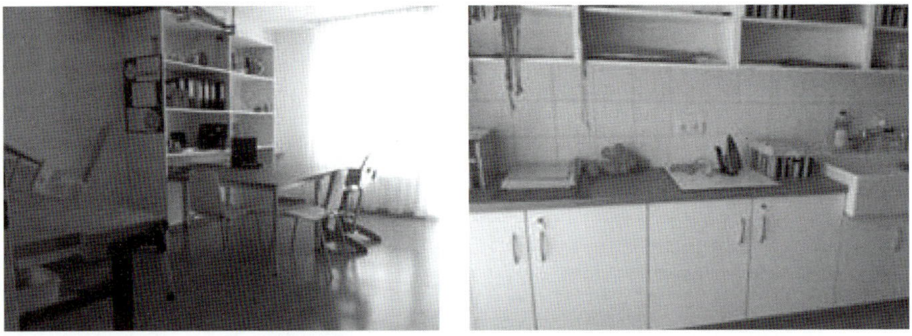

**그림 18-8** 작업치료실과 일상생활활동 훈련실

출처: 양영애 외(2018). 독일 요양 및 재활서비스. 동주.

### (5) 와인스베르크 정신병원 치매병동

와인스베르크(Weinsberg) 정신병원에는 치매환자를 위한 치매병동이 별도로 운영되고 있으며, 배회를 많이 하는 치매환자의 특성을 고려하여 병동 입구에는 시건장치로 환자가 나갈 시 경보음이 울려서 바로 찾을 수 있는 시스템으로 되어 있다. 치매병동은 환자들의 심리 완화를 위한 스노젤렌룸과 이완명상룸이 구비되어 있으며, 치매환자들을 위한 자유공간도 구비되어 있다. 병동 중앙에는 그룹치료를 받을 수 있는 공간이 있으며, 함께 노래도 부르고 치료를 받을 수 있다(그림 18-9).

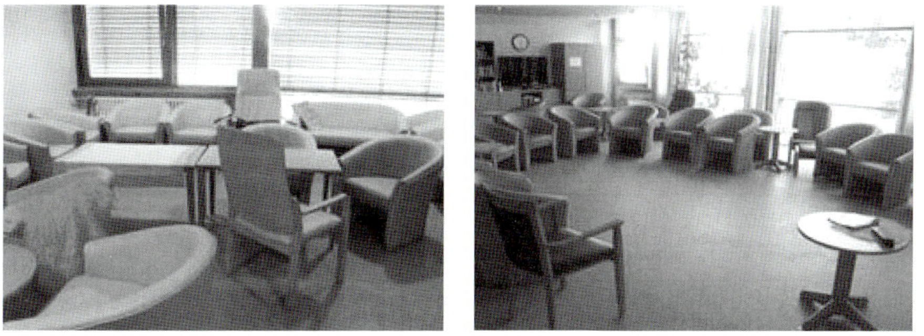

**그림 18-9 치매환자 자유공간과 치매병동 거실**

출처: 양영애 외(2018). 독일 요양 및 재활서비스. 동주.

## (6) 와인스베르크 데이케어센터

데이케어센터는 와인스베르크(Weinsberg) 정신병원 내에 위치하고 있으며, 치매환자를 대상으로 개인 또는 그룹치료프로그램을 진행하고 있다. 주로 그룹치료 진행 시 수예와 공작을 중심으로 프로그램을 진행하며, 다함께 노래를 부르거나 간단한 악기를 연주하기도 한다. 개인치료프로그램으로는 퍼즐 맞추기와 글씨 쓰기 활동을 중심으로 진행하고 있으며, 개인에 맞춰 일상생활활동 증진프로그램을 실시한다. 데이케어센터는 주로 작업치료사들이 많은 활동을 제공하고 있다(그림 18-10).

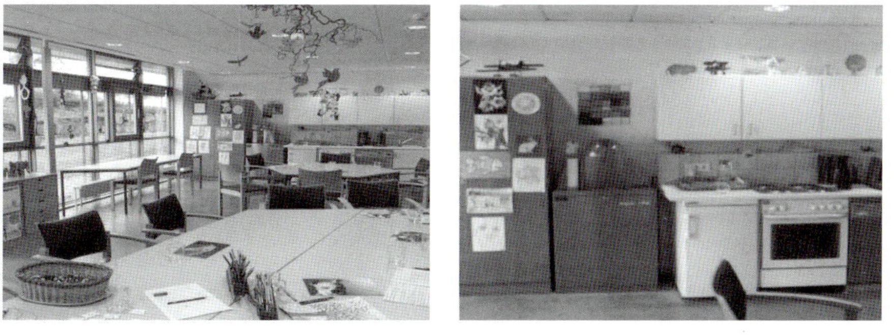

**그림 18-10 데이케어센터 전경과 일상생활활동훈련실**

출처: 양영애 외(2018). 독일 요양 및 재활서비스. 동주.

## 2 일본

### 1) 인구 현황

2018년 일본 인구는 약 1억 27,185만 명으로 2005년을 정점으로 감소하고 있다. 1970년에 노인인구 7.1%로 고령화사회에 진입한 이후, 1995년 14.1%로 고령사회, 2005년에 20.2%로 초고령사회에 진입하였다. 2019년 9월 일본 총무성에 따르며 65세 이상 인구가 3,588만 명으로 전체 인구의 28.5%로 나타나며, 75세 이상 인구는 1,848만 명으로 전체 인구의 14.7%로 차지한다(**그림 18-11**).

일본의 고령화는 세계에서 가장 빠른 추세이며, 저출산에 따른 생산인구가 감소와 평균수명 증가로 사회적 부담이 증가하고 있다.

일본은 후기고령자가 비약적으로 증가하고 있으며, 따라서 노인성 질환의 대표적인 치매노인인구도 함께 증가하고 있는 것이 현실이다. 단카이 세대가 전부 75세 이상이 되는 2025년에는 치매를 앓는 환자가 730만 명에 달할 것으로 노동후생성은 추산하고 있다. 이는 노인 5명 중 1명이 치매환자이며, 경도인지장애 환자까지 포함한다면 3명 중 1명은 위험군에 속하게 된다(**그림 18-12**).

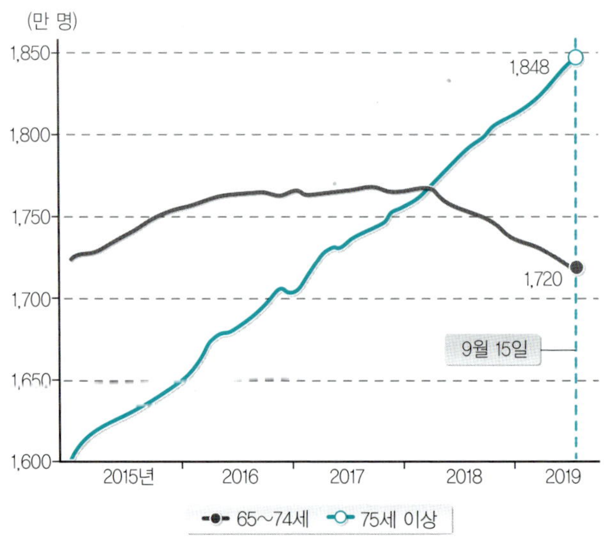


**그림 18-11** 일본의 노인인구 현황

출처: 일본 총무성(2018).

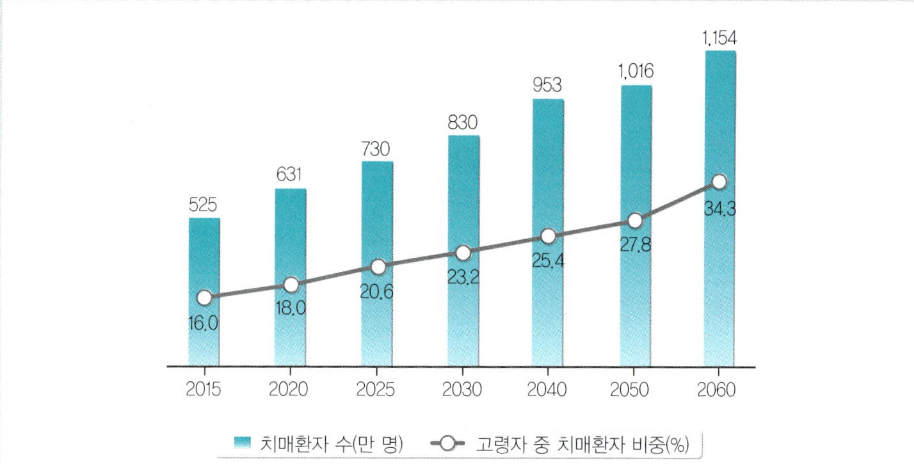


**그림 18-12 일본 치매인구 추이**

출처: 일본 노동후생성(2015).

일본은 장수국으로 알려져 있으나 노인인구 비율의 증가로 많은 사회·경제적 문제들이 야기되어 다양한 정책들이 추진되고 있다. 장수사회대책으로 1986년 후생성과 노동성이 '장수-복지사회 실현하기 위한 시책의 기본적 생각과 목표에 관하여'를 발표하여 이를 바탕으로 대장성, 수행성, 자치성이 공동으로 고령자 보건복지추진 10개년 전략, 즉 '골드플랜'을 책정하였다. 이 정책은 시 단위의 재가복지 대책의 긴급정비, '병상노인 제로작전'의 전개, 시설의 긴급정비, 고령자를 위한 종합시설의 정비 등 7개 항목에 목표 수치를 제시하고 1999년까지 목표로 진행되었다.

## 2) 치매 제도 및 정책

### (1) 치매정책

개호보험이 2000년에 실시된 이후 5년간의 상황을 분석한 결과를 토대로 재정의 지속적 증가에 대처하기 위해 2006년 개호보험의 기본개념을 예방 중심 체계로 전환하는 개혁을 실시하였다. 2004년에 치매라는 용어가 병의 특징을 올바르게 나타내지 않고 편견을 갖게 하는 부정적 의미로 보고 전문가들의 논의를 거쳐 '인지증'이라는 이름으로 명칭을 변경한 후 2005~2015년까지 '인지증을 아는 지역 만들기 10개년' 캠페인을 통해 인식개선을 도모하였다.

이는 노인이 자신의 건강을 스스로 관리하고 가정에서 생활을 영위할 수 있도록 지원하는 체계를 지역사회에 정착시키고, 이러한 지원서비스를 개호보험의 예방급여 서비스로 인정하며, 지원기관으로 지역사회포괄지원센터를 개설하는 것을 포함한다.

2012년에 이루어진 치매 관련 제도 개선사항 6가지는 다음과 같다.

- 의료와 개호의 연계 강화
- 개호인력 확보와 서비스 질 향상
- 고령자 주거정비
- 인지증대책 추진
- 보험자에 의한 주체적인 대응안 추진
- 보험료 상승 완화

### (2) 치매정책 제도 개선

제도 개선의 가장 핵심적인 부분은 의료와 개호의 연계 강화로, 구체적인 내용 3가지 지원 제도는 다음과 같다.

#### ① 24시간 대응 정기순회 · 수시대응형 서비스

중증인 요개호 고령자의 재택생활을 지원하기 위해서 밤낮을 통해 방문개호와 방문간호를 밀접하게 연계하여 단시간(15~20분)의 정기순회 방문과 수시대응을 하는 정기순회·수시대응형 서비스를 만들었다. 24시간 대응 정기순회·수시대응형 서비스는 기상, 중식, 복약, 수분보충, 취침, 심야 배변 등 하루에 몇 차례 방문하도록 하여 도움을 제공하는 서비스이다.

#### ② 복합형 혼합지원서비스

소규모 다기능형 거택개호와 방문개호 등 여러 개의 거택서비스와 지역밀착형 서비스를 혼합하여 제공하는 복합형 사무소를 만들었다. 이를 통해 이용자의 필요에 따라 유연하게 의료 요구에 대응한 소규모 다기능형 서비스 등의 제공을 받을 수 있게 된다.

#### ③ 개호예방 · 일상생활지원 종합서비스

지자체의 판단에 따라 요지원자·개호예방사업 대상자를 위한 서비스를 종합적으로 실시할 수 있는 제도를 만들었다. 지자체·지역포괄센터가 이용자의 상태나 의향에 따라 예방급여로 대응할 것인지 새로운 종합서비스를 이용할 것인지를 판단한다.

### (3) 지역포괄케어시스템

지역사회에서의 체계적 치매관리를 위한 것으로, 한국의 통합적 치매관리시스템과 유사하다. 단카이 세대가 75세 이상이 되는 2025년을 목표로 중요한 요개호상태가 되어도 살아온 지역에서 자신다운 생활을 인생 최후까지 지속할 수 있도록 의료, 개호, 예방, 주거, 생활지원이 포괄적으로 확보되는 체계이다. 지역포괄지원센터의 강화를 위한 주요 사안은 지역의 지원역량 강화, 일차 보건의료 일반의사의 치매대응력 강화, 인지증질환 의료센터를 통한 치매의 전문적 의료서비스 제공과 지역연계 추진 전략 등이다.

① 지역의 지원역량 강화

운영프로그램으로 노인지킴이 활동, 카페와 찻집 등의 장소 만들기, 지역 네트워크 만들기, 가족의 사회복귀활동, 독거생활이 어려운 고령자에 대한 지원활동 등 지역 내에 인지증이 있는 사람들을 지원하기 위한 주민활동과 시민단체의 활동이 점차 활발해지고 있다. 이같은 활동들은 지역 포괄케어시스템 강화에 많은 역할을 수행할 것으로 기대된다.

② 일차보건의료 의사의 치매대응력 향상

일본 정부는 일차 보건의료의 역할을 수행하는 의사의 수와 이해 부족에 대응하기 위하여 보건교육의 일환으로 향상 교육을 실시하고 있다. 많은 의사들이 교육을 받고 있지만 치매진단, 신체 합병증치료, 응급치료, 사회적 문제에 대한 대응 등에 어려움을 호소하고 있고, 전문적인 의료기관인 치매의료센터의 설치를 요구하고 있다.

③ 인지증질환 의료센터를 통한 전문적 의료서비스 제공

2008년 시작된 인지증질환 의료센터에서는 전문의료상담, 감별진단과 초기대응, 신체 합병증과 정신행동증상의 치료, 일차 보건의료 의사 및 기타 전문직의 교육 등이다. 또한 정신보건사회복지사나 보건사가 배치된 전문적 의료상담실 설치를 요구하고 있다.

## 3) 치매 관련 시설

### (1) 꿈의 호수촌

일본의 지바현 북서부에 위치한 우리야스시 꿈의 호수촌은 치매나 노인성 질환으로

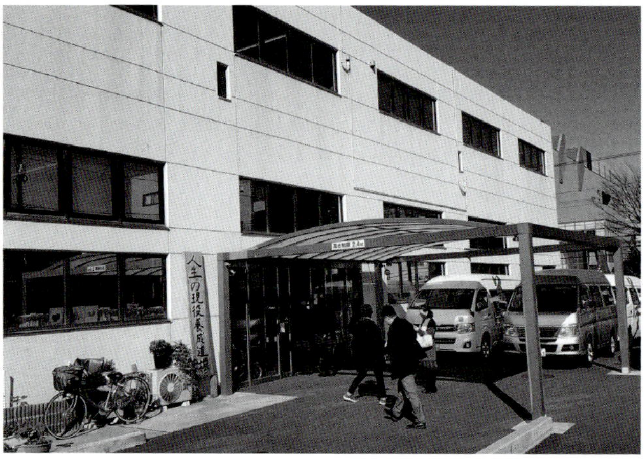

그림 18-13 꿈의 호수촌 전경

출처: 양영애(2015). 일본 요양서비스의 이해. 동주

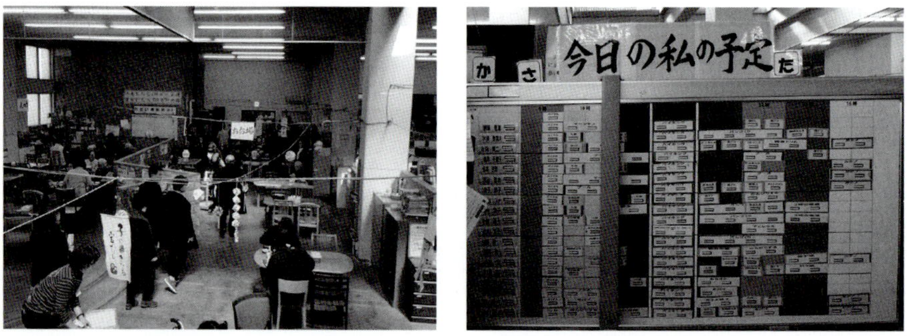


그림 18-14 꿈의 호수촌 내부와 활동 스케줄표

출처: 양영애(2015). 일본 요양서비스의 이해. 동주

보호가 필요한 노인을 낮 동안 돌봐주는 주간보호센터이다. 작업치료사인 후지와라 시게루가 작업치료적 활동과 철학을 바탕으로 한 생활중심형 프로그램으로 구성되어 있다. 체험프로그램은 꿈의 호수촌 직원들이 직업 고안하고 제작한 것들이 시설 내부를 채우고 있다. '유메'라는 자체 화폐를 사용하고 교실에서 직접 체험을 하면서 활동하고 본인 스스로 할 수 있도록 하는 점이 장점이다(그림 18-13, 18-14).

■ 프로그램의 원칙

• 자기결정권 강화를 위한 기회 제공

200여 개의 운영프로그램 중 일과프로그램은 이용자가 스스로 선택하게 하고, 본인이 선택하기 어려울 경우에는 직원이 도와주기도 하지만 반드시 본인이 선택하도록 유도한다. 노인과 치매환자의 경우, 무력감과 우울감이 증가하고 의사표현이 줄어들게 되는데, 이러한 과정 중에 본인이 선택하는 프로그램의 수를 늘려가는 것은 자기결정권과 의사표현의 기회를 제공하기 위한 것이다. 일과 프로그램의 선택방법은 본인 스스로 프로그램을 결정한 후, 마그넷 플레이트를 프로그램 보드의 시간 틀에 붙이면 스캐너가 자동으로 읽어서 컴퓨터에 저장된다. 이를 직원들이 보고 상황을 확인한다. 프로그램이 다양하고 개인이 선택하는 점에서 자기결정권의 강화 기회를 제공한다.

• 또 하나의 사회

꿈의 호수촌 안에서는 이 곳에서만 유통되는 '유메'라는 화폐가 사용되며, 이 화폐는 모든 프로그램을 이용할 때 지불하며 실제 돈과 같이 사용한다. 유메를 사용하여 생활하는 또 하나의 사회가 된다. 처음 방문 시 일정 금액의 유메를 제공하고 이를 3개월 내에 소진하도록 프로그램을 제공한다. 모두 다 사용하면 식사 후 그릇을 찾아 넣는 정리 등 여러 활동으로 돈을 벌 수 있는 프로그램에 참여할 수 있으며 이곳 은행에서 일정의 돈을 대출받기도 하고 카지노에서 돈을 벌 수도 있다. 이곳에는 우체국도 운영하며, 편지를 쓸 경우 실제로 편지가 발송된다.

• 생활 중심형 프로그램

프로그램은 생활중심형 프로그램으로 실제 생활과 유사하게 진행된다. 예를 들어 지역별로 색이 다른 차들 중에서 본인이 타고 다니는 차를 기억해 이용하게 하고, 식사 후 식기통에 부착된 사진을 참조하여 본인의 식기를 챙겨서 넣는 등 생활 속에서 인지훈련을 실시한다. 식사는 뷔페식으로 제공되며, 이용자는 본인의 식기를 찾아 직접 배식을 하고 스스로 자리에 앉아 식사를 한다. 몸이 불편한 사람은 배식차를 이용해 식사를 준비하고 이용한다. 이처럼 생활 속에서 자립적으로 몸을 움직이고 자기 결정을 하는 것이 장점이다.

### (2) 특별양호노인 홈 신토미

일본 도쿄 주오구의 요양시설 실버윙 신토미는 인공지능로봇 및 간병인의 업무 부담

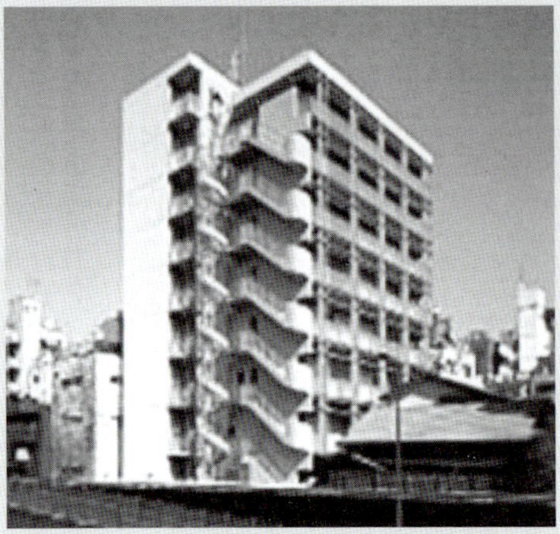

**그림 18-15** 특별양호노인 홈 신토미, 도쿄

출처: 양영애(2020). 고령친화산업개론. 동주.

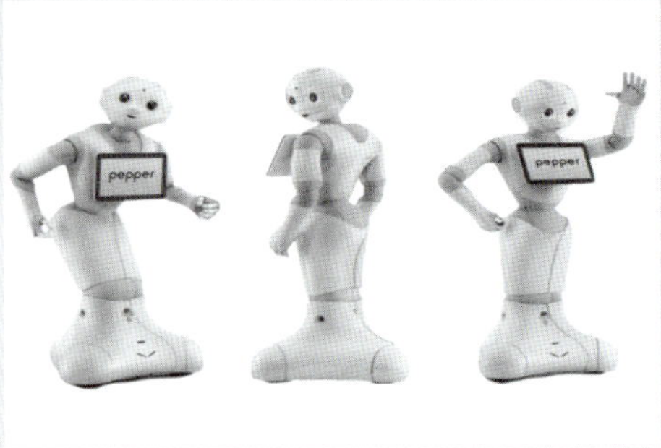


**그림 18-16** 인공지능 감정로봇 페퍼, 소프트뱅크

출처: 양영애(2020). 고령친화산업개론. 동주.

을 줄이기 위해 다양한 로봇을 활용하고 있는 요양시설이다(**그림 18-15**). 한국보다 먼저 고령화되고 노동인구 감소가 심화되어 일본에서는 요양시설에 로봇의 활용이 적극적이다. 8층 건물인 실버윙 신토미는 20여 종, 100여 대의 로봇이 활용되고 있다. 장·단기 입소자 46명과 데이서비스 이용자 34명 있으며 고령자 1인당 1개 이상의 로봇이 적용되고 있다.

페퍼(pepper)는 일본의 정보통신회사인 소프트뱅크가 2014년에 선보인 세계 최초의 감정인식 로봇으로, 요양시설에서 노인들의 운동 및 대화 등에 활용되고 있다. 얼굴인식이 가능한 인공지능로봇은 "처음 뵙겠습니다."라고 말하기도 하며, 치매환자들의 안정을 도우며 눈 맞춤과 노래, 춤, 퀴즈 놀이를 진행한다. 고령자들도 사람들이 말하는 것보다 귀엽게 생각하기도 한다(**그림 18-16**).

### (3) 세타가야구립 기타자와엔

도쿄도 세카가야구에 위치한 세타가야구립 기타자와엔은 2001년 4월 1일 설립된 기관으로 개호보험금 재원으로 운영되며, 부족할 경우 구에서 지원을 받고 있다. 최근에는 서비스를 시설에서부터 재가까지 원스톱 형식으로 이루어지는 형태로 변화되어 데이케어부터 시설까지 복합적인 행태로 구성되어 있다(**그림 18-17**). 이곳의 목표는 시설 입소를 통해 독립적인 생활을 실현할 수 있도록 하고, 다시 집으로 돌아가서 생활하고 싶어 하는 사람에게는 그 꿈을 이룰 수 있도록 프로그램 등을 통해 자립지원을

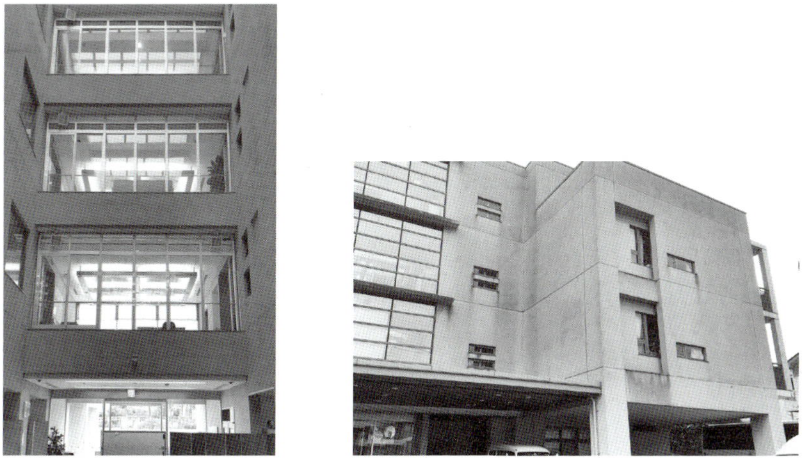

**그림 18-17 세타가야 구립 기타자와엔 전경**

출처: 양영애(2015). 일본 요양서비스의 이해. 동주.

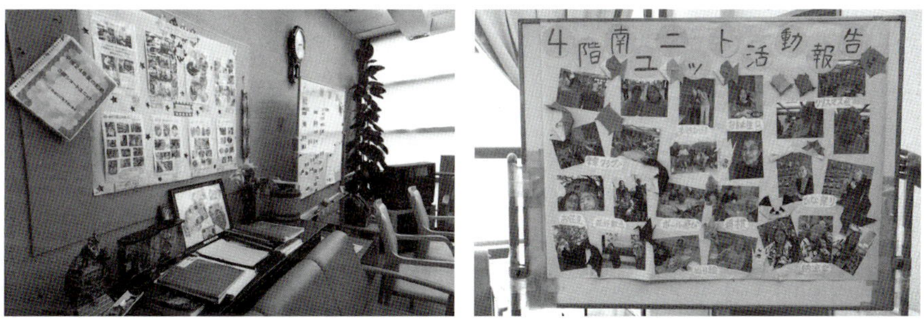


**그림 18-18 입소시설 모습과 프로그램 예시**

출처: 양영애(2015). 일본 요양서비스의 이해. 동주.

도와주고 있다(그림 18-18). 입소시설로 특별양호노인홈, 단기보호서비스를 제공하고 있으며, 입소 후 개인 개호 수준에 따른 통일된 케어를 제공하여 안정감을 찾도록 하고 있다.

1층 외래시설에서는 데이서비스를 실시하고 이용자들도 작업치료와 물리치료서비스를 받는다. 더불어 도내에서 최초로 '지역체험 데이서비스'를 실시하여 지역과의 관계를 유지하고 있다.

주요 사업은 다음과 같다.

① 재택·방문서비스 자립지원

재택·방문서비스는 지역사회 내에서 의료, 개호, 예방, 주거, 생활지원서비스를 계속해서 유기적·일체적으로 제공하기 위해 각 분야가 서로 협업한다. 재택개호 지원을 위한 통소사업, 주택사업소, 방문개호, 방문간호사업소와 연계한다.

② 자립지원 생활

식사는 개호식 음식으로 죽, 다지기, 페이스트 형태로 제공한다. 이것은 구강-섭식 연하 평가를 실시한 후, 그 결과를 기초로 가능한 식이요법을 제공하고 있다. 씹고 삼키는 연하의 기능을 유지시키고 식사 본래의 목적을 유지하며, 음식을 먹는 즐거움을 함께 제공하는 데 목적을 둔다. '인간다운 식사'를 생각하고 실현할 수 있도록 스스로 식생활에서 존엄성을 유지하고 느끼게 한다.

③ 다케우치식 식사 및 배변관리

고령자의 탈수 방지와 충분한 수분공급을 위하여 매일 1,500mL의 물을 제공하고 있다. 식사관리에 있어서 자는 것만으로도 1,200Kcal를 소모하기 때문에 1일 1,500Kcal는 필수적으로 섭취하도록 하고 있다. 또한 화장실에서의 배변활동을 위해 변기에 앉아 복강 내에 힘을 주는 운동을 진행하고, 이를 위해 변기 뒤에 등받이를 설치하고 있다.

## 3 스웨덴

### 1) 노인인구 현황

스웨덴은 노인인구 비중이 유럽연합(EU) 국가 중에서도 높은 편으로 세계 3위에 속하는 초고령사회이다. 스웨덴은 1950년경까지 65세 이상 노인인구가 전체 인구대비 6.2%에 불과했으나, 그 후 계속 증가 추세를 나타내 2008년에 65세 이상의 노인인구는 전체 인구(9925만 6,347명) 중 약 18%이며, 2050년에는 노인인구가 23% 이상으로 예측되고 있다. 65세 이상 노인 중 대부분은 건강상태가 양호하여 일상생활을 해나가는 과정에서 자신의 문제는 스스로 해결해 나가고 있지만, 최근에는 타인의 도움이 필요한 후기고령노인이 급격히 증가하는 추세이다.

스웨덴 정부에 따르면 2018년 스웨덴의 치매환자 수는 15만 명으로 추산한다. 이는 전체 인구 약 1천만 명 중 1.5%를 차지한다. 매년 약 25,000~29,000명의 사람들이 치매가 발병하고, 또한 같은 수만큼의 사람이 치매와 관련된 질병으로 사망한다.

## 2) 치매 제도 및 정책

1980년대 스웨덴 노인돌봄서비스는 란스팅과 콤뮨으로 이원화되어 운영되고 있었다. 의료서비스는 「보건의료법」에 따라 란스팅이, 사회서비스는 「사회서비스법」에 따라 콤뮨이 담당했다. 그러나 1990년대에 들어서면서 노인인구의 증가와 함께 이원화된 노인돌봄서비스는 많은 문제점을 노출하게 되었다. 노인의료서비스와 사회복지서비스가 서로 다른 기관에서 분리·운영되어 노인의 특성을 반영한 돌봄서비스가 이루어지지 못하였고, 이로 인하여 실제 수요자인 노인의 불편뿐만 아니라 요양 및 서비스관리 측면에서도 비효율과 많은 행정적인 낭비요인이 발생되었다. 당시 란스팅의 노인의료서비스 제도는 거동이 불편하거나 의료적 보호가 필요한 노인들에게 양로원이나 종합병원의 장기 병동으로 옮기도록 권고하도록 되어 있었다. 이런 권고를 받은 노인들은 더 이상 회복이 어렵다는 심리적 충격을 받았고, 요양원이나 종합병원의 장기병동을 마치 마지막 생애를 보내는 거처로 인식하게 되었다. 시설로 보내질 정도는 아니지만 의료서비스가 필요한 중간 단계의 노인들은 의료서비스의 사각지대에 놓이게 되고, 의료서비스를 방치하는 결과가 초래되어 노인들의 건강이 쉽게 악화되는 경향도 나타났다. 그 외에도 노인인구의 증가에 따른 의료서비스의 증가는 스웨덴 보건의료서비스의 전반적인 재정적자를 가져

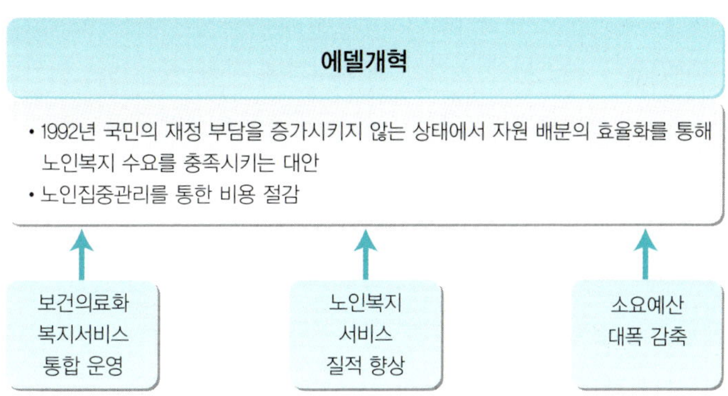


**그림 18-19** **에델개혁의 주요 내용**

출처: 양영애(2017). 스웨덴 요양서비스의 이해. 동주.

오게 되면서 보건의료시스템 개혁은 시급한 사회적 과제로 인식되게 되었다.

1992년부터 시행된 에델개혁(Adel reformen)은 란스팅의 고유 업무인 노인보건의료 사업을 콤뮨으로 이관하여 노인의료서비스와 사회복지서비스를 일원화하는 것이 주요 내용이다. 또한 "탈 시설화" 정책을 통하여 노인의 삶의 질 향상을 위한 노인돌봄서비스가 시행되었다. 에델개혁 후 노인 중심의 종합적인 돌봄서비스가 운영되었으며, 이를 계기로 새로운 변화들이 나타나기 시작하였다(**그림 18-19**).

개인 중심의 종합 돌봄서비스를 추구하였다. 노인들의 하루 일과를 일상생활활동, 가벼운 운동, 재활프로그램, 문화, 여가 등으로 프로그램화하여 권장하고 종합적인 서비스를 제공하기 시작했다. 공동체 중심의 새로운 데이케어센터 운영이다. 이는 작은 공동체 가족을 운영하는 방식으로 자기 집에서 따로 살아가는 노인들이 함께 모여 가족과 같은 분위기에서 일상을 지내게 하는 서비스를 제공하고 있다. 스웨덴 사람들은 전통적으로 한집에 오래 사는 것을 좋아하는 문화를 가지고 있다. 에델개혁은 이러한 문화와 콤뮨 중심의 종합적인 돌봄서비스를 결합한 고령화 시대의 효율적이고 바람직한 사회복지 정책의 하나라고 여겨진다.

### (1) 광역자치단체: 란스팅

스웨덴의 광역자치단체는 란스팅(Landsting)이라 하며, 전국에 21개가 설치되어 있다. 란스팅의 사업 가운데 가장 큰 비중을 차지하고 있는 분야는 사회복지 정책에서 주요 부분을 차지하는 복지서비스와 의료서비스이다. 1차 진료기관에서 종합병원에 이르기까지 공공의료기관은 물론 민간병원에 대한 감독과 지원도 담당한다. 그리고 관할 콤뮨이 집행하는 정책 가운데 란스팅과 연계가 있는 노인과 장애인 정책 등에 관한 서비스를 지원하고 조정하는 역할을 한다. 노인의료서비스는 종전에는 란스팅에서 수행하였으나 1992년에 시행된 에델개혁에 따라 콤뮨으로 이관되어 노인돌봄서비스는 사회서비스와 의료서비스가 통합되어 콤뮨으로 일원화되었다.

### (2) 콤뮨

스웨덴의 기초자치단체는 콤뮨(Kommun)이라 하며 전국에 290개가 있다. 콤뮨은 일상생활활동과 밀접한 대부분의 복지서비스를 책임진다. 즉 노인돌봄, 아동과 청소년 돌봄, 여성과 장애인 등을 위한 각종 복지서비스를 담당한다. 또 어린이집부터 고등학교까지의 교육, 주택제공 및 알선서비스 등을 운영한다. 각 콤뮨은 자율적으로 서비스 방법을 결정하고 예산을 편성할 수 있다. 노인돌봄서비스는 노인의 특성을 고려하여 사회서비스와 의료서비스가 통합되어 콤뮨에서 서비스를 제공하고 있다. 중앙정부는 시대에 맞는 정책의 입안, 복지서비스 체계 확립, 소득 보장, 일자리 창출 등을 담당하고, 란스팅에서는 복지예산의 가장 큰 부분을 차지하는 보건과 의료서비스, 콤뮨에서는 교육과 복지서비스, 주택 건설, 상하수도 등 일반생활과 밀접한 업무를 수행한다.

### (3) 노인복지정책

스웨덴은 세금을 많이 걷어 복지정책을 실현하는 국가로 유명하다. 일반 국민은 소득의 30%, 고소득자는 57%를 세금으로 내고 있다. 이 때문에 별도의 건강보험료나 장기요양보험료는 징수하지 않는다. 스웨덴의 노인장기요양서비스는 기초자치단체의 노인복지서비스의 일환으로 제공된다.

스웨덴에서는 1992년 에델개혁 이후 65세 이상 거동이 불편한 노인에 대한 복지서비스(수발)와 의료서비스를 콤뮨으로 일원화하여 운영하고 있다(**그림 18-20**). 스웨덴의 노인복지는 연금제도와도 많은 관련이 있다. 연금제도는 소득보장을 위한 제도로써 복지서비스와 의료서비스에 들어가는 비용과 관련하여 노인복지의 중요한 문제가 되고 있다. 또한 노인을 위한 주거지원제도가 있어서 노인복지의 중요한 부분을 차지하고 있다.

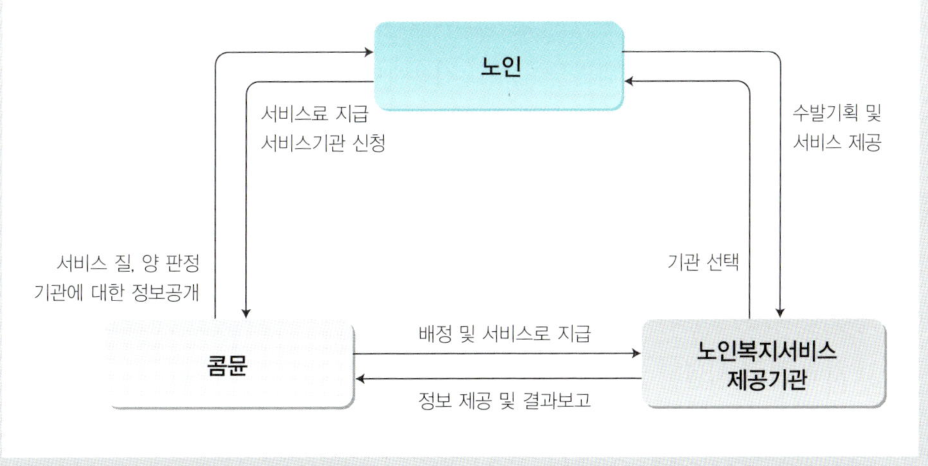


**그림 18-20 노인복지서비스 전달체계**

출처: 박승희 외(2007). 스웨덴 사회복지의 실제.

노인복지서비스는 다른 사람의 지원 없이는 생활이 곤란한 노인들을 지원해 주는 서비스를 말한다. 서비스 대상자는 65세 이상의 노인으로 콤뮨의 노인복지과에 서비스 지원을 신청하여 서비스가 필요하다고 인정된 자이다. 서비스 내용은 몸이 불편한 노인이 정상적인 삶을 누리기 위해 필요한 식사 준비, 잠자리 정리, 청소, 목욕, 빨래, 장보기, 산책 보조, 병원 동행, 외상환자 수발 등 생활 관련 서비스이다.

생활서비스는 콤뮨에서 주관한다. 콤뮨은 요양기관을 위탁하여 서비스를 제공하고 요양기관은 공립과 사립이 있다. 이전에는 콤뮨이 요양기관을 직접 운영하였지만 지금은 경쟁을 통하여 서비스 질 향상을 목적으로 민영화하는 추세이다. 요양기관에는 노인들이 입주하여 생활하는 요양원, 자기 집에서 생활하는 노인들을 방문하여 서비스를 제공해 주는 재가노인복지서비스기관, 주간에 노인을 보호해 주는 주간보호기관, 주간보호기관으로 이동을 전담하는 운송회사가 있다.

노인요양시설은 거동하기 힘들거나 혼자 생활하기 어려운 노인들을 위한 노인시설이 노인복지 차원에서 일반과 특별 주거시설의 형태로 운영되고 있다. 일반 노인시설은 콤뮨에서 거동하기 힘든 노인들을 위해 제공하는 소형 임대아파트로, 연로하여 더 이상 본인이 살던 집에서 생활하는 것이 어려울 때 생활할 수 있는 요양시설이다. 부부, 독신자용으로 나뉘며, 공동 식사, 단체 여가 및 건강프로그램, 간단한 건강검진 등을 제공한다. 특별 주거시설은 만성질환이 있거나 중한 병에 걸려 혼자서 사는 힘든 노인에게 제공하는 일종의 특별요양원이다. 이 시설에는 의사, 간호사, 치료사가 있고, 호흡기와 기초적인 의료 측정기 등이 있어 유사시에 대비할 수 있다. 또한 종합병원과 멀리 떨어져 있지 않은 곳에 위치하기 때문에 응급 시 접근할 수 있는 시설을 갖추고 있다. 치매환자들이 주로 사용하며, 다양한 프로그램 등을 갖추고 돌본다. 최근 변화를 보면 자택에서 생활하다가 임종하는 것을 더 원하는 추세이기 때문에 콤뮨에서 재가서비스를 강화하기 위한 노력을 더 기울이고 있다. 65세 이상 노인은 콤뮨에서 제공하는 노인주택에서 거주하는 비율이 가장 높고, 다음으로는 본인의 주택이나 아파트가 있으며, 치매 등의 질환이 있는 경우는 특별 주거시설에서 거주한다.

### 3) 치매 관련 시설

#### (1) 소시얼스튀렐센(국립보건복지청)

소시얼스튀렐센(Socialstyrelsen)은 보건사회부에 속한 정부공공기관으로 의사, 간호사를 비롯한 21종의 의료인에게 자격증을 발급하고, 의료복지계열 근무자와 책임자,

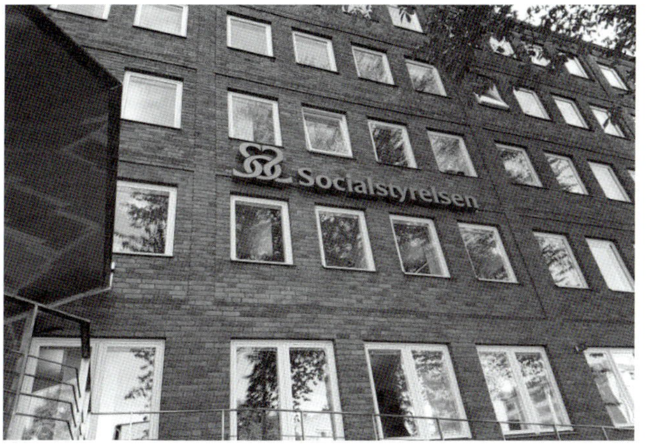


**그림 18-21** 소시얼스튀렐센 전경

출처: 양영애(2017). 스웨덴 요양서비스의 이해. 동주.

즉 의료의 책임을 질 수 있고 결정하는 사람들과 연관된 사업을 수행하는 기관이다(그림 18-21). 콤뮨이 지역사회의 개인을 현장에서 직접 관리한다면 소시얼스튀렐센은 의료현장과 관련된 인력을 관리한다.

소시얼스튀렐센은 5개의 전문부서와 3개의 지원부서로 나뉘어져 운영되고 있다. 5개의 전문부서는 통계와 비교분석, 의료시행규칙에 의한 의료인 자격증관리, 건강관리(의료복지서비스) 및 사회서비스를 위한 지침서 발간, 평가와 분석 등이다. 3개 지원부서는 소시얼스튀렐센의 역할 보조, 국내·외 협력 및 커뮤니케이션, 활동부서 지원 등이다.

소시얼스튀렐센은 법규 제정 및 각종 통계 제공, 건강과 케어를 지원하기 위한 필요한 모든 지식과 정보를 제공한다. 실제로 이 모든 과정들이 어떻게 진행되고 대상자들에 적용되는지를 모니터링한 후, 비교·분석을 시행하며, 문제점이 확인되면 이를 시정하는 지침을 제시해 준다. 소시얼스튀렐센은 의사와 간호사를 포함한 21개 의료인에 대한 자격증을 발행하고 관리한다.

암, 치매, 노인, 장애인이 의료복지나 사회복지제도의 혜택을 받으려면 직접 소시얼스튀렐센에 여러 가지 신청사항을 등록하여야 한다. 신청 후 각 담당기관은 현장조사를 실시하여 혜택 여부와 도움의 수준을 결정하게 된다. 결정기준은 신청사항에 표시된 것이 꼭 필요한 것인지를 참조하여 결정하게 된다.

등록항목은 57개로, 병력, 의사소견과 의사기록, 신청인의 개인정보들을 기록해야 한다. 입력항목은 필수와 권고사항이 있으며, 등록된 사항을 기반으로 개별상태를 파악하여 앞으로의 질환진행이나 생활상태를 예측하면서 효율적인 관리가 가능하도록 통계적인 분석을 통하여 환자와 가족들의 삶의 질 향상을 위한 정보로 활용하고 있다. 이중 노인과 관련된 등록신고사항을 살펴보면 암이나 사망은 필수등록사항이고, 치매확정판정자(인지저하 의심은 포함하지 않음), 행동이상 및 정신이상과 같은 문제행동 평가, 영양 및 구강 케어, 요실금 등은 등록권고사항이다. 예를 들어 치매로 확정되면 이상행동으로 인한 낙상의 우려, 영양상태, 구강상태 및 치아건강, 요실금 및 배변장애, 수면상태 등 전반적인 건강상태, 심리상태 및 생활상태를 동시에 평가할 필요가 있다. 정확한 건강상태를 파악하는 것이 요양원과 재가케어 시 도움이 되고, 국가에서는 이러한 정보를 이용하여 건강과 생활의 질 향상에 기여하는 데이터로 활용하기 때문이다.

2010년 치매관리 국가지침서를 소시얼스튀렐센에서 배포한 후, 2013년에는 타당성 여부를 재검토하여 효과가 없는 지침은 수정하고, 2014년 치매환자에게 도움이 되는 실제적인 지침을 제시하였다. 국가지침서 내용은 의학적인 부분과 객관적인 평가기준을 제시하여 의료종사자, 환자 및 가족들에게 도움이 되도록 가이드를 한다.

### (2) 소피아헴멧트(치매간호하우스)

왕립 치매센터인 소피아헴멧트(Sofiahemmet)는 실비아헴멧트 재단(Stiftelsen Silvia-hemmet)에 의해 운영되며, 실비아 왕비의 어머니를 위해 세운 치매간호전문시설로, 1996년 2월 15일 기부를 받아 비영리재단으로 설립되었다(**그림 18-22, 18-23**).

실비아 왕비의 어머니가 뇌졸중에서 치매로 진행되면서 대화와 활동이 매우 힘들어지자 노인학 전문가인 바르브르 의사의 조언에 따라 완치가 아닌 증상 완화를 목적으로 시작되었으며, 이곳의 목표는 “정말 기쁘고 즐거운 하루”이다. 소피아헴멧트의 철학은 치매는 전체를 보고 도와주는 것으로, 그 사람의 삶 전체를 돕고 존재 의미를 살펴보면서 국적과 인종 차별 없는 서비스를 제공한다는 것이다. 치매전문 간호교육 실시와 함께 현재는 주간보호소로 운영되어 월요일부터 금요일까지 한 사람당 주 2~3회 이용 가능하다. 이용자들은 낮에만 이용하고 이후에는 자신의 집에서 생활한다.

소피아헴멧트의 시설은 건물구조가 자연햇빛이 많이 들어오도록 설계되었으며, 넓은 거실에는 높은 천장과 창문으로 밖의 풍경을 볼 수 있고, 창문을 통하여 밝은

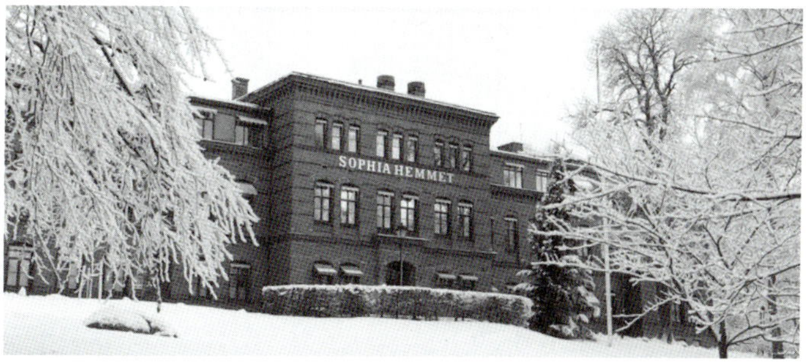


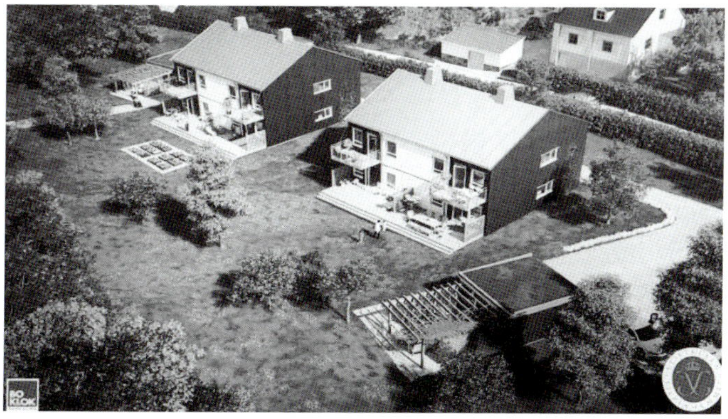

**그림 18-22 왕립 치매센터 소피아헴멧트**

출처: 소피아헴멧트 홈페이지(http://sjukhus.sophiahemmet.se).

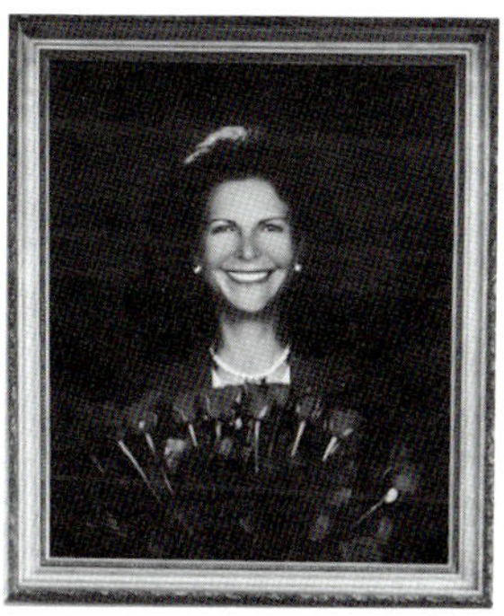

**그림 18-23 실비아왕비 초상화**

출처: 소피아헴멧트 홈페이지(http://sjukhus.sophiahemmet.se).

채광이 유지되고 있다. 넓은 거실에 책상과 의자가 군데군데 배치되어 있으며, 다양한 활동과 놀이를 할 수 있도록 도구들이 비치되어 있다. 이곳의 모든 문은 항상 열려 있으며, 주방은 시설 이용자가 직접 요리를 하며 다 같이 모여서 식사를 한다. 복도에는 은은한 조명으로 안정된 느낌을 주고 안락한 의자가 주변 곳곳에 있어서 쉴 수 있도록 배치되어 있다. 화장실에는 치매노인이 이용하기 쉽도록 빨간색 변기가 있고, 화장실 거울에 비친 본인의 모습으로 놀라지 않게 거울을 커튼으로 가리는 등 세밀한 곳까지 배려하였다. 현관에는 앉아서 신

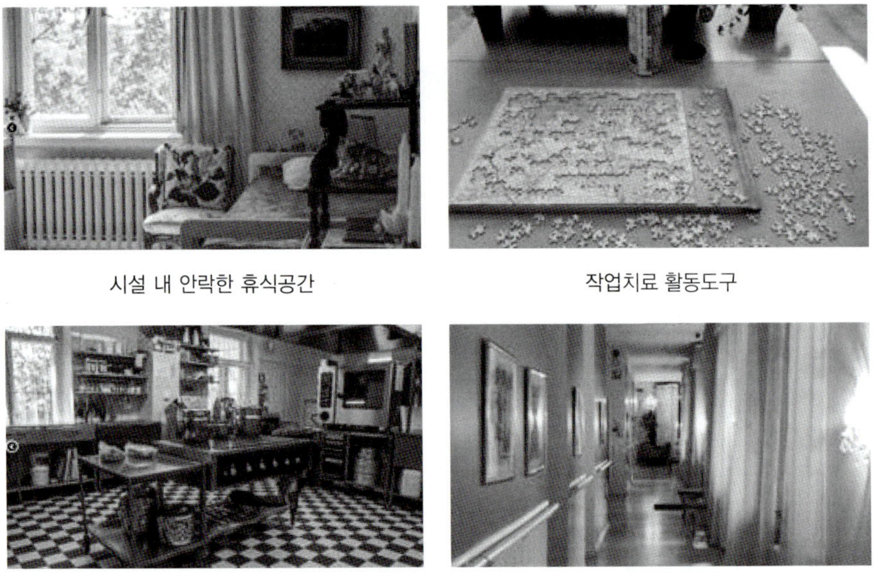

시설 내 안락한 휴식공간 / 작업치료 활동도구 / 음식을 만들고 식사하는 공간 / 시설 내부 모습

**그림 18-24 소피아헴멧트 내부모습과 활동장소**

출처: 양영애(2017). 스웨덴 요양서비스의 이해. 동주.

발을 벗고 신도록 의자를 비치하고 있다(그림 18-24).

단순한 치매노인의 보호 차원을 넘어서 이곳의 목표처럼 기쁘고 즐거운 하루를 맞이하게 함으로써 삶의 질 향상을 위한 프로그램을 운영한다. 처음 2주 동안 사람들과 사귐을 갖고, 2주 후 프로그램을 함께 계획하게 된다. 6개월 이후 프로그램이 필요 없다고 생각되면 진행하는 프로그램을 종료한 후 새로운 프로그램으로 변경할 수 있다.

### (3) 루센달스고르덴(노인요양원)

루센달스고르덴(Rosendalsgården)의 시설직원은 원장, 부원장, 간호사, 작업치료사, 물리치료사, 영양사, 사무직, 청소, 요리사, 경비 등으로 구성되어 있다. 직원은 총 100명이며, 정규직은 46~48명이고 그 외 계약직으로 운영되고 있다. 의사는 일주일에 한 번씩 방문하고 지정 의사 외에 다른 의사를 선택할 수 있다. 인력은 7명이 늘 상주하도록 스케줄을 정하고 스케줄 표는 4주씩 변경된다.

이 곳은 세금으로 운영되며 수용인원에 따라서 정부로부터 운영비를 받는다. 입소자는 콤뮨에 일정부분 본인부담금을 지불하고, 본인부담금은 수입에 따라 달라진다. 입소신청서를 콤뮨에 신청하면 정해진 심사기준에 따라 전반적인 상황을 심사 후 입소 여부를 결정한다. 예로 신청자에게 작은 부분만 도와주면 집에서 생활이 가능할 것 같다고 판단되면 요양보호사를 지원하여 계속 집에서 거주할 수 있도록 도와준다. 하지만 재가에서 생활이 힘들고 입소가 필요하다고 결정되면 우선적으로 의료적인 도움이 필요한지를 살펴본다. 대상자는 65세 이상 노인, 신체적인 장애, 치매 등 매우 다양하다. 퇴소기준은 본인의 의사에 따르기도 하고, 퇴소 시 만약 거주할 집이 없다면 콤뮨에서 다른 곳을 찾아준다.

건물 지하 1층에는 미용실이 있어 일주일에 한번 미용사가 방문하여 미용서비스를 제공하며, 그 외 마사지실 및 직원을 위한 헬스장도 있다. 또한 보조기기실이 있어서 리프트, 휠체어 등 다양한 보조기기가 분류되어 있고, 물리치료사와 작업치료사가 이곳을 담당한다(그림 18-25).

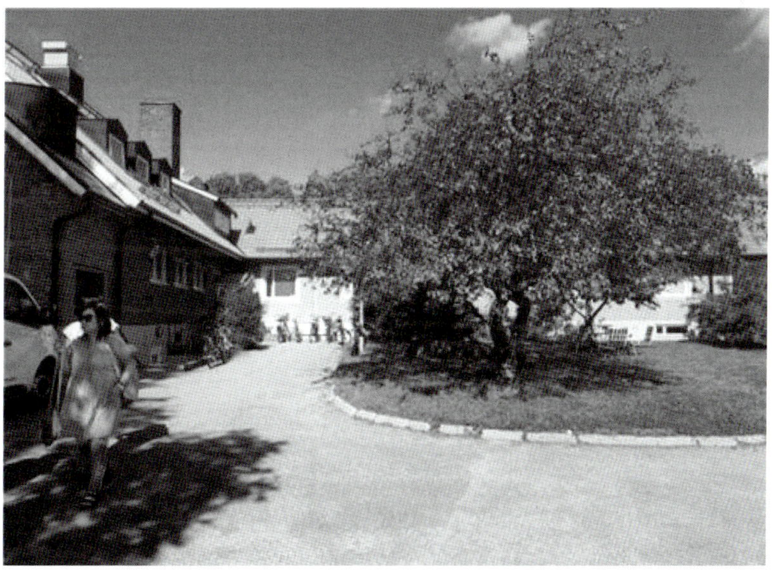

**그림 18-25** 루센달스고르덴

출처: 양영애(2017). 스웨덴 요양서비스의 이해. 동주.

### (4) 옥토푸스데멘스(치매용품 회사)

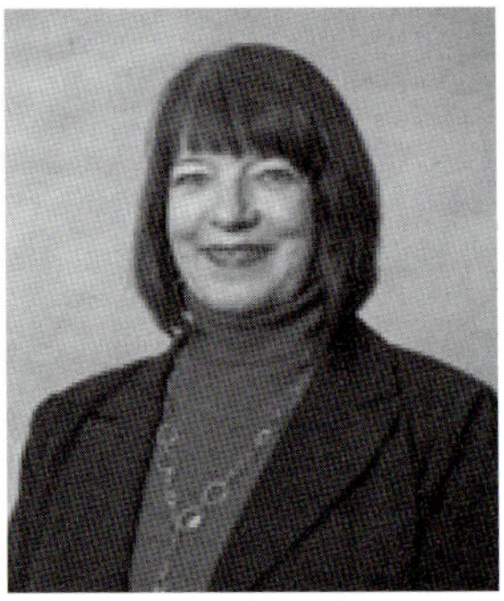

**그림 18-26** 옥토푸스데멘스사 대표 쉐시틴 룬드스트렘

출처: 옥토푸스데멘스 홈페이지(www.octopus.se).

옥토푸스데멘스사(Octopus Demens AB)는 2003년에 설립된 작은 규모의 치매보조기기 회사로, 스웨덴 지역에서의 치매교육과 정보서비스 제공을 전문으로 하고 있다. 주요 업무는 치매환자에게 기술적 전문지식 지원과 교육, 국내·외 기술교류 등을 추진하고 있다.

옥토푸스데멘스사의 대표(CEO)인 쉐시틴 룬드스트렘(Kerstin Lundstrom)은 치매 전문 간호사로서 43년간의 경험을 바탕으로 고령임에도 불구하고 다양한 현장경험을 살려 회사를 운영하고 있다(**그림 18-26**). 첫 직장인 치매요양병원에서 간호사로 20년간 근무하며 다양한 치매치료의 경험을 쌓았고 이를 바탕으로 치매협회장으로 4년간 활동하였다.

현재는 강연, 책 집필, 건축 컨설팅, 의사 대상의 강연, 웹사이트 운영, 치매 부모가 있는 청소년 상담 등 다양한 활동을 전개하고 있다. 2003년 회사 설립 후, 64개 회사와 계약을 체결하여 치매전문 웹회사를 설립하여 운영하였다. 2014년에 옥토푸스데멘스사의 대표로 취임하여 회사 운영을 있으며, 중국, 일본, 독일, 쿠웨이트 등으로 관련 치매 전문지식을 전달하고 있다.

옥토푸스데멘스사의 대표인 쉐시틴 룬드스트렘은 항상 치매용품이 좋은 곳을 찾아보고 좋은 아이디어가 생기면 회사와 연락하여 구매계약을 진행한다. 치매와 보조기기와 관련된 책과 간행물 등을 발행하고, 독자 수는 2천명이며, 스웨덴 290개의 콤뮨 중 270개 콤뮨에서 치매에 대한 강연을 통하여 치매를 알리는 역할을 하고 있다. 현재 살고 있는 웁살라 지역에서는 치매예방을 위한 치매프로젝트를 운영하고 있디.

옥토푸스데멘스사에서 개발된 보조기기는 관련 제품을 보기 좋게 진열하여 전시 및 판매하고 있다. 보조기기는 구입용과 대여용으로 구분하여 표시되어 있으며, 일반적인 기능의 제품과 센서 등이 내장된 고기능 제품이 함께 전시되어 있다. 365일 활동달력은 2016년 옥토푸스데멘스사에서 만든 제품으로, 앞면에는 치매를 설명하고 뒷면에는 365일 동안 무엇을 할 것인가에 대한 계획을 기록하게 되어 있다. 딘티

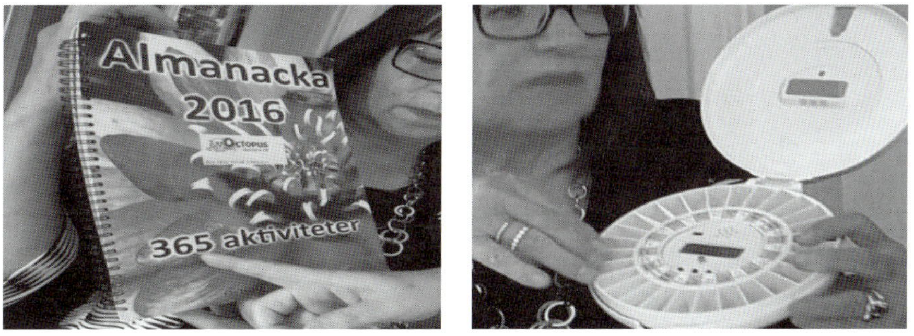


365일 활동달력 약 복용 알림이

**그림 18-27 옥토푸스데멘스사에서 개발한 365일 활동달력과 약 복용 알림이**

출처: 양영애(2017). 스웨덴 요양서비스의 이해. 동주.

두는 연월일, 요일 등을 알려주도록 설계되었으며, 화면의 밝기를 조정할 수 있는 기능이 있는 도구이다. 약 복용 알림이는 스웨덴에서 개발되어 사용되고 있다. 치매로 확인되면 스스로 정해진 일정에 맞춰 약을 복용하기 어려운 경우가 발생한다. 이를 고려하여 처방된 약을 본인 스스로 약 복용 알림이에 넣거나 다른 사람의 도움을 받아 약을 넣어 사용할 수 있도록 되어 있다(그림 18-27).

## 4 미국

### 1) 인구 현황

미국 알츠하이머협회(Alzheimer's Association, AA)의 치매현황 조사 결과, 2018년 65세 이상 치매환자 수가 약 570만 명이며, 이후 2025년에는 약 710만 명, 2050년에는 약 1,380만 명에 이를 것으로 예측되었다. 또한 미국 알츠하이머협회(AA)는 매년 치매환자가 약 25만 9,375명 발생하고, 매 65초마다 1명의 새로운 치매환자가 나타난다고 보고하였다. 치매는 현재 미국인들의 사망원인 순위에서 당뇨병 다음으로 6위를 차지한다. 미국 내 치매환자가 증가함에 따라 치매환자에 대한 총 치매관리비용도 증가하고 있어 치매환자와 가족에게 정신적·경제적 부담으로 크게 작용하고 있다.

### 2) 치매 제도 및 정책

미국의 치매관리정책이 본격화된 것은 오바마 대통령이 「국가 알츠하이머 프로젝트법」을 승인한 2011년부터이다. 이전에는 미국 내 연방주들을 통합하는 뚜렷한 치매대응계획은 없었고, 다만 각 주에서 작은 규모의 치매관리프로그램이 산발적으로 운영될 뿐이었다. 「국가 알츠하이머 프로젝트법」은 미국의 모든 주가 국가치매관리계획을 추진하게 하는 법률적 근거가 되었고, 이후 2014년 12월에 제정된 「알츠하이머 책임법」은 치매극복 연구 등 국가치매관리종합계획 추진을 위한 예산 편성의 근거가 되었다.

미국의 국가치매관리종합계획은 크게 다섯 가지의 목표를 설정하고 추진 중이다. 이를 살펴보면 치매예방과 효과적 치료, 치매환자 케어의 질 및 효율성 향상, 치매환자와 가족을 위한 지원 확대, 대중 인식 및 참여 강화, 정책이행 경과 모니터링을 위한 데이터 고도화가 있다.

치매예방과 효과적 치료를 위해 다섯 가지 전략을 세웠다. ① 치매연구 우선순위·이행시점 설정, ② 치매예방·치료 연구 확대, ③ 무증상·조기 단계 치매진단 촉진, ④ 국제 민관단체 공동연구 조정, ⑤ 의료·공중보건프로그램의 치매 연구결과 활용 촉진이다.

치매환자 케어의 질 및 효율성 향상을 위해 다음의 전략을 세웠다. 케어 서비스 제공인력의 역량 강화, 치매진단의 적절한 시기·정확성 확보, 치매진단시점에서의 교육·서비스 지원, 양질의 치매 케어서비스 가이드라인·평가도구 확립, 치매환자 케어 신 모델 효율성 탐구, 치매환자 대상 급성케어와 장기요양서비스 통합·조정, 치매 취약계층 대상 케어 불균형 개선 등이 있다.

치매환자와 가족을 위한 지원 확대를 위해 다섯 가지 전략을 세웠다. 치매교육·훈련·지원 자원의 문화적 민감성 확보, 치매환자 가족보호자의 건강·삶의 질 지원, 치매환자 가족보호자의 미래 케어 요구도 대비 계획 지원, 치매환자 존엄·안전·권리 유지, 치매환자 주택 지원이 있다.

대중 인식 및 참여 강화를 위해 세 가지 전략을 세웠다. 알츠하이머병과 기타 치매에 대한 대중교육 추진, 주 및 지방정부와 협력을 통한 코디네이션(coordination) 개선 및 알츠하이머 및 기타, 그리고 국제 공동체-미국 간 국제협력 전략이 있다.

정책이행 경과 모니터링을 위한 데이터 고도화를 위해 정부부처와 연구기관의 치매 관련 데이터 접근성 향상 및 데이터 인프라를 개선한다. 또한 데이터 인프라 구축을 위한 연방정부 역량 강화와 국가치매관리종합계획에 대한 주기적 모니터링 등을 시행한다.

국가치매관리종합계획은 미국 보건복지부가 최상위기관으로 관리·감독하고 있으며,

특히 알츠하이머협회(AA)와 같은 민간 부분의 참여를 유도하여 공공 부분과 함께 적극적으로 치매환자와 가족의 케어 및 지원을 제공하고, 특히 알츠하이머협회(AA)는 알츠하이머 연구에 가장 큰 투자를 하는 비영리단체로서 새로운 치료와 예방에 많은 노력을 기울이고 있다. 한편, 알츠하이머센터(Alzheimer's disease Center, ADC)는 진단 및 관리, 질병, 서비스, 자원봉사자 및 가족보호자를 위한 지원과 특별 프로그램 등을 제공하고 있다.

대부분의 치매초기 환자는 집에서 간호가 가능하므로 현재 미국에서는 치매환자의 약 2/3가 집에서 간호를 받고 있다. 휴식·시설보호에는 치매노인뿐만 아니라 치매노인의 가족구성원을 위한 휴식보호 역할을 하는 주간보호서비스, 일부 은퇴자의 집단거주단지, 병원, 요양시설 등에서는 이용되지 않는 병상을 치매노인이 사용하도록 배려하는 단기시설보호, 경제적으로나 신체적으로 자활능력이 없는 치매노인을 정부가 특정 개인·가정에 보호를 위탁하는 위탁보호, 저렴한 비용으로 요양시설에서 제공되는 수준에 준하는 보호를 받을 수 있는 주거보호시설, 건강할 때는 일반 노인시설에 있다가 점차 몸이 약해지면 보다 보조적인 요양시설로 옮겨 필요한 서비스를 제공받을 수 있는 유료양로원 시설 등 다양한 서비스가 제공되고 있다.

미국의 서비스 체계는 일반 의료 체계, 노인서비스 체계, 정신건강 체계의 세 가지 분야로 나누어져 있다. 현재 미국 사회에서 치매환자가 각 체계의 서비스 혜택을 받는 일반 환자와 특별히 구분되어 있지는 않지만 의료 체계에서는 치매환자가 신체적 장애 노인으로, 노인서비스 체계에서는 병약 노인으로, 그리고 정신건강 체계에서는 정신질환 노인으로 분류된다.

미국의 노인복지정책은 사회보장(social security)과 보건 및 의료보장(health & medical care)의 두 가지 형태 기금으로 운영되고 있다. 사회보장은 노후의 전반적 생활과 관련된 재정 지원으로 평소 납부한 세금을 근거로 지급되는 노령연금이다. 보건 및 의료보장은 국가에서 관리하는 노후 의료보험 성격의 기금이다.

「노인복지법(Older Americans Act)」과 「기타 사회보장법(Social Security Act)」의 적용 영역에 치매를 포함하고 있으며, 특히 치매의 중요성을 연방정부 차원에서 인식하고 치매연구를 증진하기 위하여 1992년 「알츠하이머병 및 관련 치매연구법(Alzheimer's Disease and Related Dementias Research Act of 1992)」을 제정하였다.

미국의 법 체계는 먼저 여러 주의 개별적인 정부가 주법과 행정체계를 확고하게 운영하다가 정부와 연합하여 연합 주를 형성하였다. 즉, 주마다 독립적 법 체계를 갖추고 있다가 이러한 주들이 연합하여 공통의 목표를 지향하는 연합주가 되면서 연방정부법이 후에 생기게 되었고, 그 기능은 매우 포괄적 원칙과 재정지원 규칙 중심으로 되어 있는 특징을 갖는다. 주법은 세부적 지침과 규칙 중심이고, 연방법은 이러한 규칙들의 근본적 방향을 통제하는 상위법 개념이다.

「노인복지법」은 이러한 구조적 특성을 잘 반영하고 있는데, 연방법은 메디케어(Medicare)나 메디케이드(Medicaid), 노령연금(Pension for the Aged)과 같이 포괄적 「연금법」, 「사회보험 관련 법」, 「재정지원법」 등을 주로 포함하고 있으며, 주법 특히 미국이 처음 아메리카 대륙에 정착할 때부터 생겨나 지금까지 유지되어 온 아주 오래된 6개 주(북동부 뉴욕 주와 버지니아 주, 남부 농업 중심 3개 주, 서부 캘리포니아 주)는 주 정부와 주 의회에서 독자적으로 정한 주법에 따라 병원, 노인복지시설, 학교 등이 운영되고 있다. 그리고 각 주에 속한 시와 군은 여러 가지 조례를 운영하며 주법이 지향하는 운영사업의 구체적 프로그램을 운영한다.

## 3) 치매 관련 시설

### (1) 펜실베니아 주 노인국

펜실베니아 주 노인국은 '알츠하이머병 인식의 달'을 맞아 펜실베니아 주 주민들에게 치매질환에 대한 경각심을 일깨우는 데 힘을 기울이고 있다. 펜실베니아 주의 고령화인구는 미국에서 네 번째로 높은 것으로 알려져 있으며, 주 내 65세 이상 거주자 가운데 40만 명이 알츠하이머병 등 치매 관련 질환을 앓고 있는 것으로 추정된다. 펜실베니아 주 알츠하이머 특별위원회를 결성하여 질병에 대한 예방 프로그램을 개발하였다. 펜실베니아 주 노인국은 52개 지역의 알츠하이머 환자와 노인보호센터,

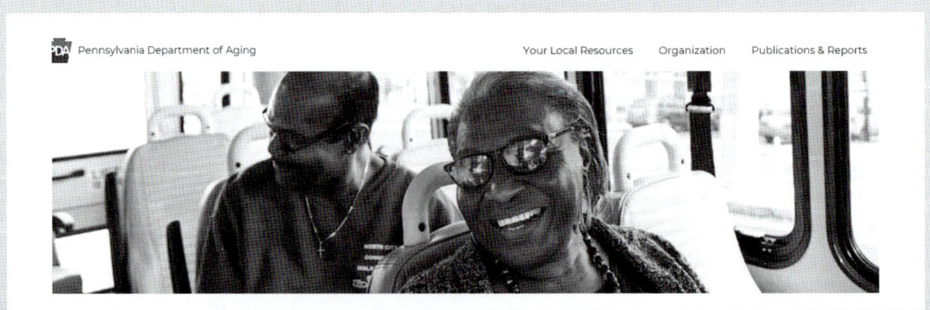


**그림 18-28 펜실베니아 주 노인국 홈페이지 메인**

출처: 펜실베니아 주 노인국 홈페이지(www.aging.state.pa.us).

치매치료센터, 등의 서비스 기관에 정보를 제공하고 있다. 자세한 정보는 웹사이트(www.aging.state.pa.us)에서 확인할 수 있다(그림 18-28). 한편 알츠하이머협회는 사우스 필라델피아에 위치한 시티즌 파크에서 알츠하이머병 예방과 홍보 기금 모금 등을 위한 걷기 캠페인 행사를 실시하는 등 많은 사회 참여 행사를 실시한다.

### (2) 세인트 바나바스 노인센터와 부속 S.마크 태퍼 파운데이션 치매센터

세인트 바나바스 노인센터의 특징은 다른 요양보건센터가 스태프와 환자의 비율이 1:15 정도인 것과는 다르게 스태프와 환자의 비율이 1:5 정도의 비율이다. 이는 좀 더 환자 개개인을 편안하게 돕고 있으며, 일대일 보조서비스가 다양하게 이뤄지고 있다는 것이다. 치매환자를 위한 의료서비스로는 작업치료, 물리치료, 언어치료 및 다양한 오락과 지적 자극을 통한 능력 향상 치료 등을 제공하고 있으며, 교통편의 및 가족, 간병인 상담 및 교육을 실시한다. 실외 산책, 화단 가꾸기, 음악치료, 노래 및 율동, 취미활동 지도를 통해 환자의 스트레스 해소와 치매관리를 돕고 있다(그림 18-29).

세인트 바나바스 노인센터와 부속 S.마크 태퍼 파운데이션 치매센터는 설립 당시 한인타운뿐만 아니라 LA에서도 치매전문센터로는 유일한 곳이었다. 치매센터는 일반 요양보건센터와는 달리 전문적으로 치매와 그 외 관련된 파킨슨씨병, 당뇨, 뇌졸중 등 환자들을 낮 시간 데이케어 센터로 돌보고 있다.

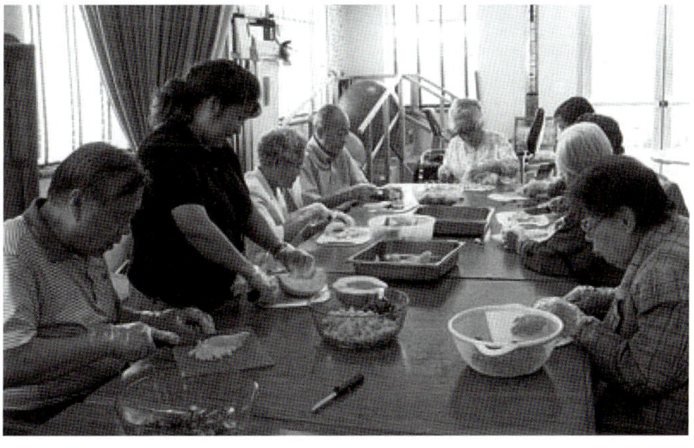

**그림 18-29 세인트 바나바스 노인센터의 요리강습**

출처: 한국일보. 2008년 3월 10일자. 건강한 여생 돕는 노인센터 가이드.

설립 목적은 치매나 그 외 질병을 앓고 있는 노인들이 집에서 고립된 생활을 하지 않고, 직접 삶의 질을 높이고, 자신감을 회복하며, 평상시의 일상생활활동을 할 수 있게 돕는 것이다.

### (3) 한인건강정보센터(Korean Health Education Information and Reseavch, KHEIR) 부속 요양보건센터(Adult Day Health Care Center)

노인을 위한 주간 건강 데이케어 센터이다. 낮 시간 동안 18세 이상 성인으로 장기적인 간호가 필요한 만성질환자, 발달 장애인 등에게 건강 유지 및 재활을 위해 서비스가 제공된다.

한인건강정보센터는 버몬트와 사우스베이 2곳에서 센터를 운영하고 있다. 버몬트 센터는 너싱 홈이나 24시간 케어센터 등을 하기 보다는 한인 노인들이 독립적인 생활을 잃지 않도록 건강을 관리하며 유지할 수 있도록 돕는 것을 주목적으로 하고 있다. 의사, 간호사, 사회복지사, 물리/작업/언어치료사, 영양사, 레크리에이션 강사, 심리치료사 등 버몬트 센터에는 16명의 전문가들이 환자 개개인의 건강상태를 진단하며 작성한 개인별 기록을 통해 개개인에게 적합한 프로그램과 서비스를 제공하고 있다. 레크리에이션 활동에는 건강관리에 도움되는 운동과 게임을 위주로 영어회화, 아트, 라인댄스, 뜨개질, 예배, 공연 프로그램 등도 제공된다(**그림 18-30**, **18-31**).

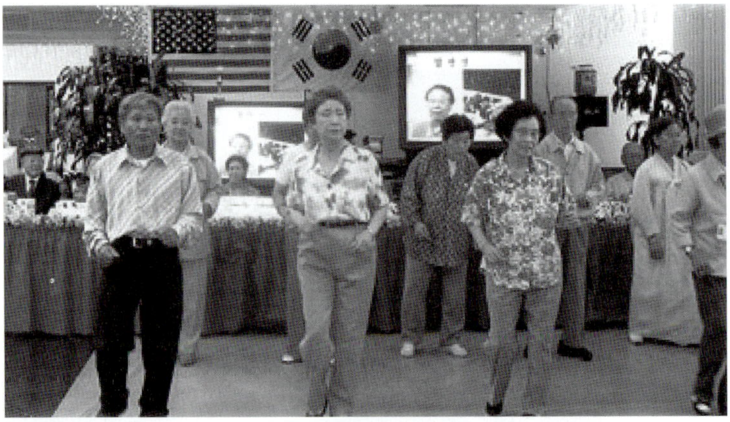

**그림 18-30** 한인건강정보센터 부속 요양보건센터에서 한인 노인들의 라인댄스 프로그램 참여

출처: 한국일보, 2008년 3월 10일자, 건강한 여생 돕는 노인센터 가이드.

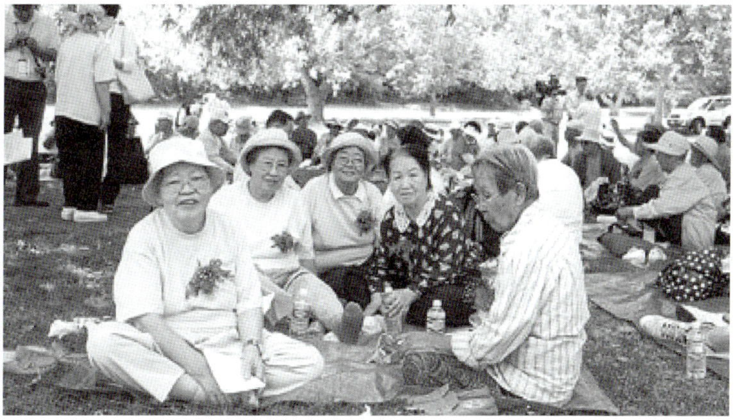

그림 18-31 한인건강정보센터 부속 요양보건센터의 피크닉(매년 5월 등록된 회원 대상)

출처: 한국일보. 2008년 3월 10일자. 건강한 여생 돕는 노인센터 가이드.

## 5 프랑스

### 1) 인구 현황

프랑스의 인구는 2018년도 기준 약 6,523만 명이며, 전체 면적은 543,965㎢로 세계 199개 국가 중 43위이다. 프랑스 인구는 1970년 이후 급격한 증가와 감소를 반복하고 있으며, 유럽에서 독일에 이어 두 번째로 인구가 많은 나라이다. 2017년 65세 이상 노인인구는 19.2%로 지난 20년간 3.7%가 증가하였고, 75세 이상 고령층은 같은 기간 동안 2.8% 증가했으나 20~59세 사이의 연령층은 지난 20년간 3.2%가 감소한 것으로 나타났다.

#### (1) 치매 현황

프랑스의 치매유병률은 70세 이상 노인의 경우 9.2%에서 75세 이상인 경우 17.8%로 나타난다. 2009년 프랑스는 국립 알츠하이머 데이터베이스(National Alzheimer Database, BNA)를 창안하고, BNA에서 치매와 관련된 정보를 수집하고 있다.

BNA와 WHO에 따르면 치매환자의 수는 2017년 450만 명이였으며, 전체 인구의 7%를 차지한다.

## 2) 치매 제도 및 정책

프랑스는 2001년부터 이미 3차에 걸쳐 국가치매관리종합계획을 추진해 오고 있다. '제1차 국가치매관리종합계획(2001~2004)'은 진단 및 진단 체계, 서비스 제공, 불충분한 의료센터의 설립, 대중에게 정보 제공 등 네 가지 목표 하에 부족한 관리 시설 및 서비스를 제공하는 기본 틀을 구축하였다. '제2차 국가치매관리종합계획(2005~2007)'은 초로기 치매 지원, 자원봉사자시스템, 주택지원 등의 세밀한 전략들을 추가하였다.

2008년 1월 프랑스 정부는 보다 체계적이고 구체적인 목표와 통합적인 관리와 평가를 위해 '제3차 국가치매관리종합계획(2008~2012)'을 발표하였고, 2014년 10월 '제4차 국가치매관리종합계획(2014~2019)'을 발표하였다.

### (1) 구성

제3차 국가치매관리종합계획은 '3대 축(3 Axis), 3대 목적(3 Objectives), 3대 대상(3 Targets)'을 설정하였다. '3대 축'은 연구(Research), 건강(Health), 연대(Solidarity)로 구성되어 있으며, '3대 목적'은 질병에 대한 지식 및 의학적 치료, 치매환자 및 보호자들의 삶의 질 향상, 치매를 사회적 문제로 결집하기 위한 노력으로 구성되어 있다. '3대 대상'은 질병(Disease), 알츠하이머 환자(Person with Alzheimer's Disease), 환자 가족 및 보호자(Family Caregiver)로 구성되어 보다 체계적이고 구체적으로 정책을 수립하였다. 또한 정책은 기관 간의 유기적인 협력 및 연계성에 중점을 두었으며, 치매환자 및 보호자들이 어디에서든 정보를 얻고 용이하게 서비스를 받고 평가할 수 있는 체계를 만들고자 하였다.

### (2) 추진

프랑스의 국가치매관리종합계획은 크게 치매환자와 보호자들에 대한 지원, 연구의 활성화, 치매를 사회적 문제로 결집하기 위한 인식개선 등 3개 사업목표를 중심으로 10개의 전략목표와 44개의 구체적 성과목표를 제시하였다.

특히, 프랑스 정부는 이용사들의 접근성과 통합적인 관리를 위해 단일 창구로서 알츠하이머 환자의 자율성과 통합을 위한 기관(Maisons pouri' Autonomie et l'intergration des malades Alzheimer, MAIA)을 설립하였다. MAIA는 치매환자와 보호자들의 치료 및 케어서비스를 통합적으로 담당하는 기관으로 복잡한 전달체계로 인한 이용자들의 혼란을 줄이고 보다 효율적인 치료와 서비스를 제공하고, 기관들 간

연계를 강화하여 더 나은 평가와 관리를 가능하게 한다. 또 기억 자원 및 연구센터는 지역사회 단위로 치매진단서비스를 제공하는 기억 유닛을 관리하고 있으며, 치매진단과 이에 관한 교육 및 훈련프로그램 임상연구를 지원한다.

#### (3) 치매전문병동 제도

프랑스는 국가치매관리계획을 통해 치매전문병동을 구축하고, 이를 확대 및 고도화하고 있는 단계이다. 프랑스는 제3, 4차 계획을 통해 치매전문병동(L'Unite Cognitivo-Comportementale, 인지행동병동; 이하 UCC)의 확대와 내실화를 초점에 두고 있다. UCC는 지역 주거시설, 병원 등과의 파트너십을 통해 치매환자에게 지속적인 서비스를 제공하는 곳이다. 이와 함께 보호자에게 치료 교육, 위급상황에서의 대처법, 예방전략, 심리적 지원 등도 제공하고 있다.

프랑스 치매전문병동(UCC)의 운영목표는 다양한 비약물, 약물프로그램을 통해 증상을 완화해 지역사회로 복귀하도록 하는 것이다. 입원 시 의사의 판단으로 입원을 결정하게 된다. 입원 기간의 최대 재원기간은 4주로 치매전문병동 퇴원 후 치료가 어려운 경우에는 4주를 초과할 수 있다(표 18-2).

### 3) 치매 관련 시설

#### (1) 레지던스 레 테라스 드 뫼동

프랑스 파리 근교 뫼동(Meudon)에 위치한 레지던스 레 테라스 드 뫼동(Residence Les Terrasses de Meudon)은 사회복지 기관인 오시카(Osica)의 지원을 받는 아레

**표 18-2 프랑스 치매전문병동(UCC)의 운영기준**

| 구분 | 운영기준 |
|---|---|
| 운영 목표 | 다양한 비약물, 약물프로그램을 통해 증상을 완화시켜 지역사회로 복귀하도록 함 |
| 입원 판단 | 입원 시 의사의 판단으로 입원을 결정함 |
| 입원 기준 | 알츠하이머병 및 기타 치매환자<br>• 이동 가능한 환자(Mobility Valid Patiens)<br>• 정신행동증상, 공격성 환자, 행동장애 환자, 환청, 흥분, 불안, 수면장애 등의 증상이 있는 환자 |
| 입원 기간 | 입원기간: 4주(최대 재원기간)<br>UCC 퇴원 후 치료가 어려운 경우, 4주를 초과할 수 있음 |

출처: 한국보건사회연구원(2018). 프랑스의 사회보장제도.

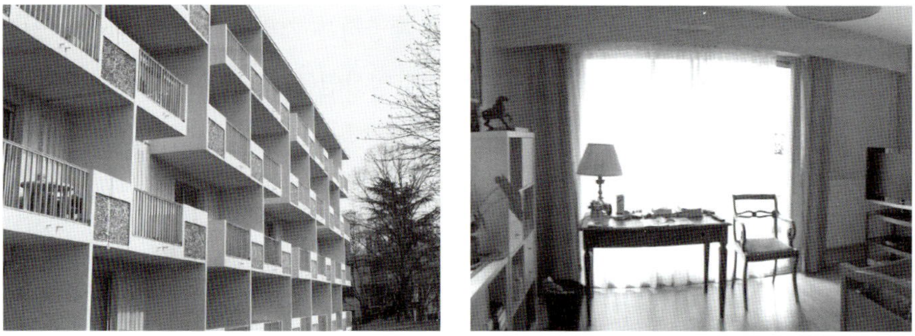

**그림 18-32** 기관 외부 전경과 내부 시설

출처: 레지던스 레 테라스 드 뫼동 홈페이지(https://www.arpavie.fr).

파(Arepa)에 의해 설립된 노인요양원이다. 신체적 제약이 있는 노인들의 주거 문제 해결을 위한 장애인 접근 가능 시설로, 집과 같은 따뜻한 보금자리를 제공하고 있다. 2000년도 20번째 요양원을 트로아(Troyes) 근교에 설립하였으며, 2004년 알츠하이머병이나 기타 치매환자들을 위한 요양원을 설립하였다. 현재까지 41개의 EHPAD(Etablissement d' Hébergement pour Personnes Agées Dépendantes)라는 노인들을 위한 숙박시설과 인지장애 노인들을 위한 18곳의 라이프 유닛 프로젝트(Life Unit Projected)를 포함한 27개의 요양원을 설립하여 관리하고 있다(**그림 18-32**).

요양원에서는 옷장, 전화기 및 TV를 갖춘 넓고 기능적인 객실을 제공하고, 욕실은 개별적으로 사용 가능하며, 대형 샤워실과 안전손잡이 등이 구비되어 있어 이동성에 용이하다. 특히, 노인들은 친숙한 장소를 쉽게 재현할 수 있으므로 가구 등을 가져와서 삶의 기억을 유지할 수 있도록 배려하였다.

요양원에 인력들은 1년 내내 노인들의 창조적인 활동, 보드게임, 치료활동 및 적응활동과 같은 수많은 그룹 활동에 참여할 수 있도록 한다. 이러한 활동은 친근한 분위기를 조성하고 노인들이 자립 수준을 유지하도록 하고 있다.

### (2) 코헝땅 쎌똥 병원

코헝땅 쎌똥 병원(Corentin Celton Hospital)은 1864년 설립된 역사를 바탕으로 물의 개념을 도입한 모던형태의 노인전문병원이다. 생 소뵈르(Saint-Sauveur)로서 현재의 건물 뒤쪽 공원을 중심으로 광장의 맞은편에 위치하여 노인전문병원, 요양원의 개념으로 시작된 공립병원이다. 시작은 작은 규모의 공립요양원으로 1554년부터 역사를 가지고 있지만, 공립병원으로서 확립되어 매우 장대한 규모로 건축된 시기는 1863년이다. 1945년 코헝땅 쎌똥이라는 인물을 기리며 명칭을 개선하고, 2000년부터 현재의 위치로 건축을 시작하였다. 2005년 모든 병원을 이전하여 현재 노인전문병원의 형태를 갖추게 되었다. 프랑스 중심부에서 남부 외곽에 위치하였으며, 지하철역에서 내리면 바로 펼쳐지는 광장에서부터 시작된다. 병원에 물의 개념을 도입하여 프랑스의 인간 지향적 사고를 반영하고 있다.

4개의 테마로 이루어진 각 층의 병동은 심리적 안정뿐만 아니라 편의를 위한 시설물로 구성되어 있다. 병동은 청결한 순백색의 고정관념을 깨고, 부드러운 카펫의 바닥과 테마에 맞는 색색의 벽지를 통해 병원이 아닌 자연에 들어와 있는 느낌을 자아낸다. 각 층의 병동 중앙엔 휴게실이 있으며 오래된 엔틱 가구와 집안에서 흔히 볼 수 있는 악기들로 꾸며져 있다. 대부분의 병실은 1인실이며, 경우에 따라 2인실도 있다. 병실은 펜션과 같은 모습으로 환자들이 하루 일과를 마치고 편안한 휴식을 취할 수 있도록 꾸며져 있다. 병동 양쪽 끝에 식당이 있으며, 카페테리아와 같은 식당은

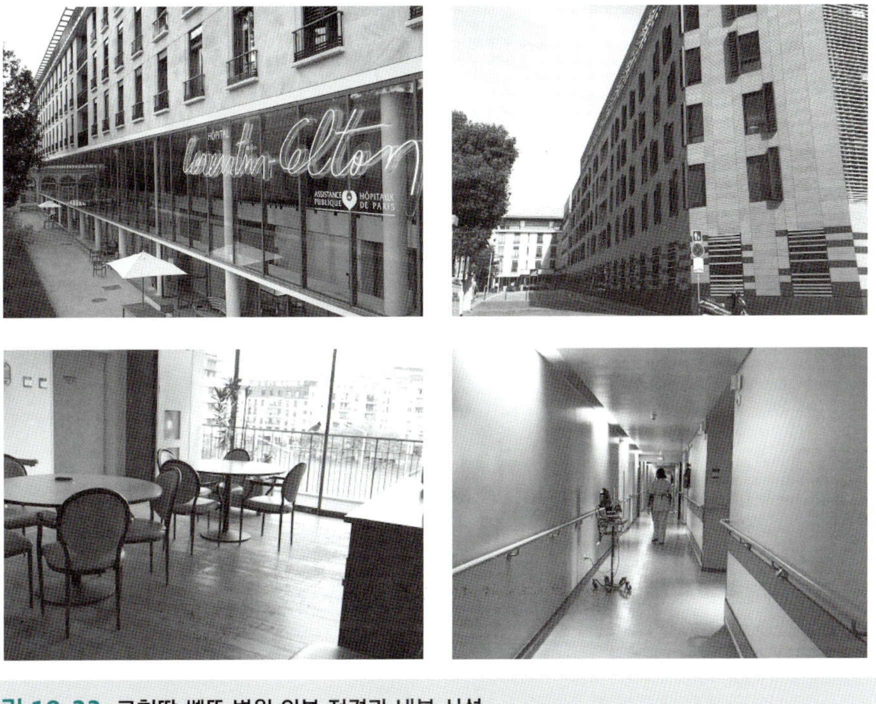


**그림 18-33 코헝땅 쎌똥 병원 외부 전경과 내부 시설**

출처: 코헝땅 쎌똥 병원 홈페이지(http://hopital-corentincelton.aphp.fr/)

환자를 돌보는 간호사나 자원봉사자, 환자가 직접 음식을 할 수 있도록 시설이 갖춰져 있으며 서로 간의 상호작용을 할 수 있는 공간으로 활용된다(그림 18-33).

## 6 영국

### 1) 인구 현황

영국의 인구는 2018년도 기준 약 66,573천 명이며, 전체 면적은 242,495㎢로 세계 199개 국가 중 80위다. 영국은 웨일즈, 스코틀랜드, 북아일랜드, 잉글랜드로 이루어져 있다. 영국 역시 인구 고령화로 인한 고민이 지속되고 있으며 2024년에 초고령사회가 될 전망이다.

영국 알츠하이머협회(the United kingdom Alzheimer's Society) 보고서에 따르면 2014년 영국의 치매환자 수는 약 85만 명이며, 2025년에는 약 114만 2,677명, 2051년에는 약 209만 2,945명에 이를 것으로 추산했다. 추정된 2051년의 치매환자 수는 리버풀, 맨체스터, 버밍햄을 합친 전체 인구보다도 많은 수치이다. 치매환자는 매년 22만 5,000명이 발생하는데 이는 약 매 3분마다 1명의 새로운 치매환자가 발생하고 있다는 것이다.

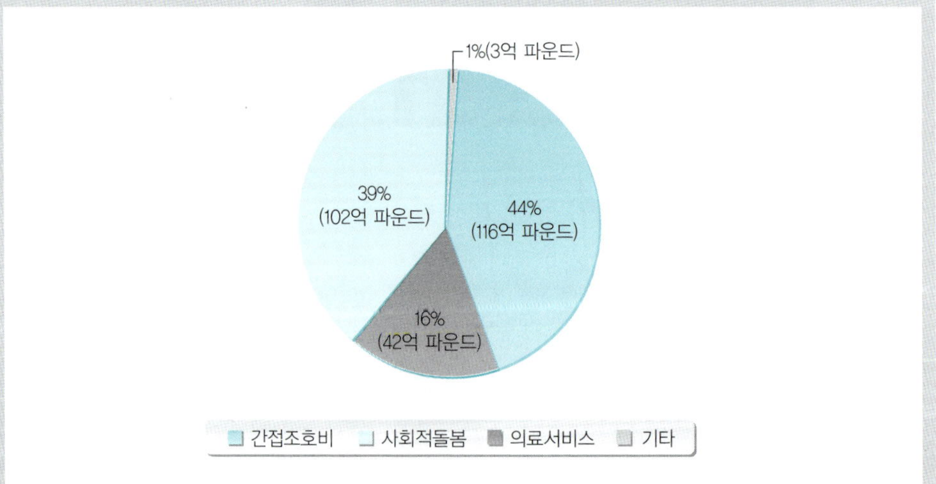


**그림 18-34 영국의 총 치매관리 비용(2014)**

출처: 영국, 알츠하이머협회(2014).

특히, 80세 이상 초고령층에서 발생률이 높아 2014년 기준 6명에 1명이 치매환자 발병 위험을 가지고 있다.

영국의 높은 치매관리비용도 사회경제적 부담을 가중시키는 것으로 나타났다. 2014년 영국의 총 치매관리비용은 263억 파운드(39조 2,685억 3,000만 원)이며, 1인당 평균 3만 2,350파운드(약 4812만 2,805원)로 나타났으며, 이는 모든 가정의 한 해 에너지 비용을 지불하기 충분한 정도이다. 특히, 총 치매관리비용 중 간접조호비용은 116억 파운드(약 17조 31,99억 6,000만 원)로 전체 치매관리비용의 약 44%를 차지하고 있으며(그림 18-34), 이는 치매환자의 가족과 지역사회, 국가에 막대한 영향을 미치고 있다.

## 2) 치매 제도 및 정책

영국은 국내·외적으로 치매로 인한 문제를 해결하고자 치매정책과 연구 관련 사회활동 등을 통해 다각적으로 치매친화적인 사회를 형성하는 데 많은 노력을 기울이고 있는 대표적인 국가이며, 국가 차원에서 국가치매관리계획을 실행하고 있다(그림 18-35).

영국은 2009년 제1차 국가치매관리계획(Living well with Dementia: National Dementia Strategy)을 발표하였다. 1단계에는 생애주기를 기반한 치매돌봄경로(Care Pathway)를 중심으로, 2단계에는 치매에 대한 지식을 제공하고 사회적 낙인 감소, 3단계에는 치매환자 및 가족, 보호자에게 조기진단과 지원, 치료 제공 및 요구를 충족시키는 서비스 개발로 구성하여 계획을 추진하였다. 영국 정부는 계획 발표 후, 치매관리계획이 영국 전역에서 잘 시행될 수 있도록 약 1억 5천만 파운드(약 2,242억 6,350만 원)의 예산을 투자하였다.

이후, 데이비드 캐머런 총리는 2012년 치매진단 및 요양서비스 개선, 치매친화적 지역사회 조성, 연구 촉진에 초점을 둔 제2차 국가치매관리계획(Prime Minister;s Chal-

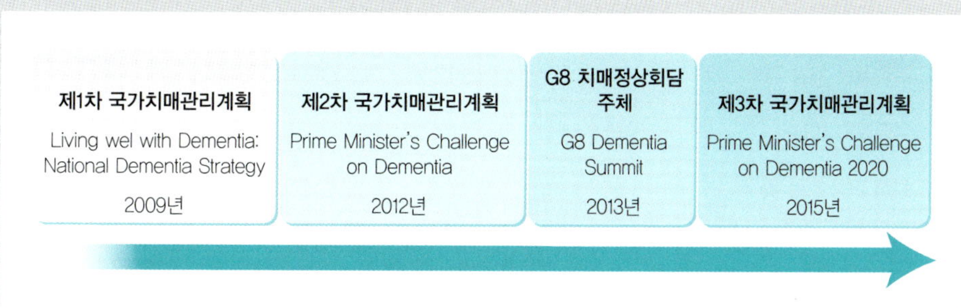


그림 18-35 영국의 치매관리계획 추진 경과

lenge on Dementia)을 공표하였고, 이를 통해 2015년까지 20개의 도시에 치매친화적 지역사회 조성 추진과 치매 연구를 위해 2009년 대비 2배 이상인 6억 6천만 파운드(약 9,478억 5,900만 원)를 투자하였다.

2013년에는 영국이 런던에서 G8 치매정상회담(G8 Dementia Summit)을 주최하여 G8 국가들이 치매로 인한 문제에 대해 어떻게 효과적으로 국제 솔루션을 형성할 수 있는지 논의함으로써 치매의 국제보건 목표의 우선순위를 높이는 데 일조했다.

2015년에는 치매위험 감소, 치매진단, 치료 및 돌봄 지원, 치매친화적 지역사회 확대, 연구강화에 중점을 둔 제3차 계획을 발표하였는데, 이는 제2차 계획의 연속으로 각 영역별 계획의 확대 및 강화 측면에 초점을 둔 것이다.

2020년 영국 국가치매관리전략의 주요정책은 위험관리 및 경감, 진단율 향상, 진단 후 지원, 돌봄 제공자들에 대한 지원, 가정 내 돌봄, 병원 및 케어홈 내 돌봄, 항정신의약품의 부적절한 처방 감소, 생애말기 돌봄, 치매교육·훈련 및 전문 인력 양성, 연구개발 강화가 있다(**표 18-3**).

**표 18-3 영국 국가치매관리전략의 주요정책 내용(2016~2020)**

| 추진정책 | 세부내용 |
|---|---|
| 위험관리 및 경감 | 1. 대중들의 인식개선 및 치매 발병 위험 증감요인에 대한 이해 제고 |
| 진단율 향상 | 2. 전국 모든 치매환자들의 진단 접근성에 대한 형평성 제고(GP로부터 전문서비스로 연계 받은 후 평균 6주 이내에 초기평가) |
| 진단 후 지원 | 3. GP의 치매환자들에 대한 치료 지속성과 통합조정 역할 중요성 제고 |
| 돌봄 제공자들에 대한 지원 | 1. 치매환자 돌보미들에 대한 지원 내용 및 정보 제공<br>2. 사업장 내 돌보미 친화적인 정책 분위기 형성 지지 |
| 가정 내 돌봄 | 6. 독립적인 생활공간에 중점을 둔 친숙한 가정 내 돌봄 지원 |
| 병원 및 케어홈 내 돌봄 | 7. 모든 병원 및 케어홈에서 치매 친화적인 보건의료환경 기준 마련 |
| 향정신성의약품의 부적절한 처방 감소 | 8. 향정신성의약품의 부적절한 처방 감소<br>10. 보건의료 관계자들에 대한 치매환자관리 관련 교육 제공 |
| 생애말기 돌봄 | 11. 치매환자와 돌봄제공자들에게 통합적, 진정성 있는 케어 지원 |
| 치매교육·훈련 및 전문 인력 양성 | 12. NHS담당자들 대상 적합한 치매교육 제공 |
| 연구개발 강화 | 1. 치매 연구에 대한 재정 지원 확대<br>2. 치매치료법 및 질병치료제 개발 |

출처: 국가정책연구(2017). 국내외 치매관리정책에 대한 비교연구.

## 3) 치매 관련 시설

### (1) 알츠하이머 협회

영국 알츠하이머협회(the United Kingdom Alzheimer's Society)는 알츠하이머 및 치매환자와 그들의 부양가족 등을 보호하는 자선단체이다. 1979년에 이루어졌으며, 영국 웨일즈 및 북아일랜드에 기관을 운영하고 있다. 기금은 모금 및 기타 활동을 통해 대중의 자발적인 기부금에 의해 운영된다. 2003년까지 3천만 파운드 규모의 조직으로 잉글랜드, 웨일즈 및 북 아일랜드 전역의 230개 이상의 지사가 있다. 2010년에는 5,870만 파운드 규모로 증가 하였으며, 2,000개 이상의 서비스 네트워크가 있다.

치매환자와 보호자들에게 알츠하이머와 치매에 관한 다양한 정보를 제공하고 지원하고 있다. 환자들과 그들의 가족에게 경제적, 실질적 지원 외에 정서적 지원도 한다. 연구 보조금을 만들어 온라인에서 카탈로그를 이용할 수 있는 치매지식센터를 제공하여 원인, 치료, 돌봄이라는 주제에 따른 연구를 지원하고 있다. 또한, 인지증진을 포함한 치매환자와 보호자의 권리에 대한 캠페인활동을 하며, 약 25,000명의 회원을 보유하고 있다. 회원 중 많은 사람들이 치매환자, 간병인, 건강 전문가 같은 치매와 관련 있는 직업 및 경험을 가지고 있다(**그림 18-36**).

### (2) 큐 하우스 케어 홈

큐 하우스 케어 홈(Kew House Care Home)은 영국 런던 윔블던에 위치한 노인요양센터이다. 높은 수준의 서비스와 뛰어나고 혁신적인 시설로 노인요양 업계에서 선두적 위치에 있다. 치매환자들을 위한 고급스러운 치료시설과 마사지실 등을 갖추고 있으

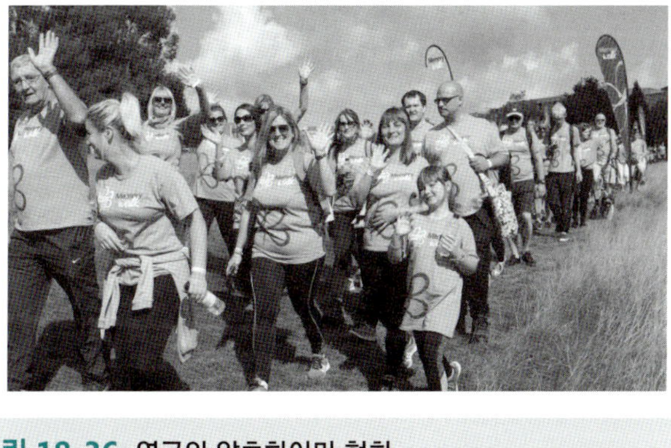

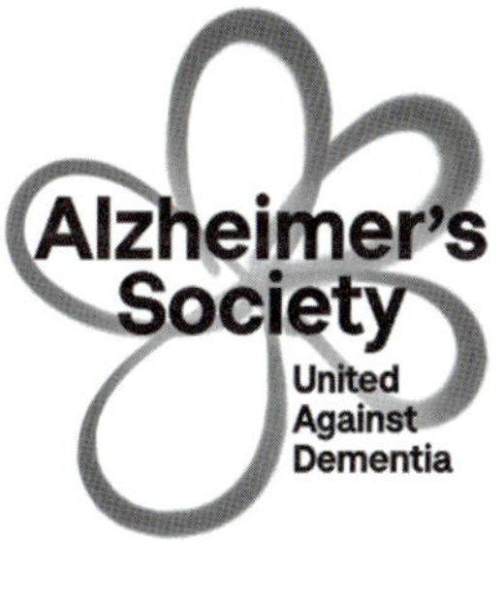


**그림 18-36 영국의 알츠하이머 협회**

출처: 영국의 알츠하이머 협회(https://www.alzheimers.org.uk)

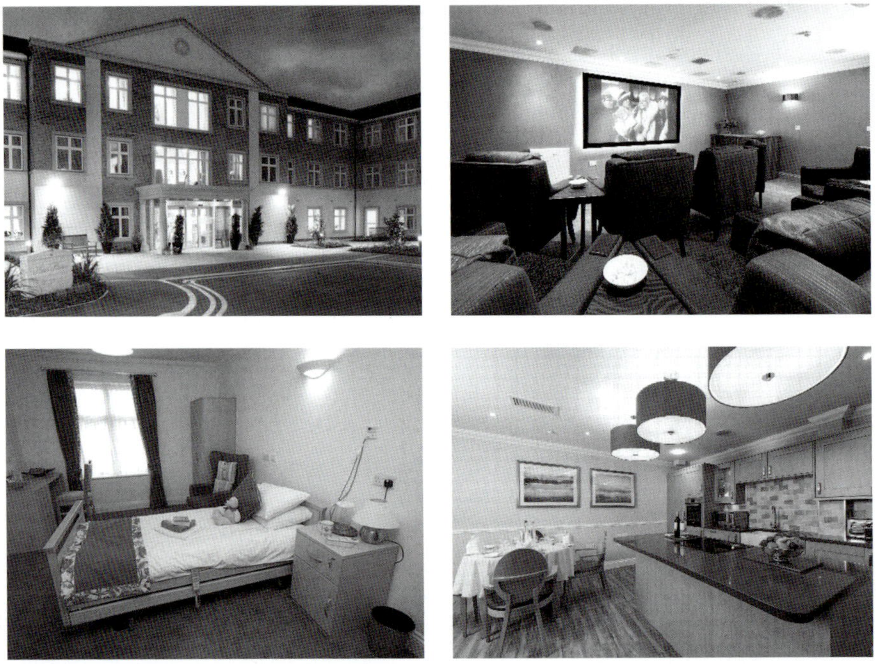

**그림 18-37 큐 하우스 케어 홈의 전경과 내부**

출처: 큐 하우스 케어 홈 홈페이지(https://www.hallmarkcarehomes.co.uk/).

며, 최신시설의 영화 관람실에서 영화도 관람할 수 있다. 가정의 현대적인 인테리어를 갖추고 있으며, 각 침실은 우아하게 꾸며져 있다. 큐 하우스의 거주자는 가능한 적극적이고 독립적인 생활을 할 것을 권장하고 있다(그림 18-37).

전문적으로 훈련된 치매치료 팀이 지속적인 치료를 통해 최적의 치료를 할 수 있는 기술을 갖추고 있다. 주거관리, 치매관리, 기본간호, 영양물 섭취, 활동 및 생활방식 등의 서비스를 제공하고 있으며, 각 치매환자들의 생활방식 프로필을 작성하여 각 개인에게 환경, 관심 및 지원을 맞추어 서비스를 제공한다(그림 18-38).

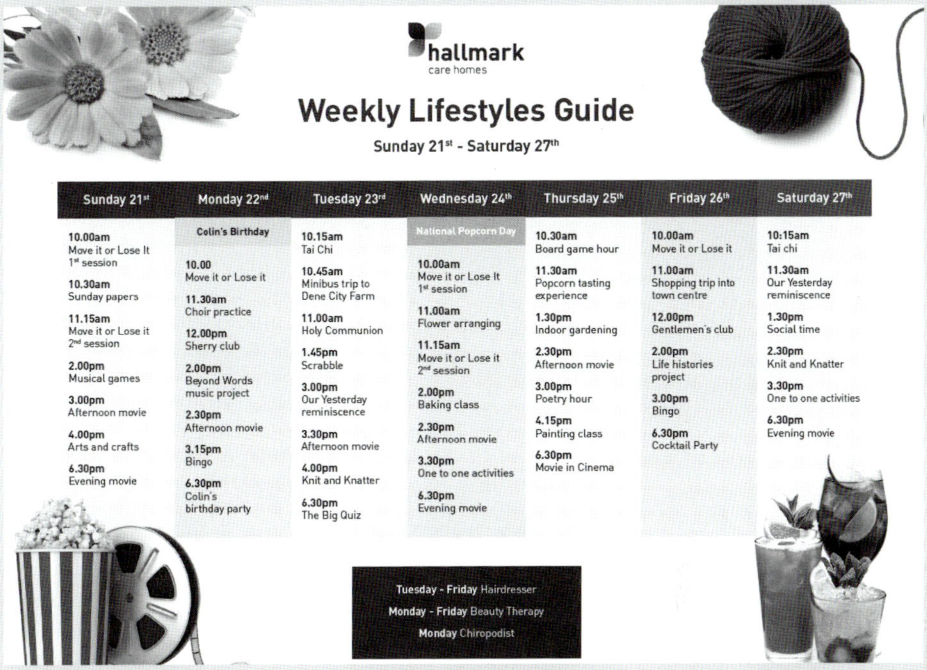

hallmark
care homes

# Weekly Lifestyles Guide

Sunday 21st - Saturday 27th

| Sunday 21st | Monday 22nd | Tuesday 23rd | Wednesday 24th | Thursday 25th | Friday 26th | Saturday 27th |
|---|---|---|---|---|---|---|
| **10.00am**<br>Move it or Lose It 1st session<br>**10.30am**<br>Sunday papers<br>**11.15am**<br>Move it or Lose it 2nd session<br>**2.00pm**<br>Musical games<br>**3.00pm**<br>Afternoon movie<br>**4.00pm**<br>Arts and crafts<br>**6.30pm**<br>Evening movie | **Colin's Birthday**<br>**10.00**<br>Move it or Lose it<br>**11.30am**<br>Choir practice<br>**12.00pm**<br>Sherry club<br>**2.00pm**<br>Beyond Words music project<br>**2.30pm**<br>Afternoon movie<br>**3.15pm**<br>Bingo<br>**6.30pm**<br>Colin's birthday party | **10.15am**<br>Tai Chi<br>**10.45am**<br>Minibus trip to Dene City Farm<br>**11.00am**<br>Holy Communion<br>**1.45pm**<br>Scrabble<br>**3.00pm**<br>Our Yesterday reminiscence<br>**3.30pm**<br>Afternoon movie<br>**4.00pm**<br>Knit and Knatter<br>**6.30pm**<br>The Big Quiz | **National Popcorn Day**<br>**10.00am**<br>Move it or Lose It 1st session<br>**11.00am**<br>Flower arranging<br>**11.15am**<br>Move it or Lose it 2nd session<br>**2.00pm**<br>Baking class<br>**2.30pm**<br>Afternoon movie<br>**3.30pm**<br>One to one activities<br>**6.30pm**<br>Evening movie | **10.30am**<br>Board game hour<br>**11.30am**<br>Popcorn tasting experience<br>**1.30pm**<br>Indoor gardening<br>**2.30pm**<br>Afternoon movie<br>**3.00pm**<br>Poetry hour<br>**4.15pm**<br>Painting class<br>**6.30pm**<br>Movie in Cinema | **10.00am**<br>Move it or Lose it<br>**11.00am**<br>Shopping trip into town centre<br>**12.00pm**<br>Gentlemen's club<br>**2.00pm**<br>Life histories project<br>**3.00pm**<br>Bingo<br>**6.30pm**<br>Cocktail Party | **10:15am**<br>Tai chi<br>**11.30am**<br>Our Yesterday reminiscence<br>**1.30pm**<br>Social time<br>**2.30pm**<br>Knit and Knatter<br>**3.30pm**<br>One to one activities<br>**6.30pm**<br>Evening movie |

**Tuesday - Friday** Hairdresser
**Monday - Friday** Beauty Therapy
**Monday** Chiropodist

**그림 18-38** 개인 생활방식 가이드

출처: 큐 하우스 케어 홈 홈페이지(https://www.hallmarkcarehomes.co.uk/).

UNIT

# 06

# 치매작업치료의 전망

CHAPTER

# 19

# 치매작업치료 전망

## 학습목표

1. 해외사례를 통해 국내에 적용할 수 있다.
2. 국내 치매작업치료의 발전 방향을 제시할 수 있다.

## 핵심용어

- 통합관리사례
- 커뮤니티 케어
- 4차 산업
- 치매작업치료 전망

# 1 치매케어의 관점 변화

과거, 격리와 수용의 '케어의 암흑시대'에서 치매노인의 행동심리증상에 대응하는 '현상 대응형 혹은 문제대처형 시대'로 접어들면서, 배회하는 노인을 위한 배회로를 만들었고, 노변행위나 파손행위를 방지하기 위해 억제대 등을 사용하였다. 이후 정상화의 개념이 치매케어에도 도입되면서, 인권을 중요시하는 전인적 케어 또는 개별 케어를 하는 그룹홈 케어로 발전하였다. 현재 서양에서는 치매라는 질환의 특수성을 강조하기보다는 개인으로서의 개성과 인권 존중에 대한 일반성이 강조되고 있으며, 지역케어가 주를 이루고 있다.

세계 각국에서는 오랜 시간 시행착오를 통해 치매 케어 방법을 경험적으로 발전시켰으며, 최근에는 과학적 근거를 바탕으로 개개인의 생활양식을 고려한 인간 중심의 치매케어의 중요성을 강조하고 있다. 인간 중심 케어는 영국에서 시작되었지만, 최근 전 세계적으로 많은 영향을 미치고 있다. 세계보건기구(World Health Organization, WHO)의 국제질병분류에서도 치매케어의 사회적 관점으로 개인적 요소와 환경적 요소의 중요성과 사회 참여라는 전인적 관점을 강조하고 있으며, 특정 영역에서 개인의 기능 수준은 건강 상태와 상황적 맥락의 상호작용의 결과로 보고 있다. 이는 개인의 다양성과 차별성을 고려한 인간 중심 케어의 중요성을 보여준다.

# 2 치매의 전망과 대책

## 1) 국가적 체계

치매에 관한 국가의 책무를 명시한 법적 근거는 「치매관리법」으로 2011년 8월 4일에 제정되었고, 2012년 2월 5일에 시행되었다. 「치매관리법」의 제정목적은 치매예방, 치매환자의 진료·요양 및 치매치료를 위한 연구 등에 관한 정책을 종합적으로 수립·시행함으로써 치매로 인한 개인적 고통과 피해 및 사회적 부담을 감소시키고 국민건강증진에 이바지하기 위함이다.

'치매 국가책임제'는 치매문제에 대응하기 위한 대책을 국가적 돌봄정책으로 발표한 것이다. 세부내용으로는 치매의료비 90% 건강보험 적용, 치매지원센터 및 치매안심병원의 확대, 노인장기요양보험에서 본인부담 상한제 실시와 요양보호사 처우 개선에 관한 내용이었다.

보건복지부 산하 국가치매관리위원회에서는 치매관리종합계획을 5년마다 수립하고, 국가치매관리제도의 발전, 종합계획 수립과 평가, 연도별 시행계획, 치매관리사업의 예산 등을 심의하도록 하였다. 보건복지부는 치매검진사업, 치매등록통계, 중앙치매센터 설치 및 운영, 치매상담전화센터를 설치하고, 시·도지사는 광역치매센터 설치 및 운영, 시·군·구는 치매상담센터를 설치하도록 하고 있다.

치매의 이슈들은 다양성, 복잡성, 불확실성과 연결되어 있어 단일 기관이나 부처에 의존하여 치매로 인한 발생하는 문제들을 해결하기 매우 어렵다. 특히 정책적인 문제는 통합적인 방법으로 접근해야 하며, 부처 간, 기관 간의 연계와 협력을 통해 많은 치매관리 정책들이 추진되어야 한다.

### 2) 비약물치료와 일상생활활동치료의 중요성

치매치료를 위해 치매전문요양병원 확충, 비약물치료법 개발, 수행인력 교육 등의 전략을 마련하여야 한다. 또한 프랑스, 일본과 같이 집중치료를 위한 치매전문병동의 역할 및 기준을 정립해야 하고, 시설을 확충해야 한다. 우리나라는 치매 국가책임제를 통해 치매전문요양병원의 확충이라는 전략을 마련했지만, 앞으로 확충될 치매전문요양병원의 성공적인 운영을 위해서는 병원의 필수 설치 근거, 인력, 시설 및 환경, 입원 대상 기준 및 기간, 환자 평가 및 관리, 약물치료와 비약물치료, 운영 예산 등에 대한 명확한 기준이 필요하다. 특히 병원 내에서 치매를 전문으로 보는 의료인력과 비의료인력에 대한 기준이 의무화되어야 한다. 더불어 치매전문요양병원에 배치된 전문인력들은 필수로 치매전문교육을 이수해야 하며, 교육과정에는 반드시 정신행동증상, 합병증, 비약물치료, 치매환자의 인권, 장기요양서비스, 생애말기 케어 등에 대한 심화내용을 포함하고, 직군별, 역량별로 교육이 세분화되어야 한다.

프랑스와 일본의 사례와 같이 치매전문요양병원에서는 환자의 증상에 맞는 근거 중심의 맞춤형 비약물치료와 적절한 약물치료가 병행되어야 한다. 비약물치료는 근거 중심의 단계별, 증상별 비약물프로그램을 개발하고, 프로그램 운영과 치료를 위한 관련 직군의 국가자격증을 가진 전문가가 필수로 배치되어 원내 치매환자들에게 검증된 비약물치료를 제공할 수 있는 전략이 강화되어야 한다. 또한 환자들의 일상생활에 전문가가 직접 투입되어 치매환자가 일상생활활동에서 느끼는 어려움을 해결하고, 이를 통해 환자 치료의 질뿐만 아니라 삶의 질을 높일 수 있는 전략이 강화되어야 한다.

### 3) 통합사례관리를 통한 돌봄 복지 실현

치매국가책임제 시행을 통한 통합사례관리 전달체계는 읍·면·동의 중심에서 조정하는 통합서비스 연계에 의한다. 이 방법은 OECD 국가와 같이 지역사회 중심의 통합사례관리와 사회서비스 방식으로 치매서비스가 원활히 제공될 수 있는 것이 장점이 될 수 있는 반면, 질병치료 중심의 의료체계와 연결된 서비스를 연계하기 위한 적절한 방안을 모색해야 하는 과제도 있다. 이를 위해서는 읍·면·동의 복지센터를 중심으로 「노인복지법」과 「노인장기요양보험법」에 의한 치매서비스 및 「치매관리법」상의 서비스를 사회보장급여와 연계 및 조정하여 지원하고, 치매서비스의 여러 기관 및 단체들 간의 연계 체계를 구축해야 한다. 체계적인 치매관리를 위해서는 요양시설 및 돌봄기관과의 연계가 필수적이라고 볼 수 있다.

우리나라는 지역공동체에서 노인장기요양보험 등급 인정자와 일반 치매환자를 모두 포함하여 통합사례관리서비스를 제공하는 노인돌봄서비스 체계를 필요로 한다. 따라서 노인의 돌봄과 관련된 치매에 대한 지역 공동체의 과제로 「노인복지법」과 「노인장기요양보험법」을 근거로 한 요양서비스, 돌봄서비스, 복지관 등 일반 노인에 대한 서비스, 「의료법」상 의료기관의 서비스를 조정하여 치매사례관리 및 치매에 대한 맞춤형 통합사례관리 제공이 가능한 전달체계의 조성이 필요하다. 치매 당사자가 살고 있는 읍·면·동 지역을 중심으로 복지통장과 지역사회보장협의체 및 주민들의 협력을 통해 인식을 개선하고, 관심을 기울일 수 있는 공동체적 운동을 전개하고, 서비스와 자원을 연계할 수 있는 맞춤형 통합서비스로 추진되어야 한다. 이처럼 치매에 대한 서비스는 지역사회 중심의 통합사례관리 전달체계 내 돌봄 복지로 실현되어야 할 것이다.

### 4) 4차 산업과 치매

보건복지부와 과학기술정보통신부는 현재, 치매 예산의 70% 이상을 치매의 원인규명, 예방, 진단, 치료, 돌봄, 인프라 등 다양한 방면에 투자하고 있다. 4차 산업시대의 시대적 흐름에 따라 IT 산업을 기반으로 한 치매와 관련된 다양한 프로그램이나 도구들이 개발되고 있다. 4차 산업은 인공지능(AI), 사물 인터넷(IoT), 빅데이터, 모바일 등 지능정보기술이 기존 산업과 서비스에 융합되거나 로봇공학, 생명공학, 나노기술 등 여러 분야의 신기술과 결합되어 모든 제품, 서비스를 네트워크로 연결하고 사물을 지능화한다. 치매예방과 인지기능 강화 및 돌봄서비스가 중점적으로 발전하고 있다. 치매 예방교육 어플리케이션, 치매환자를 위한 실루엣 감지센서, 레이더 기술을 활용한 안심보호시스템(낙상 감지택), 로봇 개발, 치매노인 실종 방지를 위한 스마트 밴드, VR 기계를 이용한 인지저하 방지프로그램 등 4차 산업에서의 치매 연구가 활발히 진행되고 있다. 더불어 앞으로의 발전 가능성이 더욱 크며, 이를 국내에 적용할 수 있도록 상용화하고 연구를 하는데 더욱 힘써야 할 것이다.

## 3 커뮤니티 케어와 치매

커뮤니티 케어는 초고령사회를 앞둔 시점에서 치매노인을 포함하여 광범위한 노인의 돌봄에 대한 불안을 해소하고, 국민의 삶의 질을 높이기 위해 노인이 살던 곳에서 건강한 노후를 보낼 수 있도록 주거, 의료, 요양, 돌봄서비스를 획기적으로 개선하는 정책이다. 정부는 2018년 11월 지역사회통합돌봄 기본계획(1단계: 노인 커뮤니티 케어)을 발표하였으며, 지역사회통합돌봄 기반 구축을 위한 로드맵과 4대 중점과제인 주거, 건강·의료, 요양·돌봄, 서비스 통합 제공을 제시하였다. 그리고 2019년 6월부터 2년간 17개 시·군·구에서 지역 자율형 통합 돌봄 모형을 만들기 위한 선도사업을 추진하고 있다. 2025년까지 커뮤니티 케어의 기반을 구축하기 위하여 주거지원 인프라 확충, 방문건강 및 방문의료, 재가돌봄 및 장기요양, 서비스 연계를 위한 지역 자율형 전달체계를 구축하는 것을 4대 핵심요소로 선정하여 사업을 진행하고 있다. 단계별 추진계획은 다음과 같다.

### 1) 1단계(2018~2022년)

1단계에서는 선도사업 실시와 핵심 인프라를 확충하는 데 목표를 둔다. 선도사업을 실시하여 커뮤니티 케어 모델을 개발하고자 하며, 생활 사회간접자본을 투자하여 케어안심주택, 주민건강센터, 커뮤니티 케어 도시재생 뉴딜 사업을 진행하고자 한다. 또한 법과 제도를 정비하여 '지역사회통합돌봄 기본법(가칭)'을 제정하고 법과 복지사업지침을 정비하는데 목표를 두고 있다.

### 2) 2단계(2023~2025년)

2단계는 커뮤니티 케어 제공 기반을 구축하고자 한다. 장기요양 등 재가서비스를 대대적으로 확충하고, 인력 양성 및 케어매니지먼트 시스템을 구축하고 관리체계를 확립하고자 한다. 또한 관련된 재정 전략을 마련하는 것에 목표를 두고 있다.

### 3) 3단계(2026년 이후)

2026년에는 노인인구가 전체 인구의 20%를 차지할 것으로 예상되며, 3단계에서는 커뮤니티 케어를 보편화하여 돌봄에 대한 해법을 마련하고자 한다. 케어가 필요한 사람이면 누구나 요구에 맞게 보편적 케어를 제공하고자 하며, 지역사회를 중심으로 하여 자율적으로 실행하는 데 목표를 두고 있다.

보건복지부에 따르면 노인 커뮤니티 케어가 실시되면, 그동안 돌봄 시스템의 부재로 시설에 '사회적 입원'을 하였던 노인들이 지역사회로 돌아와 일상생활을 할 수 있다고 한다. 간병 부담을 떠안았던 가족들도 돌봄 부담에서 벗어나 사회·경제적 활동에 참여하고, 더불어 관련 산업을 중심으로 새로운 일자리의 창출 효과도 있다.

커뮤니티 케어는 치매 등 건강이 취약한 노인에게 지역사회 기반의 일대일 맞춤형 의료를 제공한다. 지금까지는 치매와 만성질환 노인에 대한 전담 의료서비스가 전무하였지만, 이를 보완하여 2020년까지 노인 등 만성질환자를 지역사회 기반의 일차의료기관에서 지속적으로 관리하는 케어서비스 연계 지원사업을 추진한다. 그리고 빅데이터를 활용해 건강 고위험자를 발굴하고 동네의원과 보건소 등으로 연계하는 방안이 마련된다.

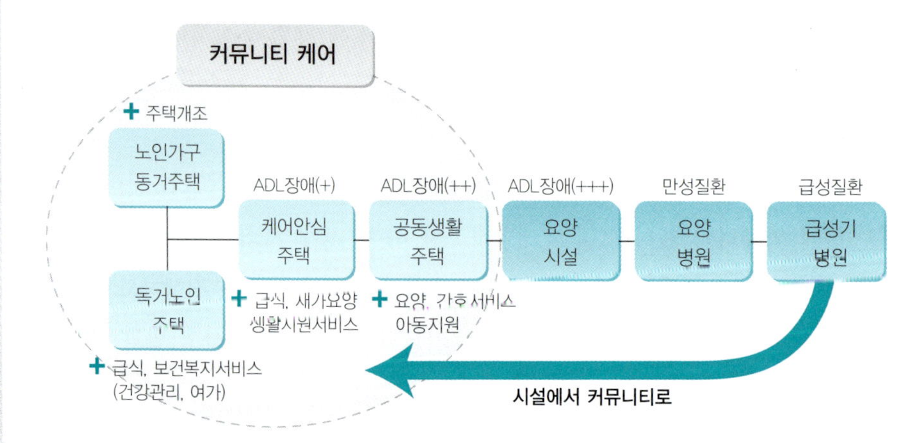


그림 19-1 커뮤니티 케어

특히 치매노인의 경우, 치매안심센터의 기능을 확대하여 고위험 독거노인 및 치매환자에 대한 예방관리를 강화한다. 이와 관련하여 생활권역별로 전문직 퇴직 노인 등을 활용한 후견사업단을 전국적으로 확대해 노인 일자리 창출에 기여할 수도 있다. 이 외에도 지역사회를 기반으로 한 급성기, 만성중증, 만성관리, 호스피스 등 환자 유형별로 지역사회 중심 보건의료서비스가 제공되며, 만성질환자와 회복기 환자 대상의 건강돌봄서비스인 방문간호도 별도로 실시된다.

뿐만 아니라 퇴원 후 지역사회 복귀하는 과정에 돌봄서비스를 제공해 불필요한 사회적 입원을 최소화한다. 보건복지부는 「의료법」 개정을 통해 병원에 사회복지사, 의사, 간호사 등으로 구성된 지역연계실을 설치하여 퇴원 전 종합적인 환자를 평가하고, 퇴원계획을 수립하는 등 지역사회 연계 방안을 마련할 계획이다. 병원에서 재가로 이어지는 과정에 돌봄서비스가 끊이지 않기 위해서 병원퇴원 시 노인환자가 장기요양재가급여를 희망하면 장기요양인정 신청 후, 등급판정 전까지 재가급여를 제공받을 수 있다. 이런 계획이 효과적으로 실행되기 위해서는 작업치료사 등 전문가들이 참여하는 방안마련이 필요하다.

## 4 치매작업치료 전망

### 1) 치매 정책

#### (1) 치매관리종합계획의 미래

국제보건기구(WHO)와 경제협력개발기구(OECD)에서는 국가 정책으로써 치매 문제를 다루고 해법을 모색할 것을 권장하고 있다. 이에 발맞추어 우리나라 역시 산발적인 치매관리에서 전환하여 치매종합관리대책, 제2차 치매관리종합계획, 제3차 치매관리종합계획, 치매국가책임제 등 국가적인 방향성을 가지고 치매에 대하여 대응하고 있다.

특히 치매국가책임제는 문재인 정부의 공약으로 처음 언급이 된 이후, 2017년부터 전국 256개 보건소에 치매안심센터를 설치·운영하며 치매환자와 가족에게 치매예방, 검진, 상담, 등록관리, 서비스 연계 및 가족지원 등 일대일 맞춤형 원스톱 서비스를 제공하는데 주안점이 두고 있다. 그러나 이 같은 긍정적인 점이 있는 반면, 치매

국가책임제는 단기간에 치매안심센터를 설치해야 하는 어려움 등이 대두되어, 결국 보건복지부는 당초보다 1~2년 지연된 2019년 12월에 전국 256개 치매안심센터의 정식개소를 선언하였다.

기존 제3차 치매관리종합계획은 2020년까지의 계획으로, 2021년부터는 제4차 치매관리종합계획이 수립·시행되어야 하는 상황에 이르렀다. 국가 치매정책의 대표성을 가지고 있는 치매관리종합계획은 수립 회차를 거쳐 갈수록 더욱 수정·보완되고 있으나, 정책적인 지원과 더불어 수립된 계획의 탄탄한 실행이 중요한 시기가 되었다.

향후 제4차 치매관리종합계획에서는 지난 계획들이 포괄하고 있지 못한 하드웨어적, 소프트웨어적 부분에 대한 보강이 더욱 필요할 것으로 보인다. 특히 하드웨어적 부분인 치매안심병원과 같은 의료영역에서의 성과는 뚜렷하지 않은 실정이다. 이는 중등도, 중증 이상의 치매환자 관리에는 여전히 허점이 있다고 할 수 있다. 따라서 국가 보건의료 체계 안에서 치매안심병원의 설립 및 운영과 같은 파격적인 정책의 추진이 필요할 것으로 보인다. 소프트웨어적인 부분에서는 치매안심센터의 정식개소가 2019년 말에 선언된바 센터의 운영관리 부분에서 미흡한 점이 산재해 있을 것으로 보인다. 특히 보건소를 기반으로 한 치매안심센터 설치·운영에서의 단점은 각 지자체별 운영의 세부사항이 다르다는 점이다. 물론 획일화되지 않았기에 지역의 현황을 더욱 잘 반영할 수 있다는 점에서 장점으로 부각될 수 있으나 전문 인력의 수급 등의 현황을 보면 특정 직군 위주의 채용이 이루어지는 모순적 형태로 운영되고 있음을 확인할 수 있다.

따라서 향후 정책에서는 (1) 치매안심센터의 각 직군별 직무 분석을 기반으로 한 인력배치, (2) 각 지역별 특성에 맞는 특성화사업의 의무화와 이를 위한 인적·물적 자원 배치 등이 보강되어야 할 것이다.

### (2) 치매 관련 기타 정책과의 연계

치매와 관련된 직접적인 정책으로는 치매관리종합계획, 치매국가책임제, 치매관리법 등이 있다. 그러나 치매문제를 보다 더 포괄적으로 다루기 위해 직접적인 정책의 강화도 필요하지만 현재 있는 기타 정책, 그리고 새롭게 추진될 정책과의 연계가 필수적으로 요구된다. 특히 보건의료 자원은 한정적이기에 각 정책 간의 시너지 효과를 꾀하는 것이 전체적인 관점에서 필요하다.

치매 관련 기타 정책으로는 지역사회 통합 돌봄(커뮤니티 케어), 사회서비스원 사업이 있다. 해당 사업은 보건복지부 내에서도 서로 다른 부처가 새롭게 추진하고 있는 사업인데, 치매국가 책임제를 통해 전국에 설치된 치매안심센터라는 인프라와의 연계 관련 내용에 대해서는 구체적인 언급은 없는 상황이다. 따라서 국가 정책이라는 큰 틀에서 볼 때 서로 유관된 정책의 경우 관계 부처의 협력으로 시너지 효과를 어떻게 창출할 것인가에 대하여 각계 각층의 의견수렴을 통한 해법을 모색해야 한다.

#### (3) 치매 통계 관련 정책 수립

치매 관련 정책으로 필요한 또 다른 요소는 바로 치매 통계의 체계적인 생산 및 발표이다. 치매 관련 통계는 국민건강보험공단, 중앙치매센터 등에서 생산하고 있다.

국민건강보험공단의 통계는 치매를 주상병, 부상병으로 하는 인원의 의료 이용에 대하여 확인할 수 있고, 국민건강보험공단 노인장기요양보험의 통계로는 치매가 있는 것으로 보고된 장기요양환자에 대하여 확인할 수 있으며, 중앙치매센터의 통계는 치매안심센터에 등록되어 이용하고 있는 인원에 대하여 확인할 수 있다.

각각의 통계로서의 가치는 충분하다고 볼 수 있으나 의료 이용, 장기요양서비스 이용, 지역사회서비스 이용 간의 관계를 분석하기 위해서는 각 통계를 바탕으로 합리적·객관적으로 추정된 분석 결과를 제시할 수밖에 없어 현상을 정확하게 반영한다고 보기는 어렵다.

특히 현재 시행하는 치매 관련 통계 중에서 국가 통계로 명확하게 선정된 부분이 없는바 국가 통계로 선정될 정도의 명확성과 객관성이 확보되어야 한다는 과제가 남아 있다.

### 2) 치매 전문 인력

#### (1) 치매안심센터 인력의 적정배치 및 전문 교육

치매 관련 전문 인력으로는 작업치료사, 간호사, 사회복지사, 임상심리사가 있다. 그러나 보건복지부에 정보공개청구를 통해 확보한 2019년 말 치매안심센터에 배치된 전문 인력의 비율을 보면 총 인원 4,019명 중 간호사 2,354명(58.6%), 사회복지사 652명(16.2%), 작업치료사 572명(14.2%), 기타 347명(8.6%), 임상심리사 94명(2.3%)으로 특정 직군의 인력이 집중 배치된 것으로 나타났다.

치매작업치료에서 한 명 또는 두 명의 치료사가 10여명 이상의 치매환자 그룹을 전담하여 주기적인 세션으로 치료가 이루어지는 것을 볼 때, 현재 배치된 인력으로는

1개 치매안심센터가 담당하고 있는 지역의 치매환자에 대해서 효과적인 서비스가 이루어진다고 보기는 어려운 상황이다. 따라서 치료 가용 인력의 실질적인 증가와 서비스의 내실화가 동시에 진행되어야 할 것이다.

전문 인력과 관련된 또 다른 문제는 인력의 전문성이다. 2019년 말 치매안심센터에 배치된 전문 인력의 치매전문교육이수 현황을 살펴보면 총 인원 4,019명 중 1,429명(35.6%)만이 치매전문교육을 이수한 것으로 나타났다. 전문 교육은 중앙치매센터와 각 광역치매센터가 주관하여 이루어지는 교육을 말하며, 향후 근무인력교육 부분에서 보다 더 신경 써야 할 부분으로 볼 수 있다.

물론 치매안심센터에 채용된 인력은 학부 등에서 치매와 관련된 교육을 충분히 이수하고 관련 면허와 자격으로 인증된 전문가 인력임을 믿어 의심치 않으나, 지역 현황과 치매 관련 사업에 대하여 그리고 각 직군별로 이론이 실제로 적용되는 부분에 대해서는 추가적인 교육이 반드시 수반되어야 전문적인 치매관리가 이루어진다고 자신 있게 말할 수 있다.

### (2) 치매 관련 장기요양 인력

치매 관련 장기요양 인력은 치매전문교육을 받은 즉, 5등급 서비스 제공이 가능한 요양보호사 인력을 꼽을 수 있다. 2014년 노인장기요양의 개편에 따라 치매특별등급(현 치매5등급)이 생기고 이에 건강보험공단은 관련 서비스를 제공할 수 있는 치매전문인력을 요양보호사 중에서 치매 전문교육을 이수하는 방식으로 확보하고 있다.

그러나 요양보호사 치매 전문교육의 내용을 보면 초기 교육 현황보다 내실화가 되어 있으나 다소 부족한 부분이 있는 것 또한 사실이다. 특히 치매5등급 서비스의 내용을 보면 가사지원이 아닌 인지활동지원이 주된 서비스 내용인데, 요양보호사 치매 전문교육에서는 인지활동에 대한 교육은 이론 3시간, 실습 3시간으로 구성되어 있어 교육 이후에 실제로 치매환자에게 적용하는데 어려움이 예상된다. 따라서 현 치매 전문교육을 더욱 강화할 필요가 있다. 만약 요양보호사 치매 전문교육 과정 내에서 이 같은 활동에 대한 교육이 어렵다면 보수 교육 등의 형태로라도 활동의 실질적인 접근이 이루어져야 한다.

특히 인지지원등급이 추가 신설되어 인지지원등급 대상자 또한 가사지원이 아닌 인지활동지원이 주된 서비스인바, 적정 인지활동을 제공할 수 있도록 교육하는 것도 더욱 중요해졌다.

#### (3) 치매 관련 의료 인력

현재 치매환자는 일반 작업치료수가로 치료받기가 어려운 상황이기에 비급여 등의 형태로 의료관련 서비스가 이루어지고 있다. 비급여 형태의 치매 의료 관련 서비스는 서비스 수급자의 부담을 가중시키기 때문에 반드시 개선되어야 한다. 이러한 의료서비스의 한계 때문에 실제 의료서비스 현장에서 적정 인력이 배치되어 있음에도 불구하고 서비스 수급자는 적정 서비스를 받지 못하는 아이러니한 상황이 연출되고 있다. 따라서 현재 의료 현장에 배치된 전문 인력을 활용할 수 있게 하는 방향이 우선적으로 필요하다.

치매 관련 의료 인력의 확대와 같은 부분은 치매안심병원과 같이 관련된 의료서비스가 설치·운영될 때를 대비해 준비되어야 한다. 특히 앞서 언급한 건강보험수가 문제가 되풀이 되지 않도록 치매안심병원이 설치·운영된다면 관련된 의료수가의 개발 및 적용이 추가로 있어야 한다.

### 3) 치매 관련 시설

#### (1) 지역사회 치매 시설

지역사회 치매 관련 시설은 치매안심센터의 정식 개소를 통해 충분히 확보된 것으로 보이나 치매안심센터에 내소할 수 있는 치매환자는 보통 지역사회에 거주할 수 있는 정도의 기능을 가진 치매환자로 한정되었다 볼 수 있다. 따라서 경증을 넘어서는 중등도 이상의 치매환자는 치매환자에 맞게 구성된 지역사회 환경이 아니라면 일반적으로 지역사회에 거주하는데 안전상의 문제 등이 대두될 것으로 예측된다. 이러한 점에 착안하여 치매안심마을 조성과 같은 사업이 추진되고 있으나 지역 내 치매 유관기관의 협력적 연계체계 구축과 같이 실질적인 환경개선이 수반되지 않는 반쪽짜리 사업으로 되어버리는 경우도 있다. 따라서 지역사회 치매 시설은 향후 물리적 환경 개선을 포괄할 치매안심마을의 조성과 같은 실질적인 형태로 진행되어야 한다.

#### (2) 치매 관련 장기요양 시설

치매환자는 신체적인 문제로 인한 장기요양 수요보다는 인지적인 문제로 인하여 장기요양을 필요로 하는 특수성이 있기 때문에 치매전담형 장기요양기관이 필요하다. 이에 치매 관련 장기요양시설은 현재 치매전담형 장기요양기관이 산발적으로 존재하고 있으나 향후에는 더욱 확대되어야 한다. 또한 치매전담형 장기요양기관에 배치된 인력기준에서 작업치료사와 같이 비약물적 처지를 전문적으로 제공할 수 있는 인력은 아직까지도 필수인력의 범주에 들어가 있지 않기에 반드시 개선되어야 한다.

치매전담형 장기요양기관 이외에 일반 장기요양기관에서도 작업치료사의 배치는 매우 한정적인 상황이다. 특히 시설이용자 100명당 작업 또는 물리치료사 1명을 배치하는 현재 기준상으로는 실질적인 서비스가 이루어지는 것이 불가능하다. 장기요양이란 부분에서 안전하게 영양적으로 잘 케어하면 된다는 관점에서 탈피하여 삶의 질 부분과 환자의 상태를 더욱 심한 장기요양 상태로 악화되는 것을 방지한다는 관점에서 유지적 재활이란 개념이 적극적으로 도입되어야 하는 부분이다.

### (3) 치매 관련 의료시설

치매 관련 의료시설은 현재 진단 및 발굴에 초점이 맞추어져 있다고 볼 수 있다. 그러나 치매는 진단 및 발굴로 끝나는 것이 아니라 지속적인 투약은 물론 작업치료와 같은 비약물적 처지가 병행되어야 하는 특징이 있다. 그러나 현재 의료시설은 진단 및 발굴까지만 할 수 있는 역량을 갖추고 있으며, 비약물적 처지를 실행할 수 있는 역량은 전무한 상황이다. 따라서 치매 관련 의료시설에서도 비약물적 처치를 포함한 사후관리를 할 수 있도록 시설 확충, 전문인력 확보와 같은 부분이 반드시 수반되어야 할 것이다.

# 참고문헌

강대혁 외(2016). 정신사회 작업치료학. 정담미디어.

강동우, 임현국(2018). 알츠하이머병 환자의 뇌 영상 검사의 최신 지견과 임상 적용 방법. J Korean Neuropsychiatr Assoc. 2018;57(1):12-22.

강연욱 외(1997). 치매환자들을 대상으로 한 K-MMSE 타당도 연구. 대한신경과학회지. 15, 300-308.

강연욱 외(1999). Comparison of Two screening Tests in Dementia The Mini-Mental State Examination(MMSE) and the Revised Hasegawa's Demential Scale(HDS-R). 대한신경과학회지. 17(Suppl.2), 82-83.

강연욱 외(2002). 숫자 외우기 검사(Digit Span Test)의 노인 규준 연구. 한국심리학회지. 21, 911-922.

강연욱 외(2009). 혈관성 인지장애 선별검사로서 Korean-Montreal Cognitive Assessment(K-MoCA)의 신뢰도, 타당도 및 규준 연구. 한국심리학회지. 28, 549-562.

강연욱 외(2012). 서울신경심리검사 2판. 휴브알앤씨.

강연욱(2006). A normative study of the Korean Mini-Mental State Examination (K-MMSE). 대한심리학회지. 25, 1-12.

건강보험심사평가원, 국민건강보험공단(2018). 건강보험통계 연보.

경제인문사회연구회(2017). 고령화 시대의 노인의 역할 모색. 경제 · 인문사회연구회.

고남경(2019). 노인요양시설 치매노인의 운동인지 간호중재프로그램 개발 및 효과. 대구한의대학교 대학원.

고양곤(1998). 치매노인재가복지를 위한 정책방향. 한국치매가족회.

구슬기, 박혜연, 박지혁(2017). 치매환자의 일상생활 수행능력 향상을 위한 비약물 중재에 관한 체계적 고찰. 한국노년학, 37(2), 445-459.

국가법령정보센터(2020). 장기요양급여 제공기준 및 급여비용 산정방법 등에 관한 고시[시행 2020. 1. 1.].

국무조정실 국무총리비서실(2017). 100대 국정과제.

국민건강보험공단(2018). 지역별 의료이용통계 연보.

국민건강보험공단(2019). 치매전문교육 기본과정 교재.

국민건강보험공단(2020). 치매전문교육 시설과정 교재.

권미화, 이재신. 치매환자의 행동심리증상에 비약물적 중재가 미치는 효과-메타분석. Journal of the Korea Contents Association. 17(6), 2017;6:540-550.

권용철, 박종한(1989). 노인용 한국판 Mini-Mental State Examination(MMSE-K) 의 표준화 연구. 신경정신의학. 28, 125-135.

권재성 외(2015). 작업치료사를 위한 인지재활. 퍼시픽북스.

권중돈(1994). 한국 치매가족의 부양부담 내용과 사정에 관한 연구. 연세대학교 대학원.

김광병, 진영란(2013). 노인장기요양보험 복지용구 급여제고 비교. 일본-독일을 중심으로. 한국위기관리논집, 9(6):201-224.

김근홍, 윤종철(2017). 알기 쉬운 치매의 이해. 도서출판 fides.

김기웅 외(2003). 치매 진단평가를 위한 한국판 CERAD 평가집 CERAD-K. 서울대학교출판부.

김기웅 외(2014). 제3차 국가치매관리종합계획 수립을 위한 사전기획연구. 분당서울대학교병원.

김기웅 외(2016). 2016 국제치매정책동향. 중앙치매센터.

김기웅(2017). 2017 국가치매관리 워크숍. 중앙치매센터.

김년준(2008). 집단운동프로그램이 치매노인의 인지기능과 일상생활동작 및 우울에 미치는 효과. 용인대학교 재활보건과학대학원.

김상우, 이채정(2014). 치매관리사업의 현황과 개선 과제. 국회예산정책처.

김상윤(2004). 치매의 행동심리증상. Dementia and Neurocognitive Disorders. 2004;3: 14-7.

김성윤(2018). 알츠하이머 치매 약물치료의 현황과 미래. J Korean Neuropsychiatr Assoc. 57(1):30-4.

김순화(1999). 치매노인을 위한 복지정책에 관한 연구. 한양대학교 행정대학원.

김연희(2000). Vascular Dementia 환자의 인지재활. 대한뇌졸중학회지, 2(2), 154-157.

김종임(2006). 베하스(BeHaS) 운동프로그램. 충남대학교출판문화원.

김춘미, 박명숙, 김선호(2012). 국내 치매노인을 위한 비약물요법 중재연구 동향분석. 노인간호학회지, 14(2), 129-141.

김훈주(2008). 전산화 인지재활프로그램의 고찰. 고령자치매작업치료학회지. 2(2), 35-46.

김희수(2019). 커뮤니티 추진기관으로서의 사회복지관 발전방향 모색. 한국지역사회복지학회지. 3, 99-129.

나항진, 김형수(2015). 유럽의 고령화 현황과 노년교육의 시사점. 한독사회과학논총. 22(1):3-32

남효정 외(2017). 대한민국 치매현황 2017. 보건복지부 중앙치매센터, p.191-231.

노인성치매 임상연구센터(2018). 치매임상진료지침 제1부: 진단 및 평가. 보건복지부, pp.55-92.

대한노인정신의학회(2003). 한국형 치매평가검사. 학지사.

대한치매학회(2011). 치매임상적 접근 2판. 아카데미아.

류은식(2015). 치료레크리에이션을 병행한 집단미술요법이 치매노인의 인지기능, 우울, 대인관계에 미치는 효과. 석사학위논문, 대구사이버대학교.

매일경제(2019). 노인장애인 지역사회가 돌본다. 8개 지자체시범사업.

민성길(2015). 최신 정신의학 6판. 일조각.

박건우(2004). 치매의 행동신경심리증상에 대한 비약물학적 접근. Dementia and Neurocognitive Disorders, 3, 24-8.

박경원(2017). 경도인지장애의 전형적인 증례 및 진단기준 소개. 대한신경과학회 2017년 제36회 추계학술대회 강의록, 71-76.

박민선 외(2002). 한국형 7분 치매선별검사의 정상 규준 연구 대한신경과학회지. 20:252-259.

박주영, 박주형, 양영애(2009). 부산 · 경남 시역의 컴퓨터-보조 인지재활 프로그램(Computer-assisted Cognitive Rehabilitation: CACR)의 사용 현황. 고령자 · 치매작업 치료학회지. 3(1), 43-53.

박수희, 양영애 외(2009). 치매 환자의 인지를 측정하기 위해 사용된 평가도구에 대한 체계적 고찰. 고령자 · 치매작업치료학회지. 3(2), 73-82.

박수희, 양영애(2011). 치매 환자 인지 중재에 관한 체계적 고찰. 고령자 · 치매작업치료학회지.

5(2), 9-15.
박승희 외(2007). 스웨덴 사회복지의 실제. 양서원.
박우권 외(2018). 인지재활. 에듀팩토리.
박창재(2016). 장기요양재가서비스 개편방안. 한국노인복지학회.
박혜미(2016). 프랑스의 노인과 장애인을 위한 장기요양 정책 분석. 보건사회연구. 36(1):349-376.
보건복지부(2011). 치매노인실태조사.
보건복지부(2012). 제2차 국가치매관리종합계획('13~15).
보건복지부(2013). 2012 치매 유병률 조사.
보건복지부(2013). 치매특별 등급 신설에 따른 주야간보호 인프라 확충.
보건복지부(2015a). 제3차 치매관리종합계획 수립 연구.
보건복지부(2015b). 제3차 국가치매관리종합계획('16~20).
보건복지부(2015c). 치매상담센터 운영현황 및 발전방안 도출을 위한 연구.
보건복지부(2016). 2016 전국 치매역학 조사.
보건복지부(2018). 치매관리방문요양.
보건복지부(2017a). 치매 국가책임제 추진계획.
보건복지부(2017b). 치매안심센터 운영지침(안).
보건복지부(2018). 지역사회 중심 복지구현을 위한 커뮤니티 케어 추진방향.
보건복지부(2018). 지역사회 통합 돌봄 기본계획(안).
보건복지부(2018). 치매정책사업안내.
보건복지부(2019). 선도사업 8개 지자체 주요사업 내용.
보건복지부(2019). 지역사회중심재활 2019년 지역사회 통합건강증진사업안내.
보건복지부(2019). 치매정책사업안내.
보건복지부(2020). 치매정책사업안내.
보건복지부 치매정책과(2019). 2019 치매정책사업안내.
보건복지부, 중앙치매센터(2014). 치매예방체조법.
보건복지부, 중앙치매센터, 국민건강보험(2014). 프로그램 관리자 치매전문교육 기본교재.
보건사회연구원(2017). 시스템 접근을 통한 보건의료 재정 분석 및 전망.
보건소 건강증진과(2016). 2016년도 강원도 치매관리사업 담당자 해외연수 결과보고서.
분당서울대학교 병원(2015). 국가치매관리종합계획수립을 위한 사전기획연구.
서울시 복지재단(2018). 서울형 데이케어센터 인증심사안내서.
서울특별시광역치매센터(2015). 2015 서울특별시 치매관리사업 안내.
서울특별시광역치매센터(2016). 2016 서울특별시 치매관리사업 안내.
서울특별시광역치매센터(2017). 2017 서울특별시 치매관리사업 안내.
서울특별시광역치매센터(2018). 2018 서울특별시 치매관리사업 안내.
서정숙(2013). 고령화 관련 도시계획 정책에 관련 연구 미국 뉴욕시 맨하탄의 커뮤니티 구역 7을 중심으로. 서울시립대학교.
선우덕(2013). 독일의 장기요양보험제도를 통한 치매케어정책과 시사점. 국제보건복지정책동향1.
석재은(2016). 장기요양 재가서비스 개편방안 보고서. 보건복지부.
손은희, 이애영, 박현주(2003). 한국판 Modified Mini-Mental State (K-3MS) Examination의 타당

도 대한신경과학회지. 21, 346-356.
신규수(2018). 커뮤니티케어의 개념 및 해외사례. 사회보장정보원.
심소예(2015). 경증 치매환자의 인지기능 증진을 위한 신체활동과 인지활동이 뇌활성도와 작업수행 및 삶의 질에 미치는 효과. 석사학위논문, 동신대학교.
심용수 외(2016). 비문해 노인 특성반영 인지기능검사 지침서. 인사이트심리연구소.
양동원 외(2002). Korean Dementia Screening Questionnaire(KDSQ)의 개발과 타당도 및 신뢰도의 평가 대한신경과학회지. 20:135-141.
양동원 외(2004). 한국어판 하세가와 치매척도 개정본의 신뢰도 및 타당도의 평가. 대한신경과학회지. 23, 315-321.
양수정(2015). 알츠하이머(Alzheimer's disease) 치료제 개발에 관한 동향보고서. BRIC View 동향 리포트.
양영애 외(2006). 노인 건강 증진을 위한 가정방문재활(작업)치료 제도에 관한 연구. 한국노인복지회. 31:207-225.
양영애 외(2008). 측정 및 평가. 메디컬코리아.
양영애 외(2009). 물리 작업치료사를 위한 인간발달과 수행. 정담미디어.
양영애 외(2010). 근로자에서 인지적 자가훈련 프로그램의 유효성: 예비연구. 대한치매학회지. 9(4), 122-128.
양영애 외(2010). 시각 지각 인지. 영문출판사.
양영애 외(2010). 작업치료의 이론. 영문출판사.
양영애 외(2012). 복지용구 급여 개선방안 연구. 국민건강보험공단.
양영애 외(2013). 노인활동지도론. 계축문화사.
양영애 외 한국고령친화건강정책학회(2014). 독일 요양서비스의 이해. 동주.
양영애 외 한국고령친화건강정책학회(2014). 인지플러스 워크북. 동주
양영애 외 한국고령친화건강정책학회(2015). 일본 요양서비스의 이해. 동주
양영애 외(2016). 노인작업치료학. 계축문화사.
양영애 외(2016). 지역사회 작업치료학. 에듀팩토리.
양영애 외(2017). 작업치료학개론. 에듀팩토리.
양영애 외 대한고령친화산업학회, 고령자치매작업치료학회(2017). 스웨덴 요양서비스의 이해. 동주.
양영애 외(2018). 독일 요양 및 재활서비스. 동주.
양영애 외 대한고령친화산업학회(2020). 고령친화산업개론. 동주.
양영애(2009). 치매환자의 비약물적 치료. 노인복지 통권. 7:44-47.
양영애(2019). 두뇌 커뮤니케이션. 동주.
양영애(2019). 두뇌 커뮤니케이션 워크북. 동주.
엄기욱(2006). 일본의 수요자 중심 노인보건복지서비스 전달체계. 국세사.
엄상용(2008). 규칙적인 운동이 노인성 치매환자의 인지기능, 일상생활 및 운동능력에 미치는 영향. 고려대학교대학원.
오병훈 외(2004). 한국판 Neuropschiaric Iventory로 본 치매 단계에 따른 행동, 정신증상 특징. J Korean Neuropsychiatr Assoc. 2004;43(5):596-602.
오병훈(2009). 치매의 행동, 정신 증상 진단 및 관리. J Korean Med Assoc. 2009;52(11),1048-

1054.
오카와 타카유키(小川敬之) 외(2013). 인지증작업치료. 의료약출판주식회사.
용미현, 김은정, 양영애(2010). 치매 환자 가족을 대상으로 치매에 대한 지식수준 조사 연구. 한국고령친화건강정책학회지. 2(2), 41-50.
우종인(2010). 치매관리법안 마련을 위한 연구. 서울대학교 의과대학 산학협력단.
우해봉 외(2014). 인구구조 변화와 복지지출 전망. 한국보건사회연구원 연구보고서.
우해봉, 장인수(2017). 인구변동의 국제 동향과 중장기 인구정책 방향. 한국보건사회연구원.
우해봉(2018). 미래 인구 변동의 인구학적 요인 분해와 시사점. 한국보건사회연구원.
원왕연, 이창욱(2011). Biomarkers for Alzheimer's Dementia: Focus on Neuroimaging. Korean J Biol Psychiatry. 2011;18:72-79.
유찬욱 외(2013). 국내 치매 환자를 대상으로 한 작업치료 중재 적용 연구에 대한 체계적 고찰. 고령자치매작업치료학회지, 7(2):39-46.
윤현철, 정현강(2018). 치매의 약물요법. J Korean Med Assoc. 61(12):758-764.
이규식, 신영석, 김찬우(2017). 지역사회중심의 통합서비스체계. 건정연 ISSUE Paper.
이동영 외(1999). 치매 선별을 위한 한국어판 간이 Blessed 검사의 신뢰도 및 타당도. 신경정신의학. 38, 1297-1307.
이동영, 김기웅(2001). 치매에서 나타나는 초조 증상의 임상적 이해와 치료. 정신병리학회지. 10(2), 87-96.
이석범(2009). 알츠하이머병에 대한 비약물적 개입. 대한의사협회지, 52(11), 1069-1076.
이애란(2012). 치매노인들의 정서적 기능 향상에 원예요법이 미치는 효과. 석사학위논문, 조선대학교.
이인학(2012). 노인재활. 영문출판사.
이주강(2015). 치매의 인지재활. 뇌신경재활. 8(1), 29-33.
이주강(2016). 치매환자에서의 연하장애. 대한연하장애학회지. 6(1), 66-69.
일본인지증케어학회(2010). 치매케어 텍스트북 III 각론. 노인연구정보센터.
일본인지증케어학회(2011). 치매노인을 위한 케어매니지먼트. 노인연구정보센터.
일상생활활동 교재편찬위원회(2017). 일상생활활동 3판. 현문사.
임하은(2016). 미술프로그램이 치매환자의 인지기능에 미치는 영향에 관한 연구-구조적 회상요법을 통한 미술요법 사례 수집 및 분석을 중심으로-. 석사학위논문, 부산대학교.
장한나(2016). 치매지원서비스 공급체계의 지역격차 연구. 보건사회연구. 36(2):385-420.
정경희 외(2017). 2017년도 노인실태조사. 한국보건사회연구원.
정원미 외(2013). 지역사회 치매작업치료사의 직무역량을 위한 연구: 치매지원센터 작업치료사 직무분석을 중심으로. 대한작업치료학회지. 21(3):15-29.
정원범(2013). 알츠하이머성 치매의 진행에 따른 특징 맵 구성을 위한 뇌 구조 MR 영상 및 확산텐서 영상 분석. 인제대학교 석사논문.
정영호, 고숙자(2017). 치매 위험요인 기여도 분석과 치매 관리 방안 모색. 보건 · 복지 Issu & Focus, 338;1-8.
정해관 외(2007). 노인 정신건강증진을 위한 한국형 치매선별 및 정밀검사도구 평가-건강증진기금 연구사업 보고서. 성균관대학교 의과대학 사회의학교실 건강증진사업단.

정현강, 한창수(2013). 일차의료 현장에서 치매의 진단 및 치료. 대한의사협회지. 56(12):1104-1112.

정혜임(2004). 규칙적인 운동이 치매노인의 신체적 기능 및 인지기능에 미치는 영향에 관한 문헌적 고찰. 성신여자대학교대학원.

정희정 외(2013). 치매에서의 행동 및 심리 증상에 대한 약물치료. Korean Association for Geriatirc Psychiatry. 2013;17:61-68.

조승현, 양영애(2017). 작업치료 중심의 복합 인지재활이 경도 치매 환자의 인지기능에 미치는 영향: 무작위 배정 대조군 연구. 대한작업치료학회지, 25(3):71-86.

조승현 외(2018). 공공데이터를 이용한 치매안심센터 작업치료 비용편익분석. 대한작업치료학회지, 26(2):99-112.

조유향(2001). 노인간호 3판. 현문사.

조유향(2015). 치매노인케어론. 집문당.

주가영(2017). 치매노인의 기억력 및 지남력 유지를 위한 미술요법 프로그램 개발 연구-Toglia의 인지재활모델을 중심으로. 석사학위논문, 한양대학교.

중앙치매센터(2015). 국제치매정책동향.

중앙치매센터(2016). 국제치매정책동향.

중앙치매센터(2017). 대한민국 치매현황 2016.

중앙치매센터(2017). 치매환자 관리 누락 방지를 위한 국가치매관리체계 개선방안 연구.

중앙치매센터(2018). 2017 중앙치매센터 연차평가 보고서.

중앙치매센터(2019). 치매노인실태조사(보건복지부, 분당서울대병원, 2011).

조맹제 외(1999). DSM-III-R 주요우울증에 대한 한국어판 Geriatric Depression Scale (GDS)의 진단적 타당성 연구. 신경정신의학, 38(1):48-63.

청와대(2017). 치매 국가책임제.

최성은, 김우현(2018). 인구고령화와 노인의료보장 재정정책에 대한 연구. 한국조세재정연구소.

최성혜 외(1998). Samsung Dementia Questionnaire의 타당도와 신뢰도 평가. 대한신경과학회지. 16:307-314.

최성혜 외(1999). 단축형 Samsung Dementia Questionnaire(S-SDQ)의 개발과 타당도 평가. 대한신경과학회지. 17:253-258.

최성혜 외(2000). 한국판 Expanded Clinical Dementia Rating(CDR)척도의 타당도. 대한신경과학회지. 19:585~591.

최성혜 외(2002). 한국판 Global Deterioration Scale의 타당도. 대한신경과학회지. 20:612-617.

최성혜(2004). 치매 환자들의 행동심리적 증상의 평가 도구. Dementia and Neurocognitive Disorders 2004;3:9-13.

최영희 외(2007). 노인과 건강 3판. 현문사.

최진영 외(1998). 한국판 치매 평가 검사의 타당도와 신뢰도 연구. 한국심리학회지. 17:247~258.

최진영, 이소애(1997). 한국판 치매 평가 검사(K-DRS)의 규준 연구. 한국심리학회지. 16:423~433.

최진영(2006). 노인 기억장애 검사 실시 요강. 학지사.

최현주(2017). 집단 음악치료프로그램이 여성치매노인의 인지기능, 우울감, 자기표현에 미치는 영향. 석사학위논문, 수원대학교.

통계청(2013). 한국의 사회지표
통계청(2015). 장래인구추계.
통계청(2016). 장래인구추계.
통계청(2017). 가계동향조사.
통계청(2017). 노인실태조사.
통계청(2017). 주민등록연앙인구.
통계청(2018). 고령자통계.
통계청(2018). 장래인구추계.
통계청(2018). 지역통계총괄과.
통계청(2019). 부양비 및 노령화지수.
통계청(2019). 장래인구추계.
통계청(2020). 시 · 도별 고령인구비율.
프랑스 국립 알츠하이머 데이터베이스(2014).
한국보건사회연구원(2018). 2018년 보건사회연구 콜로키움 커뮤니티케어와 보건복지서비스의 재편.
한국보건사회연구원(2018). 프랑스의 사회보장제도.
한국일보. 2008년 3월 10일자. 건강한 여생 돕는 노인센터 가이드.
한설희(2004). 치매의 행동심리증상의 개관. Dementia and Neurocognitive Disorders. 2004;3:1-4.
한수정, 백남종(2015). 치매의 약물치료. Brain & NeuroRehabilitation Vol.8, No.1, 19-23.
한은영 외(2012). Therapeutic Exercise Strategies in Patients with Dementia. Dementia and Neurocognitive Disorders. 2012;11:118-123.
한일우(2007). 치매의 행동심리증상에 대한 치료 전략. 대한임상노인의학회. 2007;83-94.
한지원 외(2010). 치매 선별용 간이정신상태검사(Mini-Mental State Examination for Dementia Screening ; MMSE-DS)와 단축형 MMSE-DS(SMMSE-DS)의 한국 노인 정상규준 연구. 대한노인정신의학회. 14:27-37.
허영 외(2016). 재활의료기기 기술 동향 및 전망. 한국산업기술평가관리원. 16(7),91-111.
황미경(2018). 치매 국가책임제 시행에 따른 통합사례관리 전달체계 연구 -OECD 국가의 치매위기 대응 사례 중심으로-. 위기관리 이론과 실천, 14(2):57-70.
황승현(2018). '재가 · 지역사회 중심으로 사회 서비스 제공'커뮤니티케어[Community Care] 본격추진. 보건복지부.

Acevedo, A., & Loewenstein, D. A. (2007). Nonpharmacological cognitive interventions in aging and dementia. ***Journal of Geriatric Psychiatry and Neurology***, ***20***(4), 239-249.
Ahn, H. J., Chin, J., Park, A., Lee, B. H., Suh, M. K., Seo, S. W., & Na, D. L. (2010). Seoul Neuropsychological Screening Battery-dementia version (SNSB-D): a useful tool for assessing and monitoring cognitive impairments in dementia patients. ***Journal of Korean medical science***, ***25***(7), 1071-1076.
Ahn, I. S., Kim, J. H., Ku, H. M., Saxton, J., & Kim, D. K. (2006). Reliability and validity of the severe impairment battery (SIB) in Korean dementia patients. ***Journal of Korean medical science***, ***21***(3), 506-517.

Auchus, A. P., Brashear, H. R., Salloway, S., Korczyn, A. D., De Deyn, P. P., & Gassmann−Mayer, C. (2007). Galantamine treatment of vascular dementia: a randomized trial. *Neurology*, *69*(5), 448−458.

Ballard, C. G., O'Brien, J., James, I., & Swann, A. (2003). Dementia: management of behavioural and psychological symptoms. *Nordic Journal of Psychiatry*, *57*(2), 159−160.

Ballard, C., Khan, Z., Clack, H., & Corbett, A. (2011). Nonpharmacological treatment of Alzheimer disease. The Canadian Journal of Psychiatry, 56(10), 589−595.

Beier, M. T. (2007). Pharmacotherapy for behavioral and psychological symptoms of dementia in the elderly.

Bier, N., Van Der Linden, M., Gagnon, L., Desrosiers, J., Adam, S., Louveaux, S., & Saint−Mleux, J. (2008). Face - name association learning in early Alzheimer's disease: A comparison of learning methods and their underlying mechanisms. *Neuropsychological rehabilitation*, *18*(3), 343−371.

Black, D. W., & Grant, J. E. (2014). ***DSM−5®guidebook: the essential companion to the diagnostic and statistical manual of mental disorders***. American Psychiatric Pub.

Borson, S., & Raskind, M. A. (1997). Clinical features and pharmacologic treatment of behavioral symptoms of Alzheimer's disease. *Neurology*, *48*(5 Suppl 6), 17S−24S.

Boxer, A. L., Knopman, D. S., Kaufer, D. I., Grossman, M., Onyike, C., Graf−Radford, N., ... & Koestler, M. (2013). Memantine in patients with frontotemporal lobar degeneration: a multicentre, randomised, double−blind, placebo−controlled trial. *The Lancet Neurology*, *12*(2), 149−156.

Buhr, G. T., & White, H. K. (2007). Difficult behaviors in long−term care patients with dementia. *Journal of the American Medical Directors Association*, *8*(3), e101−e113.

Burns, A., Jacoby, R., & Levy, R. (1990). Psychiatric phenomena in Alzheimer's disease. I: Disorders of thought content. *The British Journal of Psychiatry*, *157*(1), 72−96.

Business Insider. Japanese people are living so long that the country's definition of 'elderly'could change. (2017). Retrieved from 〈https://www.independent.co.uk/life−style/japanese−people−are−living−so−long−that−the−countrys−definition−of−elderly−could−change−a7526046.html〉

Carlson, D. L., Fleming, K. C., Smith, G. E., & Evans, J. M. (1995). Management of dementia−related behavioral disturbances: a nonpharmacologic approach. *In Mayo Clinic Proceedings*(Vol.70, No.11, pp.1108−1115). Elsevier.

CClare, L., Bayer, A., Burns, A., Corbett, A., Jones, R., Knapp, M., ... & Pool, J. (2013). Goal−oriented cognitive rehabilitation in early−stage dementia: study protocol for a multi−centre single−blind randomised controlled trial (GREAT). *Trials*, *14*(1), 152.

Center for Strategic and International Studies. Boosting Japan's Workforce (and Womenomics) through Immigration. (2016). Retrieved from 〈https://www.csis.org/analysis/boosting−japans−workforce−and−womenomics−through−immigration〉

Cho, S. H. (2018). Cost-Benefit Analysis of Dementia Management Project and Cognitive Intervention Occupational Therapy Based on Public Data. Doctoral dissertation, Inje University, Gimhae, Korea.

Choi, S. H., Na, D. L., Kwon, H. M., Yoon, S. J., Jeong, J. H., & Ha, C. K. (2000). The Korean version of the neuropsychiatric inventory: a scoring tool for neuropsychiatric disturbance in dementia patients. ***Journal of Korean medical science*, *15***(6), 609-615.

Clare, L., Wilson, B. A., Carter, G., Breen, K., Gosses, A., & Hodges, J. R. (2000). Intervening with everyday memory problems in dementia of Alzheimer type: an errorless learning approach. ***Journal of Clinical and experimental Neuropsychology*, *22***(1), 132-146.

Clarkson, P., Davies, L., Jasper, R., Loynes, N., Challis, D., in Dementia, H. S., & Group, P. M. (2017). A systematic review of the economic evidence for home support interventions in dementia. ***Value in Health*, *20***(8), 1198-1209.

Cummings, J. L., Geldmacher, D., Farlow, M., Sabbagh, M., Christensen, D., Betz, P., & Donepezil 23 mg Expert Working Group. (2013). High-dose donepezil (23 mg/day) for the treatment of moderate and severe Alzheimer's disease: drug profile and clinical guidelines. ***CNS neuroscience & therapeutics*, *19***(5), 294-301.

Cummings, J. L., Mega, M., Gray, K., Rosenberg-Thompson, S., Carusi, D. A., & Gornbein, J. (1994). The Neuropsychiatric Inventory: comprehensive assessment of psychopathology in dementia. ***Neurology*, *44***(12), 2308-2314.

Dian, L., Cummings, J. L., Petry, S., & Hill, M. A. (1990). Personality alterations in multi-infarct dementia. ***Psychosomatics*, *31***(4), 415-419.

Elizabeth, C. H., & Sharon, F. (2007). ***Mangement of the behavioral and psychological symptoms of dementia*. *Clin Interv Aging*, *2***(4), 611 - 621.

Finkel, S. (2000). Introduction to behavioural and psychological symptoms of dementia (BPSD). ***International journal of geriatric psychiatry*, *15***(S1), S2-S4.

Finkel S. I., Costa e Silva J., Cohen G., Miller S., Sartorius N. (1996). Behavioral and psychological signs and symptoms of dementia: a consensus statement on current knowledge and implications for research and treatment. ***International Psychogeriatrics*, *8***(3), 497 - 500.

Finkel, S. I., e Silva, J. C., Cohen, G., Miller, S., & Sartorius, N. (1997). Behavioral and psychological signs and symptoms of dementia: a consensus statement on current knowledge and implications for research and treatment. ***International Psychogeriatrics*, *8***(S3), 497-500.

Folstein, M. F., Folstein, S. E., & McHugh, P. R. (1975). "Mini-mental state": a practical method for grading the cognitive state of patients for the clinician. ***Journal of psychiatric research*, *12***(3), 632-637.

Gallagher-Thompson, D., Brooks III, J. O., Bliwise, D., Leader, J., & Yesavage, J. A. (1992). The relations among caregiver stress,"sundowning"symptoms, and cognitive decline in Alzheimer's disease. ***Journal of the American Geriatrics Society*, *40***(8), 807-810.

Gates, N. J., Sachdev, P. S., Singh, M. A. F., & Valenzuela, M. (2011). Cognitive and memory training in adults at risk of dementia: a systematic review. ***BMC geriatrics*, *11***(1), 55.

Grandmaison, E., & Simard, M. (2003). A critical review of memory stimulation programs in Alzheimer's disease. ***The Journal of neuropsychiatry and clinical neurosciences*, *15***(2), 130–144.

Gräsel, E., Wiltfang, J., & Kornhuber, J. (2003). Non–drug therapies for dementia: an overview of the current situation with regard to proof of effectiveness. ***Dementia and geriatric cognitive disorders*, *15***(3), 115–125.

Goodglass, H., Kaplan, E., & Weintraub, S. (1983). ***Boston naming test*.** Lea & Febiger.

Gorman, W. F. (1995). Benign aging or Alzheimer disease?. ***The Journal of the Oklahoma State Medical Association*, *88***(9), 383–391.

Hageman, P. A., & Thomas, V. S. (2002). Gait performance in dementia: the effects of a 6–week resistance training program in an adult day–care setting. ***International journal of geriatric psychiatry*, *17***(4), 329–334.

Hattori, H. (2013). Behavioral and psychological symptoms of dementia––diagnosis and treatment. ***Nihon rinsho. Japanese journal of clinical medicine*, *71***(6), 981–987.

Hébert, R., Lévesque, L., Vézina, J., Lavoie, J. P., Ducharme, F., Gendron, C., ... & Dubois, M. F. (2003). Efficacy of a psychoeducative group program for caregivers of demented persons living at home: a randomized controlled trial. ***The Journals of Gerontology Series B: Psychological Sciences and Social Sciences*, *58***(1), S58–S67.

Herrmann, N., Lanctôt, K. L., & Hogan, D. B. (2013). Pharmacological recommendations for the symptomatic treatment of dementia: the Canadian Consensus Conference on the Diagnosis and Treatment of Dementia 2012. ***Alzheimer's research & therapy*, *5***(1), S5.

Jean, L., Simard, M., van Reekum, R., & Bergeron, M. È. (2007). Towards a cognitive stimulation program using an errorless learning paradigm in amnestic mild cognitive impairment. ***Neuropsychiatric Disease and Treatment*, *3***(6), 975–985.

Jeong, H. G., & Han, C. (2013). Diagnosis and treatment of dementia in primary care. ***Journal of the Korean Medical Association/Taehan Uisa Hyophoe Chi*, *56***(12), 1104–1112.

Kang, Y., Na, D. L., & Hahn, S. (2003). Seoul neuropsychological screening battery. ***Incheon: Human brain research & consulting co*.**

Kim, K. W., Lee, D. Y., Ahn, S. Y., Jhoo, J. H., & Kil, Y. N. (2002). Reliability and validity of the Korean version of Hasegawa Dementia Scale (HDS–K) as a dementia screening instrument. ***J Korean Neuropsychiatr Assoc*, *41***(3), 526–537.

Knopman, D. S., Berg, J. D., Thomas, R., Grundman, M., Thal, L. J., & Sano, M. (1999). Nursing home placement is related to dementia progression: experience from a clinical trial. ***Neurology*, *52***(4), 714–718.

KOSIS 국가통계포털(2019). OECD 국가별 65세 이상 인구비율.

Lee, J. H., Lee, K. U., Lee, D. Y., Kim, K. W., Jhoo, J. H., Kim, J. H., ... & Woo, J. I. (2002). Development of the Korean Version of the Consortium to Establish a Registry for Alzheimer's Disease Assessment Packet (CERAD–K) clinical and neuropsychological assessment batteries. *The Journals of Gerontology Series B: Psychological Sciences and Social Sciences*, *57*(1), 1–10.

Lee, J. Y., Lee, D. W., Cho, S. J., Na, D. L., Jeon, H. J., Kim, S. K., ... & Cho, M. J. (2008). Brief screening for mild cognitive impairment in elderly outpatient clinic: validation of the Korean version of the Montreal Cognitive Assessment. *Journal of geriatric psychiatry and neurology*, *21*(2), 104–110.

Lin, T. W., Tsai, S. F., & Kuo, Y. M. (2018). Physical exercise enhances neuroplasticity and delays Alzheimer's disease. *Brain Plasticity*, *4*(1), 95–110.

Littbrand, H., Lundin–Olsson, L., Gustafson, Y., & Rosendahl, E. (2009). The effect of a high–intensity functional exercise program on activities of daily living: a randomized controlled trial in residential care facilities. *Journal of the American Geriatrics Society*, *57*(10), 1741–1749.

Louise Phyland and Osborne Park Hospital Occupational Therapy Department(2011). Dementia: Osborne Park Hospital Guide for Occupational Therapists in Clinical Practice. Australian Government Department of Health and Ageing.

Luijpen, M. W., Scherder, E. J., Van Sortieren, E. J., Swaab, D. F., & Sergeant, J. A. (2003). Non–pharmacological interventions in cognitively impaired and demented patients–a comparison with cholinesterase inhibitors. *Reviews in the Neurosciences*, *14*(4), 334–1763.

Luxenberg, J. S. (2000). Clinical issues in the behavioural and psychological symptoms of dementia. *International journal of geriatric psychiatry*, *15*, S5–8.

Malone, M. L., Thompson, L., & Goodwin, J. S. (1993). Aggressive behaviors among the institutionalized elderly. *Journal of the American Geriatrics Society*, *41*(8), 853–856.

McGill–Carter, T. (2019). Market analysis Alzheimer's disease 2020. Market Analysis, 22(6).

McKinsey&Company. Japan: Lessons from a hyperaging society. (2015). Retrieved from 〈https://www.mckinsey.com/featured–insights/asia–pacific/japan–lessons–from–a–hyperaging–society〉

Mintzer, J. E., Hoernig, K. S., & Mirski, D. F. (1998). Treatment of agitation in patients with dementia. *Clinics in geriatric medicine*, *14*(1), 147–176.

Nasreddine, Z. S., Phillips, N. A., Bédirian, V., Charbonneau, S., Whitehead, V., Collin, I., ... & Chertkow, H. (2005). The Montreal Cognitive Assessment, MoCA: a brief screening tool for mild cognitive impairment. *Journal of the American Geriatrics Society*, *53*(4), 695–699.

Network, S. I. G. (2006). Management of patients with dementia: A national clinical guideline. *Edinburg: Scottish Intercollegiate Guidelines Network*.

Oh, B. H. (2009). Diagnosis and treatment for behavioral and psychological symptoms of dementia. *Journal of the Korean Medical Association*, *52*(11), 1048–1054.

Opie, J., Rosewarne, R., & O'Connor, D. W. (1999). The efficacy of psychosocial approaches to behaviour disorders in dementia: a systematic literature review. *Australian and New Zealand Journal of Psychiatry*, *33*(6), 789–799.

Organization for Economic Co-operation and Development. (2015). Addressing Dementia: The OECD Response, OECD Health Policy Studies. Paris, France: OECD Publishing

Reisberg, B., Borenstein, J., Franssen, E., Shulman, E., Steinberg, G., & Ferris, S. H. (1986). Remediable behavioral symptomatology in Alzheimer's disease. ***Psychiatric Services***, *37*(12), 1199-1201.

Reisberg, B., Borenstein, J., Salob, S. P., & Ferris, S. H. (1987). Behavioral symptoms in Alzheimer's disease: phenomenology and treatment. ***The Journal of clinical psychiatry***, *48*(S), 9-15.

Rogus-Pulia, N., Malandraki, G. A., Johnson, S., & Robbins, J. (2015). Understanding dysphagia in dementia: The present and the future. ***Current physical medicine and rehabilitation reports***, *3*(1), 86-97.

Rolinski, M., Fox, C., Maidment, I., & McShane, R. (2012). Cholinesterase inhibitors for dementia with Lewy bodies, Parkinson's disease dementia and cognitive impairment in Parkinson's disease. ***Cochrane Database of Systematic Reviews***, (3).

Rothi, L. J. G., Fuller, R., Leon, S. A., Kendall, D., Moore, A., Wu, S. S., ... & Nadeau, S. E. (2009). Errorless practice as a possible adjuvant to donepezil in Alzheimer's disease. ***Journal of the International Neuropsychological Society***, *15*(2), 311-322.

Ryden, M. B., & Feldt, K. S. (1992). Goal-directed care: caring for aggressive nursing home residents with dementia. ***Journal of Gerontological Nursing***, *18*(11), 35-42.

Ryu, H. J., Kim, H. J., & Han, S. H. (2009). Validity and reliability of the Korean version of the AD8 informant interview (K-AD8) in dementia. ***Alzheimer Disease & Associated Disorders***, *23*(4), 371-376.

Schmitt, F. A., Ashford, W., Ernesto, C., Saxton, J., Schneider, L. S., Clark, C. M., ... & Thal, L. J. (1997). The severe impairment battery: concurrent validity and the assessment of longitudinal change in Alzheimer's disease. The Alzheimer's disease cooperative study. ***Alzheimer disease and associated disorders***, *11*(2), 51-56.

Schneider, L. S., Dagerman, K. S., Higgins, J. P., & McShane, R. (2011). Lack of evidence for the efficacy of memantine in mild Alzheimer disease. ***Archives of neurology***, *68*(8), 991-998.

Shinosaki, K., Nishikawa, T., & Takeda, M. (2000). Neurobiological basis of behavioral and psychological symptoms in dementia of the Alzheimer type. ***Psychiatry and Clinical Neurosciences***, *54*(6), 611-620.

Simon-Rusinowitz, L., Mahoney, K. J., Loughlin, D. M., & Sadler, M. D. (2005) Paying family caregivers: An effective policy option in the Arkansas Cash and Counseling Demonstration and Evaluation. ***Marriage & Family Review***, *37*(1-2), 83-105.

Sink, K. M., Holden, K. F., & Yaffe, K. (2005). Pharmacological treatment of neuropsychiatric symptoms of dementia: a review of the evidence. ***Jama***, *293*(5), 596-608.

Solomon, P. R., Hirschoff, A., Kelly, B., Relin, M., Brush, M., DeVeaux, R. D., & Pendlebury, W. W. (1998). A 7 minute neurocognitive screening battery highly sensitive to Alzheimer's disease. ***Archives of neurology***, ***55***(3), 349–355.

Solomon, P. R., & Pendlebury, W. W. (1998). Recognition of Alzheimer's disease: the 7 Minute Screen. ***Fam Med***, ***30***(4), 265–271.

Strauss, A., & Corbin, J, M(1988). Shaping A New Health Care System, The Jossey–Bass Public Administration Series, San Francisco: Jossy–Bass Inc.

Sweet, R. A., Nimgaonkar, V. L., Devlin, B., & Jeste, D. V. (2003). Psychotic symptoms in Alzheimer disease: evidence for a distinct phenotype. ***Molecular Psychiatry***, ***8***(4), 383–392.

Tariot, P. N., Farlow, M. R., Grossberg, G. T., Graham, S. M., McDonald, S., Gergel, I., & Memantine Study Group. (2004). Memantine treatment in patients with moderate to severe Alzheimer disease already receiving donepezil: a randomized controlled trial. ***Jama***, ***291***(3), 317–324.

Tariot, P. N., Mack, J. L., Patterson, M. B., Edland, S. D., Weiner, M. F., Fillenbaum, G., ... & Stern, Y. (1995). Behavioral Pathology Committee of the Consortium to Establish a Registry for Alzheimer's Disease. The behavior rating scale for dementia of the Consortium to Establish a Registry for Alzheimer's Disease. ***Am J Psychiatry***, ***152***(9), 1349–1357.

The Coming Alzheimer's Epidemic, the Cholinergic Hypothesis, and Nerve Growth Factor Gene Therapy. (2014). Neuroamer.

The Economist. As Japan ages, so too does its workforce. (2017). Retrieved from 〈https://www.economist.com/asia/2017/01/07/as–japan–ages–so–too–does–its–workforce〉

The Japan Times. Japan census report shows surge in elderly population, many living alone. (2016). Retrieved from 〈https://www.japantimes.co.jp/news/2016/06/29/national/japan–census–report–shows–surge–elderly–population–many–living–alone/#.Xmm–FC–P5Hg〉

The Japan Times. Redefining the 'elderly'age. (2017). Retrieved from 〈https://www.japantimes.co.jp/opinion/2017/01/10/editorials/redefining–elderly–age/#.Xmm_VC–P5Hg〉

UN(2019). world population prospects.

Volicer, L., & Hurley, A. C. (2003). Management of behavioral symptoms in progressive degenerative dementias. ***The Journals of Gerontology Series A: Biological Sciences and Medical Sciences***, ***58***(9), M837–M845.

Wilkinson, D. (2008). Pharmacotherapy of Alzheimer's disease. ***Psychiatry***, 7(1), 9–14.

Won, W. Y., & Lee, C. U. (2010). Pharmacological treatment of psychiatric disorders of the elderly. ***Journal of the Korean Medical Association***, ***53***(11), 972–983.

World Health Organization. (2012). Dementia: A Public Health Priority. Geneva, Swiss: World Health Organization and Alzheimer's Disease International.

Youn, J. C., Lee, D. Y., Kim, K. W., Lee, J. H., Jhoo, J. H., Lee, K. U., ... & Woo, J. I. (2002). Development of the Korean version of Alzheimer's disease assessment scale (ADAS–K). ***International journal of geriatric psychiatry***, ***17***(9), 797–803.

## 참고 사이트

건강보험심사평가원. www.hira.or.kr

국가법령정보센터. http://www.law.go.kr

국가법령정보센터, 노인복지법. http://www.law.go.kr/lsInfoP.do?lsiSeq=206671&efYd=20190716#0000

국가법령정보센터, 치매관리법. http://www.law.go.kr/lsInfoP.do?lsiSeq=208540&efYd=20190430#0000

국민건강보험공단. www.nhis.or.kr

국민건강보험공단 노인장기요양보험. http://www.longtermcare.or.kr

대한치매학회. http://www.dementia.or.kr

서울특별시 광역치매센터. https://seoul.nid.or.kr

알츠하이머 유럽협회 https://www.alzheimer-europe.org

중앙치매센터. https://www.nid.or.kr

찾기쉬운 생활법령정보. http://www.easylaw.go.kr

Alzheimer's Society. https://www.alzheimers.org.uk

ARPAVIE, Résidence Les Terrasses de Meudon. https://www.arpavie.fr/residence/residence-les-terrasses-de-meudon

Children's Safety Village. http://waterlooregioncsv.com

hallmark. https://www.hallmarkcarehomes.co.uk

Hôpital Corentin-Celton AP-HP. http://hopital-corentincelton.aphp.fr

Kew House. https://www.carehome.co.uk/carehome.cfm/searchazref/71459

KOSIS 국가통계포털. http://kosis.kr

SBSS. http://www.sbssla.org

SOPHIA HEMME. http://sjukhus.sophiahemmet.se

THE LOCAL se. https://www.thelocal.se/20190507/malm-commuter-town-plans-swedens-first-dementia-village

# 찾아보기

## 사



## 아

## 자



## 차



## 카



## 타

## 파



## 하



로마자

## A



## B



## C



## D



## E



## F



## G



## I



## K

## L



## M



## R



## S



## 번호